临床真菌病诊疗手册

主编 ◎ 单保恩　林元珠

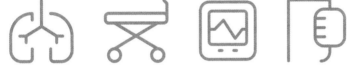

科学出版社

北京

内 容 简 介

　　本书由国内多家医学院校的专家、教授结合自己多年的实践经验，参阅国内外大量文献，历时3年联袂打造而成。全书共分11章，首先介绍了真菌和真菌病的命名和分类、真菌的超微结构、真菌培养基的制备、真菌染色、抗真菌药物、真菌病的流行病学等基础知识。然后，作为诊疗手册重点，不仅介绍了常见的浅部真菌感染，包括皮肤癣菌病、念珠菌病及特殊部位如眼、耳、鼻、喉部位的真菌病，还特别介绍了与免疫抑制息息相关的深部真菌病、罕见的真菌病、诺卡菌及特定人群的真菌病，包括烧伤患者、获得性免疫缺陷综合征患者、器官移植患者、院内获得性真菌感染等。全书内容全面，实用性强，可供临床各科室医师和检验人员，特别是皮肤科、五官科、血液科、器官移植科、肿瘤科、烧伤科、老年科、感染科医师阅读参考。

图书在版编目（CIP）数据

临床真菌病诊疗手册 / 单保恩，林元珠主编 . —北京：科学出版社，2023.11

　　ISBN 978-7-03-076713-4

　　Ⅰ . ①临… 　Ⅱ . ①单… ②林… 　Ⅲ . ①真菌病－诊疗－手册　Ⅳ . ① R519-62

中国国家版本馆 CIP 数据核字（2023）第 195699 号

责任编辑：王灵芳 / 责任校对：张　娟
责任印制：师艳茹 / 封面设计：蓝正广告

科 学 出 版 社 出版

北京东黄城根北街16号
邮政编码：100717
http://www.sciencep.com

三河市春园印刷有限公司　印刷
科学出版社发行　各地新华书店经销

＊

2023年11月第 一 版　开本：880×1230　1/32
2023年11月第一次印刷　印张：10　插页：12页
字数：385 000

定价：88.00 元
（如有印装质量问题，我社负责调换）

主编简介

单保恩　主任医师、教授、博士生导师。河北医科大学第四医院党委书记，河北省肿瘤研究所所长，河北省肿瘤防治办公室主任，河北省抗癌协会理事长。享受国务院政府特殊津贴专家、全国优秀科技工作者、全国优秀院长、全国五一劳动奖章获得者、河北省高端人才、河北省十大优秀发明者。中华医学会肿瘤学分会副主委、国际肿瘤基因与细胞治疗学会候任理事长，在中

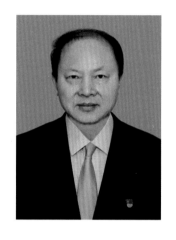

国抗癌协会、中国免疫学会、中国环境诱变剂学会等国家一级学会任常委，欧美同学会医师协会副会长等。国家自然科学基金，科技部国际科技合作重点项目，教育部博士、硕士学位授权点，中国科协决策咨询，中华医学科技奖等评审专家。《中国免疫学杂志》等12种国家核心期刊主编、副主编、常务编委，*Cellular Immunology* 等杂志审稿专家。迄今已培养245位博士、硕士，出版著作30部，发表论文500余篇，SCI收录论文180余篇。获国际发明专利3项、国家发明专利20项，省部级科学技术进步奖共21项。

林元珠 河北医科大学第四医院皮肤科教授、主任医师、硕士生导师。历任中华医学会皮肤性病学分会委员，儿童皮肤病学组组长、顾问，中国中西医结合学会皮肤病专业委员会委员，河北省医学会皮肤性病学分会主任委员，河北省中西医结合学会皮肤病专业委员会主任委员、名誉主任、委员。现任中国菌物学会医学真菌专业委员会委员，兼任《中华皮肤科杂志》《临床皮肤科杂 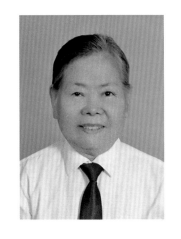 志》《中国皮肤性病学杂志》《中国麻风皮肤病杂志》《中国真菌学杂志》等杂志编委。发表论文60余篇。主编、副主编、参编《现代儿童皮肤病学》《皮肤病学及性病学》《皮肤性病学》等共16部著作。有4种真菌病的类型和病原菌属国际领先发现，获河北省科学技术进步奖二等奖和三等奖各2项，1992年荣获"全国卫生系统模范工作者"称号，1999年获"全国百名优秀医生"称号。1992年享受国务院政府特殊津贴。

编者名单

主　　编　单保恩　林元珠

副 主 编　张　燕　唐旭华　崔　芳　崔　瑜　朱　敏　郝宏艺
　　　　　史　健

编　　者（按姓氏笔画排序）

丁海霞　丁翠敏　王　斌　王东来　王立博　王富军
史　健　冯军花　朱　敏　朱利平　刘焕强　刘璐璐
闫丽敏　杜　明　李星涛　李胜棉　李美洲　李智岗
杨兴肖　吴雅琼　张　燕　张国强　张金艳　陈一凡
邵晨军　苗国英　范志霞　林元珠　周霞瑾　郑树茂
单保恩　孟令敏　赵　岩　赵宏业　赵家晴　赵静霞
赵聪聪　郝宏艺　胡振杰　贺　薇　秦立模　郭可大
唐旭华　崔　芳　崔　瑜　章强强　梁　平　程　毅
路红伟　管永清　薛　晶　霍丽曼

图片编排和文字校对　彰　彤　吴学工　高小莹　杨欢　冯　蕾
　　　　　　　　　　吴加轶

主编助理　张艳芬

序

　　真菌数量繁多，目前鉴定和描述的真菌有14万余种，真菌普遍存在于土壤、空气、湖泊、河流、海洋、动植物包括人体内。真菌通过分泌丰富的降解酶将淀粉、纤维素、蛋白质、脂肪等大分子有机物降解为糖、氨基酸、脂肪酸、有机酸等小分子，参与生态循环。真菌与人类生活息息相关，包括制作面包、酿酒、制奶酪，还可以作为食物如香菇、平菇、羊肚菌和松露等，临床常用的抗生素如青霉素、头孢菌素等可以从真菌中分离用于控制细菌生长。真菌作为寄生菌可以攻击活的生物，穿透生物外层防御屏障侵犯生物体，从生物体获得营养，可导致疾病或宿主死亡。许多致病真菌通过损伤的表皮、呼吸道、消化道等进入人体内导致疾病，如麦角菌可导致麦角中毒，其他疾病还包括足癣、体癣、曲霉病、组织胞浆菌病、球孢子菌病等。

　　相比于细菌、病毒、寄生虫，真菌病与人体免疫抑制状态或免疫缺陷的关系更加密切，而目前临床上许多药物会抑制人体的免疫功能，包括器官移植患者的免疫抑制剂如环孢素和他克莫司等，肿瘤患者的化疗药物如顺铂和长春新碱等，风湿病患者常用的甲氨蝶呤和环磷酰胺等，银屑病患者常用的拮抗 TNF-α 和 IL-17 的生物制剂，炎症性皮肤病患者常用的生物靶向药物如 TNF-α 和 IL-17 拮抗剂，以及新型小分子药物如 JAK 抑制剂包括托法替尼、乌帕替尼、阿布昔替尼等。目前也正涌现一些少见的真菌感染，包括镰刀菌、链格孢属、外瓶霉属、斑替枝孢瓶霉、红酵母、毛孢子菌、马拉色菌、伊蒙菌、芽生菌、孢子丝菌、篮状菌等。此外，中国正步入老龄化社会，免疫衰老也会导致侵袭性真菌感染发生率上升，如新冠病毒相关的侵袭性真菌病也是危重住院患者的重要并发症，常见的包括曲霉病、毛霉病、念珠菌病等。为了保障人民的健康，特别是老年人及免疫抑制患者，编写临床真菌病诊疗相关的书籍，及时发现和诊治高危人群的真菌感染显得尤为重要。

该书不仅介绍了常见的浅部真菌感染包括皮肤癣菌病、念珠菌病，以及特殊部位如眼、耳、鼻、喉部位的真菌病，还重点介绍了与免疫抑制息息相关的深部真菌病、罕见的真菌病、诺卡菌病以及特定人群（包括烧伤患者、获得性免疫缺陷综合征患者、器官移植患者、院内获得性真菌感染患者等）的真菌病。该书可供临床各科室医师和检验人员特别是皮肤科、五官科、血液科、器官移植科、肿瘤科、烧伤科、老年科、感染科医师阅读及参考，相信它会为提高我国临床医师真菌感染特别是高危人群的侵袭性真菌感染诊疗水平起到应有的作用。

中国工程院院士（廖万清）

2023年6月

前　言

　　随着人口老年化、抗炎和免疫抑制药物的广泛使用、手术介入置管等侵入性操作、生活方式相关的肿瘤性和代谢性疾病的高发、温室效应影响下的真菌寄居环境的变化等，真菌病特别是侵袭性真菌感染、少见或新的致病真菌不断涌现，而分子生物学的发展，特别是二代测序技术、基质辅助激光解吸电离飞行时间质谱（MALDI-TOF MS）等技术的临床应用，给临床诊治带来了不少的挑战和机遇。为了不断提高临床医师在临床真菌病特别是高危人群中真菌感染的诊治能力，尽早启动抗真菌治疗、控制传染源，减少免疫抑制剂的使用以挽救患者的生命，由此我们组织了包括河北医科大学第四医院（肿瘤医院）、河北工程大学附属医院、河北医科大学第一医院、华中科技大学同济医学院附属协和医院、复旦大学附属华山医院、中山大学附属第一医院等多家医院的专家、教授结合自己多年的实践经验，参阅国内外大量文献，历时3年编写了这本《临床真菌病诊疗手册》。

　　本书共分11章，首先介绍了真菌、菌物和真菌病的命名和分类、真菌病的流行病学、真菌的超微结构、真菌培养基的制备、真菌染色、抗真菌药物等基础知识。然后，重点介绍了浅部真菌病、深部真菌病、变态反应性真菌病、真菌毒素中毒等诊断要点、鉴别诊断、防治三个方面内容，特别是介绍了特定人群的深部真菌感染和少见真菌感染，包括有严重基础疾病的住院患者和术后患者、烧伤患者、获得性免疫缺陷综合征患者、器官移植患者等。

　　参与本书编写的各位专家，在日常繁忙的医、教、研工作中利用自己的休息时间精心撰写，审阅专家认真校对和反复修改，正是他们的辛苦努力，才使得本书在3年内得以完稿。在此，要特别感谢主编助理张艳芬在书稿整理、人员编排、联系出版等多方面繁杂事务中的无私奉献。同时，本书还得到了中国科学院院士、国内著名真菌学专家郑儒永教授的大力支持。科学出版社的工作人员为了本书的出版也付出了辛勤汗水，在此一并致以最诚挚的感谢！

　　由于真菌数量繁多，无处不在，且随着人体免疫状态的改变，不断涌现一些新的或少见的真菌感染，但国内报道很少，所以未能提供临床照片，书中若有疏漏之处，承望同道和广大读者批评指正，以期再版时补充更改。

2023 年 5 月

目　　录

参考文献（请扫描以下二维码查看）

参考文献

第1章

概　　论

第一节　真菌、菌物和真菌病命名和分类

一、真菌、菌物

真菌（fungus，复数 fungi）一词源于拉丁文"fungus"，原意是蘑菇，中文早期称为蕈，后称真菌。真菌在自然界以吸收为独特特性。对不同生物营养方式的比较研究表明，真菌是区别于动物和植物的一个独立的生物类群——真菌界。真菌广泛分布于生态系统中，它们与生物圈中的各种生物体建立了密切的关系，在营养循环、维持生物多样性等方面发挥了重要的作用。

真菌是一大类真核生物，生物学家传统上把真菌定义为具有真正细胞核和细胞器、能产孢的、不含叶绿素的有机体，以腐生、寄生、共生或超寄生方式吸收营养，通过有性或无性两种方式进行繁殖，仅少数为单细胞，大多为丝状、分枝或不分枝的体细胞结构（称作菌丝），一般具有细胞壁。细胞壁含有几丁质（又名甲壳质）和葡聚糖，细胞内含有多种细胞器。在整个生活史中，能产生各种形态的孢子，产生的孢子大多数无鞭毛，若有鞭毛也无鞭茸毛。

菌物（mycetalia）指广义的真菌，除了一大类真核生物的真菌外，还包括黏菌和卵菌。Ainsworth 等（1973）的分类，是依据营养方式、细胞壁成分和形态特点，将真菌分为黏菌门和真菌门，国内的老一辈真菌学家也采用这个分类法，把真菌称为菌物。直至1988～1989年，根据rDNA序列确定黏菌属于原生生物界（Kingdom Protozoa），卵菌属于假菌界（Kingdom Chromista），所以这两类均不能列入真菌界。

真菌病（mycosis）是由真菌引起的疾病。能引起人和动物疾病的真菌分三类：第一类是亲人和动物的真菌，如念珠菌、隐球菌、马拉色菌、皮肤癣菌

等；第二类是亲自然的真菌，亦可称为室外真菌，如接合菌、暗色真菌等；第三类为中间类，或可称为室内真菌，如曲霉、青霉等，该类有时可致变应性真菌病。

真菌病按真菌侵犯的部位可分为四类：浅表真菌病、皮肤真菌病、皮下组织真菌病、系统性真菌病。浅表真菌病和皮肤真菌病又合称为浅部真菌病，而深部真菌病则包括皮下组织真菌病和系统性真菌病。

真菌病按发病机制可分为真菌感染性疾病、真菌变态反应性疾病和真菌毒素中毒性疾病。

侵袭性真菌病（invasive fungal disease，IFD）或侵袭性真菌感染（invasive fungal infection，IFI）指深度真菌感染或系统性真菌感染，由于这些感染的病死率高，危害性大，曾被笼统称为侵袭性真菌病或侵袭性真菌感染。但该病名曾受到国内外学者质疑，其理由一是从发病机制上看，真菌感染过程中普遍存在"侵袭性"，如念珠菌常定植于皮肤黏膜，在机体抵抗力下降时，可将寄生状态转化为侵袭状态，穿透上皮层引起浅部局限性炎症，亦可进一步播散至深部组织，甚至远处器官，镰刀菌可穿透角膜，在邻近组织中繁殖。二是从临床诊断判断真菌感染和侵袭性时难以确定。此外，提出IFI定义，对临床治疗、判定病情轻重与预后缺乏有价值的针对性的指导意义。建议恢复对真菌感染分为浅部感染、皮下组织感染和系统性真菌感染3种形式的分类法。

真菌与人类关系密切。其中，许多真菌对人类是有益的，如可被用于抗生素、酶制剂、有机酸等生产，另一些还可被用于环境污染治理、植物病虫害的防治等。此外，还有些真菌可侵犯动植物及人类，引起各种真菌病等。真菌有多种形式，包括单细胞真菌（酵母菌）、多细胞真菌（如霉菌）和大型真菌（如蘑菇）。真菌的种类繁多，根据不同研究人员的估计，全世界的真菌物种有150万～600万种，但是，已被描述的仅有12万种。而能引起人类或动物感染的真菌仅有400种左右，其中常见约100种在临床上致病。

二、真菌病命名和分类

真菌分布广泛，种类繁多。目前，真菌界分为7个门和4个亚门，分别为担子菌门、子囊菌门、壶菌门、微孢子菌门、芽枝菌门、瘤胃真菌门和球囊菌门。球囊菌门包含有4个亚门，分别为梳霉亚门、捕虫霉亚门、虫霉亚门、毛霉亚门。与临床关系较为密切的真菌有球囊菌门中毛霉亚门和虫霉亚门，以及担子菌门和子囊菌门。

长期以来，真菌的分类主要是依据形态特征，而不像细菌那样更多依靠生理生化特性的差异。然而，近年来真菌分类学引入了DNA测序技术。DNA测序是基于真菌的系统进化途径来识别真菌物种的方法（称为PSR），即通过对核酸特点的变化进行比较分析来定义真菌的种类。一些曾经以形态学进行鉴定的物种经过PSR鉴定为新物种。例如，波萨达斯球孢子菌（*Coccidioides posadasii*）已经从粗球孢子菌（*C. immitis*）种中分出。

真菌的科学命名遵循国际命名法规（《国际藻类、真菌、植物命名法规》International Code of Nomenclature for Algae，Fungi，and Plants，ICN），有效的真菌名称应以拉丁语双名制的形式命名。2011年修改后的命名规范规定了一种真菌将只有一个名称。截至2013年1月1日，不再需要为同一种真菌的不同形态提供不同的名称。

1.真菌的命名　真菌的命名就是为新发现的真菌确定一个新学名（即科学的名称）。为了避免混乱，便于各国通用，真菌的命名也同样采用生物学中一贯沿用的以"双名制"为基础的国际植物学命名法规（International Code of Botanical Nomenclature）。双名制是瑞典植物学家林奈（Linneaus）于1753年创立的，生物双名制的名字就是所谓的学名。一种真菌的学名是由拉丁词或拉丁化的词构成的。第一个词是属名，通常用拉丁文的词，属名第一个字母必须大写。第二个词是种名加词（或种的名词），用于区别同一属中的其他种，一般是拉丁文的形容词，并按拉丁文的语法规则，性、数、格与名词一致，首字母一律小写。最后加上命名人的姓和命名年份（一般使用时，命名人的姓和命名年份可省略）。在出版物中，真菌学名应排成斜体字，在书写时，应在学名之下画一横线，以表示它应是斜体字母。而命名人的姓和命名年份则分别以正体字母（可以缩写）和阿拉伯数字表达。

真菌的属名和种名加词往往是指产生孢子的方式，孢子的特点、菌落颜色或质地、气味或其他较显著的特征。此外，有些真菌的属名或种名加词用以对某真菌学家表示敬意，将其姓定为种名加词或属名。也有种名加词是由地方名称衍生而来或指生存场所。另有一些寄生真菌的种名加词来自寄主植物的属名。下面举例说明：黄曲霉（*Aspergillus flavus* Link，1809），第一个词是属名，曲霉属（原意是一种洒圣水的帚），由于该类真菌常存在于我国和东南亚国家的曲子（酒曲、米曲等）内，因而译为"曲霉属"；第二个词是种名加词，意思是菌落呈黄色，由Link于1809年命名。又如拉曼毛霉（*Mucor ramannianus* Moller），属名原意是真菌，种名加词是一个人的姓，即德国植物学家E. Ramann的姓。如果现定名人为两人，则应在两个现定名人之间加上连词"et"表示，如焦曲霉［*Aspergillus ustus*（Bain）Thom et Church］，括号内的"Bain"是首次命名人，括号后面的人是修改后的命名人。若现定名人有多人时，则在最后一个定名人前面加上"et"（近年来越来越多的文献用"&"来代替"et"）。有时发现一种真菌具有某一明显而稳定的特征，与模式种不同，这时可将其定为某个变种。学名可按"三名法"构成，如柱黄曲霉（或黄曲霉柱头变种）（*Aspergillus flavus* var. *columnaris*），其中*columnaris*是变种名的加词，而"var."是变种（variety）的缩写词。此外，当某个或某些真菌只知其属名，而其种名加词未确定时，那么其种名加词可用"sp."或"spp."表示。如*Aspergillus* sp.即表示一种曲霉，*Aspergillus* spp.表示若干种曲霉。发表新种或新变种时，其学名后加上"sp. nov."或"var. nov."。

国际命名法规定，一种真菌只能有一个属名和种名加词。如果一种真菌的生活史中具有性和无性阶段，则按有性阶段所起的名称是合法的。无性型真菌（半知菌）当只知其无性阶段时，其命名可根据无性阶段的特征而定，一旦发现其有性阶段，正规的名称应该是按有性阶段的名称。但有些真菌在整个生活史中，经常出现无性阶段，偶尔也产生有性阶段，因此仍用其无性阶段的名称，如曲霉属、青霉属（*Penicillium*）及小孢子菌属（*Microsporum*）等均为无性阶段的名称。

此外，为了保证"名称"具有精确的、能为大家所了解的意义，国际命名法还规定凡报告一个新的属或种时，不论用何种文字发表，必须附有适当的拉丁文特征集要。

在真菌分类中所应用的分类单位和其他生物中应用的一样，即域、界、门、亚门、纲、亚纲、目、亚目、科、亚科、属、种。其中，属以上的单位都有一定的词尾，如：门（-mycota）；亚门（-mycotina）；纲（-mycetes）；亚纲（-mycetidae）；目（-ales）；亚目（-ineae）；科（-aceae）；亚科（-oideae）。属及属以下级别一般无固定的词尾。种以下又可分为亚种、变种、亚型、专化型和生理小种等。

现以匍枝根霉（*Rhizopus stolonifer*）为例，说明它在真菌界的地位。[依据《安·贝氏菌物词典》（第9版），2001]

域（Domain）真核生物域 Domain Eukaryota

界（Kingdom）真菌界 Kingdom Fungi

门（Phylum）接合菌门 Zygomycota

纲（Class）接合菌纲 Zygomycetes

目（Order）毛霉目 Mucorales

科（Family）毛霉科 Mucoraceae

属（Genus）根霉属 *Rhizopus*

种（Species）匍枝种 *stolonifer*

匍枝根霉以 *Rhizopus stolonifer*（Ehrenb. ex Fr.）Vuill 来表示。

2.真菌的分类　早在几千年前真菌就被人类认识和利用，但对真菌的系统研究仅有200多年的历史。真菌分类的目的是以进化论为理论基础，系统总结进化历史，反映生物的系谱。几百年来，人类对真菌的认识不断加深，从最初的简单宏观形态描述，经过细胞形态观察、遗传性状和生理性状的研究，发展到当今对超微结构、遗传变异、基因测序等方面的全面深入研究。

自1729年Michei首次对真菌（曾称作菌物，即广义的fungi）进行分类以来，有代表性的真菌分类系统不下10个，如De Bary（1884）、Martin等（1950）、Whittaker（1969）、Margulis（1974）、Alexopoulos（1979）、Kendrick（1992）、Alexopoulos & Mins（1996）、Ainsworth等的分类系统等（表1-1-1）。前期得到学术界较广泛采用的是Ainsworth等（1973）的分类系统，该系统主要依据营养方式、细胞壁成分和形态特点将真菌分为黏菌门和真菌门，后者又分为5个亚门、18纲、66目、244科。

根据近年来超微结构、生物化学及分子生物学的研究，已经明确过去所称的真菌（即广义的fungi）是多元起源和演化的，尤其是其中的卵菌，其细胞壁的主要成分是纤维素，细胞为双倍体，具有鞭茸毛的鞭毛，mol%（G＋C）含量高于接合菌。此外，其rDNA序列也和真菌（true fungi，即狭义的fungi）有差异，表明卵菌是不属于真菌的另一个类群。越来越多的研究表明，黏菌和卵菌在生物演化的早期都与真菌有所分化。在现代的生物八界系统（Cavalier-Smith，1988～1989年）中，它们均属于和真菌不同的界［卵菌和黏菌分别归入假菌界（或称藻菌界，Kingdom Chromista）和原生动物界（Kingdom Protozoa）］。

此外，《安·贝氏菌物词典》（*Ainsworth and Bisby's Dictionary of the Fungi*）第8版（1995）和第9版（2001）也均将以往所称广义的真菌（广义的fungi，即菌物）列入真核生物域（Domain Eukaryota）的3个界，即真菌界、原生动物界和假菌界。其中，第9版（2001）中，真菌界包括4门和1类。第10版（2008）把真菌划分为7个门、36纲、140目、560科、8283属、97 861种。7个门包括：壶菌门（Chytridiomycota），芽枝霉门（Blastocladiomycota），新丽鞭毛菌门或瘤胃真菌门（Neocallimastigomycota），小丛壳菌门（也称球囊菌门）（Glomeromycota），接合菌门（Zygomycota），子囊菌门（Ascomycota），担子菌门（Basidiomycota）（图1-1-1）。

其中，壶菌门菌体为单细胞，单细胞具须或无隔多核、分枝菌丝体，细胞壁为几丁质（至少在菌丝阶段）。无性阶段产生具1根后生尾鞭式鞭毛的游动孢子（罕见多鞭毛），有性阶段可形成休眠孢子、休眠孢子囊或卵孢子。接合菌门菌体绝大多数为发达菌丝体或虫菌体，菌丝体大多无隔多核，细胞壁由几丁质和壳聚质组成。无性阶段主要产生孢囊孢子，有性阶段产生接合孢子。子囊菌门菌体丝状，有隔，少数为单细胞，细胞壁为几丁质。无性阶段常产生分生孢子，有的产生厚垣孢子，有性阶段产生子囊孢子。担子菌门菌体丝状、有隔，大多有锁状联合。无性阶段产生分生孢子、节孢子或粉孢子等，有性阶段产生担孢子。无性型真菌类菌体大多为有隔菌丝体，少数为单细胞。无性阶

表1-1-1　主要的真菌分类系统比较

De Bary (1884)	Gaumann (1926~1969)	Whitaker (1969)	Ainsworth (1973)	Ainsworth and Bisby (2008)	J. H. Jorgensen (2015)	A. Miguel (2019)
I 类						
1.藻霉目	古生菌纲	真菌界	黏菌门（4纲）	壶菌门	毛霉亚门	后鞭孢菌
2.水霉目	裸藻菌界	裸菌亚界	真菌门	壶菌纲	虫霉亚门	壶菌门
3.毛霉目	黏菌门	黏菌门	鞭毛菌亚门	单毛壶菌纲	担子菌门	壶菌纲
4.虫霉目	藻状菌纲	集胞菌门	壶菌纲	芽枝霉门	银耳纲	单毛亚菌纲
		网黏菌纲	丝菌纲	芽枝霉纲	伞菌纲	透明孢子菌纲
5.子囊菌纲	子囊菌纲	双鞭毛亚界	根肿菌纲	新丽鞭毛菌门	子囊菌门	新丽鞭毛菌门
6.绣菌目		卵圆门	卵菌纲	新丽鞭毛菌纲	肺孢子菌纲	新丽鞭毛菌纲
II 类						
7.壶菌纲		真菌亚界	接合菌纲	小从壳菌门	酵母纲	芽枝霉门
8.黑粉菌目等	原囊锤亚纲	后鞭毛菌分支	接合菌纲	小丛壳菌纲	散囊菌纲	芽枝霉纲
9.可疑子囊菌	真囊锤亚纲	壶菌门	毛菌纲	接合菌门	类壳菌纲	捕虫霉亚门
10.担子菌纲	担子菌纲	无鞭毛菌分支	子囊菌亚门	虫霉菌亚门		虫霉菌门
	无隔担子菌亚纲	接合菌门	半子囊菌纲	梳霉菌亚门		梳霉亚门
	有隔担子菌亚纲	子囊菌门	不整囊菌纲	毛霉菌亚门		毛霉门
		担子菌门	核菌纲	捕虫霉菌亚门		被孢霉亚门
			腔菌纲	子囊菌门		

续表

De Bary (1884)	Gaumann (1926~1969)	Whitaker (1969)	Ainsworth (1973)	Ainsworth and Bisby (2008)	J. H. Jorgensen (2015)	A. Miguel (2019)
			虫囊菌纲	盘菌亚门		毛霉亚门
			盘菌纲	酵母菌亚门		球囊菌亚门
			担子菌亚门	外囊菌亚门		球囊菌亚门
			冬孢菌纲	担子菌门		子囊菌门
	半知菌纲					外囊菌亚门
			层菌纲	伞菌亚门		酵母菌亚门
			腹菌纲	柄锈菌亚门		盘菌亚门
			半知菌亚门	黑粉菌亚门		担子菌门
			芽孢纲			柄锈菌亚门
			丝孢纲			黑粉菌亚门
			腔孢纲			伞菌亚门

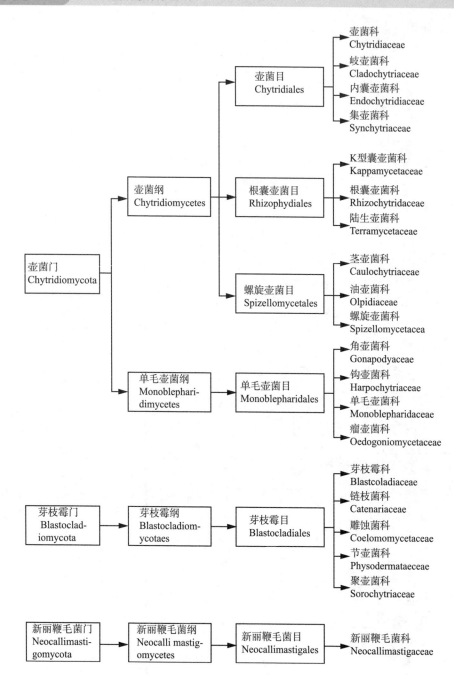

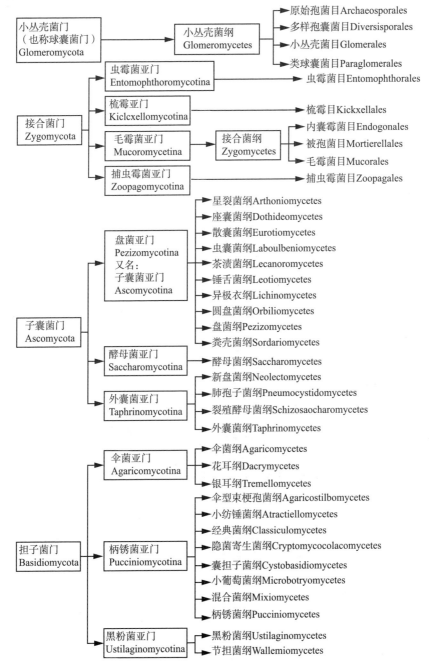

图 1-1-1 《安·贝氏菌物词典》(第 10 版)(2008)的真菌分类

主要产生分生孢子，有性阶段缺乏或未发现。

真菌界中与医学关系密切的为子囊菌门、接合菌门及无性型真菌类，此外，担子菌门中也有少数种类与医学有关。

2017年王辉、马筱玲、钱渊等翻译的《临床微生物学手册》（*Manual of Clinical Microbiology*）（第11版），将真菌分为4个门（亚门），分别是毛霉亚门、虫霉亚门、担子菌门、子囊菌门（图1-1-2）。

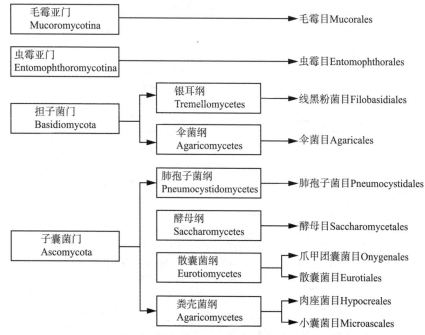

图1-1-2 《临床微生物学手册》（第11版）（2017）的真菌分类

2019年有学者把真菌分为9类，分别是后鞭孢菌（Opisthosporidia）、壶菌门（Chytridiomycota）、新丽鞭毛菌门（Neocallimastigomycota）、芽枝霉门（Blastocladiomycota）、捕虫霉门（Zoopagomycota）、毛霉门（Mucoromycota）、球囊菌门（Glomeromycota）、子囊菌门（Ascomycota）、担子菌门（Basidiomycota）（图1-1-3）。

近年来的分子分类和分子系统学研究，特别是多基因序列分析，给真菌属种水平上的分类带来了巨大的影响，医学真菌的属、种概念在很大程度上已经发生了明显的改变。临床工作者应该注意学习和了解这些变化以便正确掌握分类鉴定的知识。

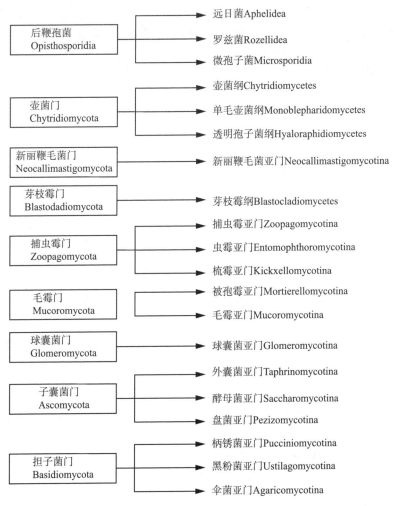

图 1-1-3　A. Miguel（2019）提出的真菌分类

第二节　真菌病的流行病学

一、浅部真菌病的流行病学

浅部真菌，存在于人体皮肤、毛发和甲，寄生或腐生于表皮角质层，毛发和甲板的角蛋白组织中，主要引起皮肤表皮感染，个别菌种也可以侵袭皮下组织及内脏器官。浅部真菌中主要是皮肤癣菌，包括小孢子菌属、毛癣菌属、表皮癣菌属。

浅部真菌中的皮肤癣菌常见引起的疾病有甲癣、股癣、体癣、足癣、头癣，马拉色菌可引起花斑糠疹。虽然不会引起患者死亡，但在人类感染中非常普遍，可引起患者瘙痒和极度不适，或留有永久性瘢痕而影响容颜。

二、深部真菌病的流行病学

深部真菌，是指不仅侵犯皮肤、黏膜，而且侵犯深部组织和内脏的致病真菌。致病真菌可以分为两大类：第一类为原发病原菌，包括组织胞浆菌、球孢子菌、新型隐球菌和芽生菌等；第二类为条件致病菌，如念珠菌、曲霉菌和毛霉菌等。

近年来深部真菌感染呈持续上升的趋势，主要原因有广谱抗生素及免疫抑制剂的广泛应用，留置各种导管和长期住院，尤其是入住重症监护病房等。念珠菌属是医院获得性感染的主要原因，且病死率最高，念珠菌感染中的病原菌仍以白念珠菌感染为主。

（崔　瑜）

第三节　真菌感染的影像学表现

近年来由于抗生素、免疫抑制剂及激素类药物的广泛应用，真菌感染呈上升趋势。深部真菌感染可见于呼吸系统、食管、中枢神经系统、泌尿系统、生殖系统及骨骼系统。常见的致病真菌可分为两类：一类为条件致病菌，只感染有免疫缺陷的患者，包括曲霉菌、念珠菌和毛霉菌；另一类可感染正常人群，如隐球菌、球孢子菌、组织胞浆菌和芽生菌。

一、肺真菌病

（一）曲霉菌病

肺曲霉菌病（aspergillosis）由曲霉引起。最常见的病原菌是烟曲霉（*Aspergillus fumigatus* Fresnius），少见者为黑曲霉（*Aspergillus niger* van Tieghem）和黄曲霉（*Aspergillus flavus* Link）。肺曲霉菌病分3型：腐生型曲霉病、过敏性支气管肺型曲霉病、侵袭型曲霉病。

1.腐生型（saprophytic type）曲霉病 腐生型曲霉病的基本病理改变是曲霉球（aspergillus mycetoma or aspergilloma）。曲霉球由曲霉菌丝、黏液、纤维素及菌体构成，位于肺内原有的空洞或空腔内。

（1）影像学表现

1）普通X线表现：曲霉球为圆形或类圆形致密影，位于肺内空洞或空腔内。一般3～4cm，边缘清楚、光滑。不侵及空洞（腔）壁，其体积小于空洞（腔）内腔，可活动。立位或卧位投照，曲霉球的位置有变化，总是位于空洞（腔）的最低位置（图1-3-1，图1-3-2）。

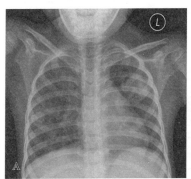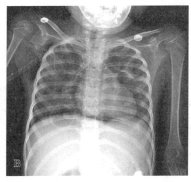

图1-3-1 患者，女，4岁，急性淋巴细胞白血病。A.2017年12月29日，两肺可见多发曲霉球，伴新月征；B. 2018年1月3日再次摄影，两肺多发曲霉菌球，空腔增大，并出现心包积气，右侧胸壁皮下气肿

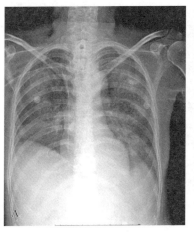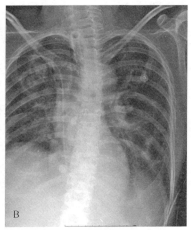

图1-3-2 患者，女，50岁，系统性红斑狼疮10年，中心静脉置管。A.2019年1月1日两肺多发片状密度增高影，透亮度减低，左侧胸腔积液；B. 2019年1月9日再次摄影，两肺多发大小不等空腔，内可见多发曲霉菌球

2）CT表现：显示空洞或空腔内的球形影像，边缘清楚，可有钙化及半月征。曲霉球可自由移动，变换体位检查，位于最低位置。增强扫描一般无强化，空洞壁可有强化（图1-3-3）。

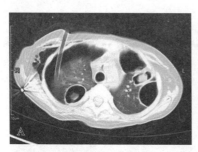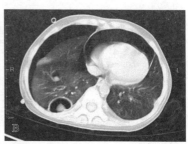

图1-3-3　与图1-3-1为同一患者，2018年1月2日CT检查两肺多发大小不等空腔，内可见曲霉菌球，与胸部X线站立位摄影相对比，曲霉菌球位置改变，并可见半月征，心包积气，右侧气胸，右侧胸壁皮下气肿

（2）鉴别诊断：肺结核空洞内为干酪样坏死团块，常发生在上叶尖后段或下叶背段，壁薄，内密度不均匀，边缘不规则，无移动性，空洞周围有卫星灶。周围型肺癌空洞壁厚薄不均，边缘分叶状，洞内壁结节形态不规则，无移动性。

2.过敏性支气管肺型曲霉病（allergic bronchopulmonary aspergillosis）　过敏性支气管肺型曲霉病是由机体对曲霉发生变态反应而引起，主要病理改变是支气管黏液栓塞。上叶多见，发生在肺段、次肺段或更下一级的支气管内，引起支气管扩张及炎性改变。

（1）影像学表现

1）普通X线表现：可见肺内有长条状致密影，两肺上叶多见。阴影沿肺段或次肺段支气管分布。条状阴影可为一支，远端有分支时呈Y形，或为多支，呈V形或指套状阴影，向肺门方向集中，边缘清楚，远端可有肺不张。栓子咳出后X线表现为支气管扩张形成的环状或蜂窝状阴影。

2）CT表现：支气管内黏液栓塞表现为指套征，即扇状分布的多个条状影，向肺门侧集中，边缘清楚，也可呈结节状。增强扫描无强化，可有支气管扩张形成的环形或管状影（图1-3-4，图1-3-5）。

（2）鉴别诊断：中央型肺癌可有肺门肿块，远端易发生阻塞性肺炎或肺不张。支气管良性肿瘤有支气管腔内肿块。支气管闭锁远端肺组织过度膨胀，血管分支减少。这些病变不引起哮喘症状，痰细胞学检查和支气管镜检查可进一步做鉴别诊断。

3.侵袭型曲霉病（invasive aspergillosis）　侵袭型曲霉病发生在免疫损害或

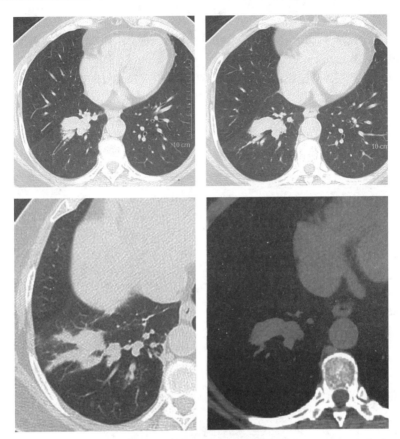

图1-3-4　患者，女，60岁，哮喘多年，右肺下叶可见团块状密度增高影，支气管内可见指套征，气管镜活检见大量坏死组织及真菌

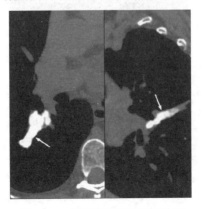

图1-3-5　纵隔窗可见钙化指套征

抵抗力低下的患者，如急性白血病、恶性肿瘤、慢性消耗性疾病患者和艾滋病患者。也见于肾移植术及骨髓移植术后、放射线照射、药物中毒或肺部肿瘤转移患者。

（1）普通X线表现：为一侧或两侧肺野的单发或多发斑片状阴影，类似支气管肺炎表现，也可为肺叶或肺段的实变阴影。一般早期病变为单发病灶，晚期进展成两肺弥漫性阴影，可有空洞。血行播散时在两肺形成广泛分布的粟粒状结节阴影（图1-3-6，附页彩图1-3-6）。

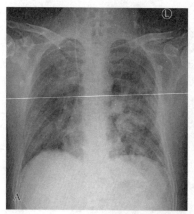
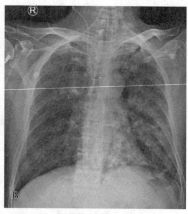
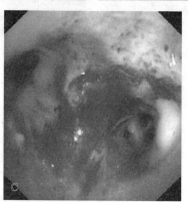

图1-3-6　患者，男，53岁，主因咳嗽咳痰、胸闷气短入院，既往2型糖尿病病史10年。A.2022年4月5日X线摄影左肺门可见团块状密度增高影，右肺门结构紊乱，两肺多发斑片状密度增高影，左肺为著；B.2022年4月11日再次摄影，经抗真菌治疗后，左肺中下野及右肺下野可见多发类圆形低密度影，符合两肺真菌感染X线表现；C.2022年4月27日支气管镜，管腔通畅，黏膜被覆白色假膜，可见白色黏痰

（2）CT表现：肺内出现结节、肿块和片状影像，单发或多发性。结节和肿块影可见晕征（halo sign），病灶周围磨玻璃密度影，周围出血。病灶中心有炎症和坏死。1～3周后结节内可出现新月形空洞（air crescent）。真菌血行播散引起肺内弥漫粟粒状或多发较大的结节影。气道病变表现为支气管壁增厚，支气管周围的片状影及小结节影（图1-3-7，图1-3-8，附页彩图1-3-7，附页彩图1-3-8）。

（二）肺隐球菌病

肺隐球菌病（cryptococcosis）由新型隐球菌［*Cryptococcus neoformans*（Sanfelice）Vuillemin］引起。新型隐球菌对正常人和免疫功能损害的患者都能引起肺部感染，途径为吸入性。病原体在肺内能够存活较长时间而不致病，当机体抵抗力低下时可引起感染。

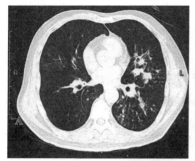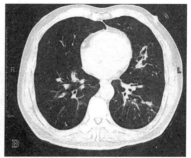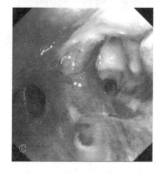

图1-3-7　患者，男，53岁。主因咳嗽咳痰、胸闷气短入院，既往2型糖尿病病史10年。A、B. 2022年4月22日CT检查，两肺可见沿支气管分布多发点状、结节状及斑片状密度增高影；C. 2022年4月27日支气管镜，管腔通畅，黏膜被覆白色假膜，可见白色黏痰

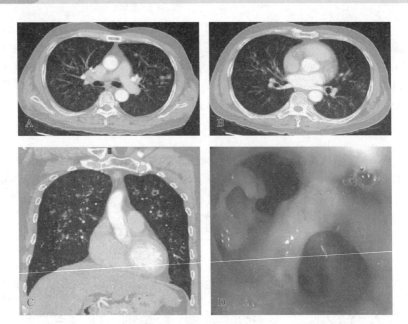

图1-3-8　CT检查两肺可见多发密集分布的小叶中心结节和树芽征，沿支气管分布。灌洗液培养为曲霉菌。涂片可查到真菌菌丝

【影像学表现】

免疫功能正常的患者肺内有单发结节或肿块影，边缘清楚或模糊，可有空洞，也可为肺叶、肺段实变阴影。免疫功能低下的患者肺内有多发病灶，表现为广泛的肺泡实变影或多发肿块影，可合并空洞（图1-3-9）。发生血行播散时肺内出现多发粟粒影像，可引起骨的异常。本病影像学表现缺乏特征性。

（三）肺念珠菌病

肺念珠菌病（candidiasis，candidosis）由白念珠菌［*Candida albicans*（Robin）Berkhout］或其他念珠菌引起。白念珠菌存在于正常人口腔、消化道及呼吸道内。在接受抗生素治疗的患者中多见。

【影像学表现】

肺念珠菌病分为肺型和支气管型。肺型以肺内实变为特点，单发或弥漫分布的片状影，可形成空洞。病灶吸收后可形成新的病灶，也可表现为粟粒结节影像，早期不易发现，可合并胸腔积液。支气管型表现为沿支气管分布的片状阴影，本病临床及影像学表现均缺乏特征性（图1-3-10，图1-3-11）。

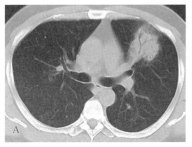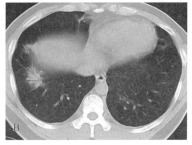

图1-3-9 患者，男，36岁，手术病理证实肺隐球菌病，胸部CT肺窗显示左肺上叶及两肺下叶团块，边缘模糊，内见支气管充气征

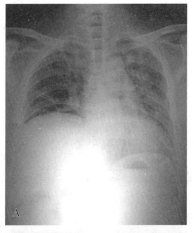

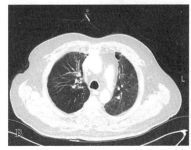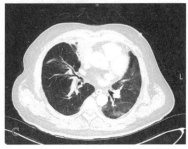

图1-3-10 患者，男，56岁，纵隔腺样囊性癌术后放化疗后。A.胸部X线检查，两肺门结构紊乱，两肺野内带可见片状密度增高影，呈网格状改变，透亮度减低；B、C.胸部CT可见两肺多发条片状密度增高影，沿支气管分布。痰培养结果提示白念珠菌感染

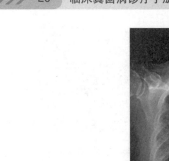
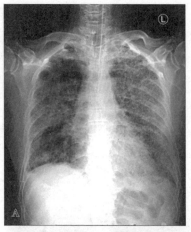
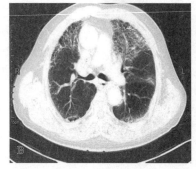
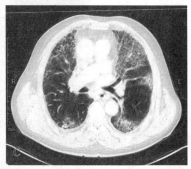

图1-3-11　患者，男，61岁，右肺腺癌多发转移化疗后，胸部X线检查，两肺门结构紊乱，两肺纹理增多增粗紊乱，并可见多发类圆形低密度影及网格状改变；胸部CT两肺多发实性结节，两肺透亮度减低，可见多发类圆形无肺纹理透亮区，两肺可见片状模糊影，呈网格状及蜂窝状改变；痰培养结果提示白念珠菌感染

二、真菌性食管炎

真菌性食管炎大多是感染白念珠菌而导致，有报道真菌性食管炎伴消化性溃疡占66.67%，这部分患者大多因溃疡病治疗过程中不正规使用抗生素而引发真菌感染。临床多表现为吞咽困难、胸骨后不适、食欲缺乏等症状。

【影像学表现】

食管造影，轻症多无阳性表现，阳性表现包括黏膜增粗或消失，黏膜呈小斑块状或地图状改变，多发小龛影，食管正常蠕动减弱或消失。CT表现为食管壁不均匀性增厚，管腔狭窄，病灶周围脂肪间隙清楚或模糊。增强后呈轻中度强化，多无肿大淋巴结，少数病例纵隔见肿大淋巴结及"分隔样""花环样"强化脓肿团块。食管穿孔时可见纵隔积气（图1-3-12，图1-3-13）。

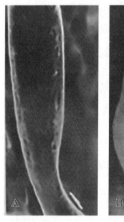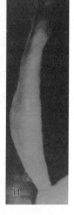

图1-3-12 食管造影。A图显示食管黏膜消失，代之以多发纵向分布的与食管纵轴平行的小斑块状充盈缺损。B图示食管多发小的凸出于腔外的尖刺状突起（小溃疡），管壁稍僵硬，蠕动消失

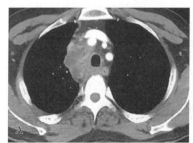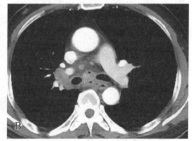

图1-3-13 患者，男，59岁，艾滋病患者。增强扫描示食管壁增厚，纵隔多发肿大淋巴结，分隔样轻度强化，伴纵隔积气

【鉴别诊断】
本病多发生于食管中下段，与食管癌发病部位相似，鉴别较困难。

三、颅内真菌性感染

1.隐球菌病 隐球菌病（cryptococcosis）是由新型隐球菌引起的深部真菌

病。80%的患者可有脑膜和脑实质侵犯，以前者为著。CT显示脑实质内的真菌性肉芽肿，平扫呈等或高密度影，周围伴轻度脑水肿；增强后扫描显示大小不一、多发、边界锐利、明显强化的结节，或不均匀强化或呈环状强化。MRI显示脑实质的真菌性肉芽肺，T1加权图像上呈等或略低信号，T2加权图像上其信号强度变化较大，从略低信号到明显高信号均有可能。周围的水肿在T2加权图像上表现为高信号。

2.曲霉病　颅内曲霉菌感染可由鼻旁窦侵入，多由肺部感染病灶经血行播散侵入脑内。CT表现为脑实质内非特异性的边界模糊略低密度影，可见水肿和占位效应，常伴有出血，蛛网膜下腔和脑室内也可出血。增强扫描可见轻微强化或不强化，有时可见环形强化。由鼻窦传播入颅者可见颅底骨质破坏。MRI可显示出血性和非出血性病变。颅内扩展时，在多回波的T2加权图像上可清楚显示脑内的高信号区，在T1加权增强扫描图像上显示脑膜或脑实质和CT相同形式的强化。

3.念珠菌病　念珠菌是常见的脑真菌病病原，尤以激素治疗、白细胞减少的患者更易感染，病原菌主要来自肺和消化道，经血液循环播散到脑内，可引起脑膜炎或脑脓肿，多见于脑基底部。CT和MRI表现：①基底池和大脑凸面脑膜异常强化，常伴基底池闭塞或变形；②交通性脑积水；③继发于室管膜炎的第四脑室或者部分第三脑室或侧脑室狭窄伴阻塞性脑积水。另外，常可显示脑白质或深部灰质内的肉芽肿性脓肿病灶。

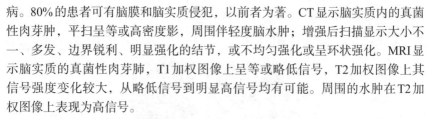

四、骨真菌病

骨真菌病如放线菌病、球孢子菌病，可累及骨关节。常继发于软组织感染，下颌骨好发，典型表现为骨破坏。发生在脊柱时可与脊柱结核相似。球孢子菌病主要是通过呼吸道感染。初期主要累及呼吸系统，可无症状，也可表现为中度感染，一般持续8～14天。第2期感染灶可累及骨关节，影像学表现与骨髓炎相似，好发于骨端，尤其骨突起部位。病灶表现为局灶性骨破坏和吸收，形成空腔和骨膜反应。前期为囊性骨破坏，后期周围有硬化。发生在脊柱，椎体松骨质常为原发灶部位，椎间盘常无破坏，可出现腰大肌脓肿，与结核无法区分。球孢子菌感染与骨髓炎和结核有相似之处，诊断还需完善细菌学检查。

（李智岗　薛　晶）

第四节　真菌的超微结构

一、超微结构观察方法

人类的肉眼是认识客观世界的重要工具，20世纪30年代，电子显微镜应运而生，为我们打开了微观世界知识宝库的一道大门，开创了人类认识微观世界历史的一个划时代的崭新篇章，使医学、生物学的研究，从细胞学水平提高到分子细胞学——超微结构水平，被誉为"科学之眼"。电子显微镜在细胞形态结构观察方面起着不可替代的作用，在真菌方面，有助于研究真菌分生孢子个体发育过程、鉴定真菌孢子或菌丝表面的纹饰、了解产孢细胞的发育方式、了解细胞壁与孢子发生关系等，如产孢细胞和分生孢子间相互位置关系、分生孢子的排列顺序、产孢细胞的继续发展、产孢的特殊方式等，并与免疫学、分子生物学等技术相结合，在医学真菌学的研究方面发挥重要作用。

电子显微镜检查根据观察内容不同主要分为扫描电子显微镜检查和透射电子显微镜检查。其中，扫描电子显微镜（scanning electron microscopy，SEM）收集的主要是电子束照射在样品表面所产生二次电子量差异所形成的图像，由于SEM具有分辨率高、景深长，立体感强，可显示细胞和组织的三维结构形貌等特点，故广泛应用于生物样品表面及其断面的微细结构观察。透射电子显微镜（transmission electron microscopy，TEM）是一种电子束透过样品而直接成像的电镜技术，其分辨率极高，一般为二维结构、平面图像，广泛应用于生物样品局部切面细胞器的超微结构观察。

注：本书中所有电镜样品图片都由河北医科大学电镜实验中心提供。该中心自1975年成立以来，在国内电镜专业中处于技术领先地位，先后被卫生部（现改为"国家卫生健康委员会"）授予"电镜技术与生物医学超微结构教育进修基地"，被国家教育委员会授予"全国高校实验室系统先进集体"，被河北省教育委员会授予"河北省高校实验室系统先进集体"等荣誉称号。多年来该中心致力于生物样品超微结构的研究，积极配合省内外有关单位进行广泛的科研协作，取得了诸多科研成果：由人民卫生出版社先后出版《组织和细胞扫描电镜图谱》《组织细胞冷冻复型电镜图谱》《器官内微血管铸型扫描电镜图谱》《覆被上皮扫描电镜图谱》四部著作；由科学出版社先后出版《图解扫描电子显微镜》《生物医学超微结构与电子显微镜技术》《人和猴器官内微血管三维构筑》《脑室周围器官解剖学》等著作；开展技术培训并编写电镜操作和样品制备相关的内部教材十余部。电镜实验中心与笔者所在医院皮肤科合作40余年，对于临床上常见病、疑难杂症和罕见皮肤疾病，进

行活检取材或真菌培养，经电镜样品制备，进行超微结构观察，研究病变机制，制定相应治疗措施。在本书编写过程中，我们精心挑选了其中典型病例的真菌扫描电镜图片编入书中。

二、 扫描电镜制样方法

1.培养基小培养　刮取临床患者病变处皮屑、分泌物或坏死组织，接种在常用的真菌培养基上，加盖玻片放置室温或37℃培养1～3周（酵母菌为3天至2周），培养方法有2种，见图1-4-1。

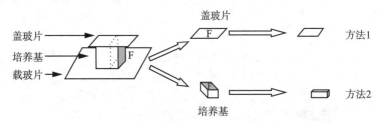

图1-4-1　皮肤真菌小培养扫描电镜制样模式图（F：有真菌的一面）

（1）方法1

1）轻轻取下盖玻片，长有真菌的一面向上，置于培养皿中。

2）1%戊二醛固定10分钟。

3）双蒸水清洗，5分钟×2次。

4）乙醇梯度脱水，50%、70%、80%、90%、100% Ⅰ和100% Ⅱ的乙醇脱水，每级脱水5分钟。

5）空气自然干燥。

6）喷镀金属膜，2～3分钟。

7）观察：加速电压15kV，工作距离13cm。

（2）方法2

1）培养基与载玻片交界处切下带菌落的3mm×3mm×3mm的小块，置入灭菌青霉素小瓶中。

2）1%戊二醛固定20分钟。

3）双蒸水清洗，15分钟×3次。

4）乙醇梯度脱水，50%、70%、80%、90%、100%的乙醇脱水每级15分钟。

5）叔丁醇干燥：75%叔丁醇15分钟；100%叔丁醇两次，第一次15～20分钟，第二次置于冰箱冷冻固化，抽真空升华干燥。

6）喷镀金属膜，2～3分钟。

7）观察：加速电压15kV，工作距离13cm。

2. 注意事项

（1）培养检查的真菌，在培养初始，加入大小适宜、酸化处理过的盖玻片，将真菌接种在盖玻片与培养基交界处生长，可培养基和盖玻片同时制样，更好地兼顾菌丝、孢子及其相互关系的观察。

（2）由于菌块较轻、易漂浮，需用注射器从橡胶瓶塞刺入，抽出空气，使样品下沉到容器底部，达到使固定、清洗等各步操作更彻底的目的。

（3）液体培养真菌更换液体时，用定性滤纸从玻片一角吸弃液体，使沉淀的真菌更多地吸附保留在玻片上。

（4）样品在操作中时动作要轻柔，特别是在更换药液时，由于液体的冲刷，极易造成孢子的脱落流失，所以尽量避免在样品表面直接加取药液，更多更好地保存真菌的初始形态。

（5）由于真菌多为单层细胞壁，在固定、脱水、干燥等处理过程中，试剂对样品会有一定的抽提、收缩作用，样品放置后容易塌陷、变形，故制作完毕后要尽快观察。

（6）电镜制样常规使用戊二醛前固定和锇酸后固定双重固定法。由于锇酸是一种强刺激、易挥发且毒性较强的固定剂，主要固定脂类结构，而且价格较高，实验采用戊二醛单一固定法，在满足固定样品表面结构的前提下，制样效果基本能与锇酸后固定、锇酸熏蒸固定相媲美，同时又可减少或避免使用锇酸，不失为一种值得借鉴的固定方法。

（7）观察培养的细胞时，由于大多数细胞较扁平，缺乏立体感，所以最好将样品台倾斜成45°左右，便于观察拍照。

3. 载玻片处理方法　载玻片处理的目的主要是增加真菌对载玻片的吸附性，常用的方法有离子蚀刻法和试剂处理法。

离子蚀刻法是使加速的离子投射到玻片表面，将表面的原子、分子解离或轰击到玻片表面，使其表面粗糙，以便细胞容易贴附。也可用于暴露出生物样品内部微细结构，如牙齿、动物组织和细胞等。蚀刻法也是透射电镜制作金属薄膜的一种手段，离子能量是数千伏以上的高能量。但在辉光放电的阳极光柱等离子区和Crookes暗区中，也可用低能量使阳离子加速进行蚀刻。操作方法非常简单，即用开启安瓿的小砂轮或金刚笔将载玻片切割成适宜大小，如10mm×25mm，用标记笔在玻片背面写上数字以区分组别，标明数字还可以区分玻片的正反面。具体操作：将玻片置于离子镀膜仪内，将仪器旋钮由"COAT"调为"ETCH"，使阴阳极性反转过来，操作过程类似喷镀，若用交流电进行金属镀膜，同时也有蚀刻效应。

此外，玻片的处理方法还有多聚阳离子（polycation）膜处理法和聚醋酸甲基乙烯脂（Formvar）膜处理法等，基本都是先用乙醇或酸清洗，试剂浸泡，双蒸水清洗，干后即用或贮存备用。

三、 透射电镜制样方法

1.常规培养病菌，离心成团。

2.2.5%戊二醛4℃前固定4小时或以上。

3.1/15mol/L磷酸盐缓冲液清洗3次以上，每次20分钟或过夜。

4.1%锇酸（四氧化锇）后固定1.5小时。

5.1/15mol/L磷酸盐缓冲液清洗，20分钟×2次。

6.丙酮梯度脱水，50%、70%、80%、90%、100%Ⅰ的丙酮4℃脱水，每级15分钟。100%Ⅱ的丙酮室温脱水15分钟。

7.浸透和包埋，1∶1的丙酮和Epon812树脂包埋剂，37℃温箱浸透1小时。1∶3的丙酮和Epon812树脂包埋剂，37℃温箱浸透过夜。纯树脂包埋剂37℃温箱聚合过夜，60℃温箱聚合48小时。

8.超薄切片，50～70nm。

9.醋酸双氧铀染色30～45分钟，清洗后温箱干燥1小时；柠檬酸铅染色15～30分钟，清洗后温箱干燥1小时。

10.透射电镜观察。

四、 真菌举例

1.总状共头霉（*Syncephalastrum racemosum*）

（1）菌落特点：菌落生长快，3天内成熟。最高生长温度达40℃。菌落初始呈白色、毛绒状、"棉花糖"样，随后变成暗灰色甚至黑色。背面为白色。

（2）镜下特点：菌丝宽大，几乎无分隔，但随着培养时间的延长会出现不规则的分隔。孢囊梗很短，有分枝，末端有一大的圆形泡囊，直径为30～80μm。泡囊上方是手指形管状的孢子囊，大小为（4～6）μm×（12～40）μm，内含圆形孢子囊，一般有假根。该菌最初类似黑曲霉，但有管状孢子囊，并且看不到瓶梗。

（3）生理学特点：室温下培养，菌种生长迅速，分裂方式为有丝分裂，呈现一定的规律性，28℃每6小时左右有一分裂高峰期，每次分裂持续时间不超过20分钟。

（4）致病性：是环境中常见的污染菌，可引起人皮肤、消化道或鼻、中枢神经系统感染。

附：总状共头霉电镜下形态（图1-4-2，附页彩图1-4-2）

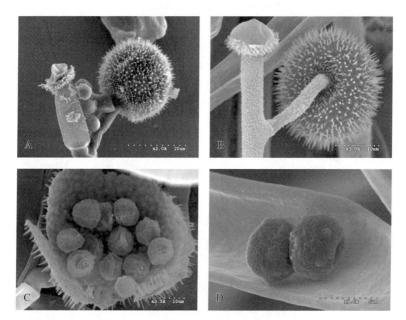

图1-4-2 总状共头霉扫描电镜图

A.孢子囊、孢子和瓶梗（×2.0k）；B.孢子囊和分枝的孢囊梗（×3.0k）；C.孢子囊内的分生孢子（×3.5k）；D.脱落的分生孢子（×8.0k）

2.镰刀菌属（Fusarium）

（1）菌落特点：生长快，4天内成熟。菌落初始呈白色棉絮状，以后中心迅速变为粉色或紫色，边缘颜色较浅。而某些菌种仍保持白色或变为棕褐色或橙色。茄病镰刀菌（F. solani）在马铃薯葡萄糖琼脂（PDA）平板上25℃培养10天后，菌丝呈棉絮状铺满培养皿，菌落正面呈白色、浅黄色或淡蓝色，背面通常色浅，呈浅黄色或淡蓝色，但也有可能呈深色。菌落上有时在培养至5天左右时形成小水滴状物质，后来变为黏斑，呈白色、黄色、蓝色或绿色，其特别之处在于，产孢细胞成簇聚集处呈蓝绿色或蓝褐色。

（2）镜下特点：镜检可见分隔菌丝，产孢细胞为简单瓶梗，瓶梗较长，多在25μm以上。有两类分生孢子：①无分枝的分生孢子梗或分生孢子梗上的瓶梗可生成大的 [（2～6）μm×（14～80）μm]、镰刀形或独木舟形的大分生孢子（有3～5个隔膜），此种大分生孢子可大可小，比较粗壮，有顶细胞及足细胞，镰刀菌属物种水平的鉴定是基于大分生孢子的产生；②长短不一的简单分生孢子梗可生成小的 $[(2\sim4)\,\mu m \times (4\sim8)\,\mu m]$、卵圆或椭圆形、单或双细胞的小分生孢子，此种小分生孢子数量多，呈单个或成簇聚集，假头状着生，$0\sim1$ 个隔，与枝顶孢属相似。某些菌种培养一段时间后，可产生顶生或间生的厚壁孢子。

（3）生理学特点：镰刀菌是一种无色素的隔膜丝状真菌，最常见于人类感染的镰刀菌种是茄枯萎菌、尖孢镰刀菌和网状镰刀菌。镰刀菌属对单一的抗真菌药物具有很高的抵抗力，引起的高死亡率归因于对许多抗真菌药的高耐药性。常被认为是污染菌。

（4）致病性：镰刀菌病是一种由镰刀菌属的丝状、透明真菌引起的机会性感染的世界性疾病，土壤和植物腐生菌在自然界广泛分布，是引起各种疾病的重要病原体，有时会引起动物感染，很少影响具有免疫能力的个体，几乎仅在严重免疫功能低下的患者中发生，引起广泛感染，包括表面感染、局部侵入性感染或散布性感染。表面感染与直接接触皮肤伤口、鼻窦的吸入和定居或摄入镰刀菌孢子有关，可引起灰指甲和角膜炎。局部侵入性感染是真菌性眼部感染的常见感染途径，多波及眼角膜，也偶有涉及其他类型的感染，包括足菌肿、鼻窦炎、化脓性关节炎、甲真菌病。大多数散播性镰刀菌病可能是通过吸入空气传播的分生孢子获得的，是一种罕见的感染，其发病率为 0.06%，在美国和欧洲为 0.2%，其中 80% 的患者出现皮肤病变，这可能是该病的唯一早期表现。镰刀菌属物种会对血液系统恶性肿瘤患者造成严重感染，在接受皮质类固醇抗宿主病的化疗或免疫抑制后，发生血液中性粒细胞减少症的血液系统恶性肿瘤患者中感染风险最高，是血液系统恶性肿瘤患者中第三大最常见的真菌感染，尤其是在造血干细胞移植（HSCT）受者中，由于发病率增加和治疗效果差，死亡率高达 70%。

　　附：镰刀菌电镜下形态（图1-4-3，附页彩图1-4-3）

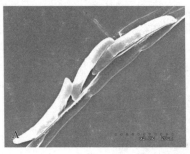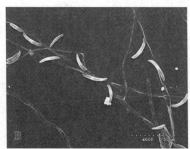

图1-4-3　镰刀菌扫描电镜图

A. 镰刀形的分生孢子（×2.0k）；B. 分隔菌丝和分生孢子（×600）

3. 林生地霉（*Geotrichum silvicola*）

（1）菌落特点：根据林生地霉分离部位不同，分为血液分离株和皮损分离株。其中，血液分离株在培养2～3天后，菌落开始生长，初为白色绒毛样、粉末样。1～2周后37℃和27℃下培养的菌落先后有丝状型和酵母型两种菌落形态，菌落表面光滑平坦，边缘有绒毛，无下沉现象，背面无色或呈淡黄色。皮损分离株在培养3天后均见同一菌落生长，27℃培养2～3天，长出表面平坦、中间有皱褶的、湿润的乳白色酵母样菌落，有黏性。10天后菌落变成乳黄色，表面长出绒毛。37℃培养始终为乳白色至乳黄色、湿润的酵母样菌落。

（2）镜下特点：血液分离株的丝状菌落中可见大量的分支、分隔的透明菌丝，二叉或三叉分支。菌丝主支分隔处着生较窄的成直角或锐角的侧支，侧支很快断裂形成矩形、椭圆形的关节孢子，主支最终也断裂形成关节孢子。菌丝末端或侧面着生单个的基底扁平、顶端钝圆的小分生孢子，呈圆形、椭圆形或短棒状。出芽孢子少见，偶见内生节孢子。酵母样菌落镜下可见大量的出芽孢子，圆形或椭圆形，较多厚膜孢子，少量关节孢子，菌丝稀少。扫描电镜下可见丰富的分枝菌丝，圆柱形关节孢子以及球形或棒状顶生或侧生的分生孢子常见，分生孢子末端有凹陷，中央偶见孔口。少量菌丝末端细胞壁破裂。少量菌丝表面有粗糙纹饰。透射电镜下可见分生孢子与菌丝分离时全壁断裂，另一端正在出芽，隔膜呈拱形，单层或双层，未见小孔。皮损分离株未见内生节孢子。扫描电镜下未见孢子表面有凹陷、孔口及菌丝末端细胞壁破裂和纹饰等结构。

（3）生理学特点：生理学实验结果显示糖发酵试验、硝酸盐还原试验及芽管试验均为阴性，而放线菌酮耐受试验及厚壁孢子试验均为阳性，尿素酶试验为弱阳性。林生地霉血液株在PDA、沙氏葡萄糖琼脂培养基（SDA）和麦芽浸膏琼脂培养基（MEA）上生长较快、良好，在27℃生长较37℃良好。

（4）致病性：林生地霉是地霉属中新发现的一个种，是一种无性繁殖产关节孢子的酵母，与子囊菌门的半乳霉属相近。为新近发现的条件致病菌，其广泛存在于自然界，可在土壤、林木、腐败的植被、动物粪便中分离得到，未曾感染人类。2002年Pimenta等在巴西果蝇和印度柞蚕幼虫身上分离出该菌。同年，河北医科大学第四医院皮肤科从1例脓癣患儿皮损中分离出1株林生地霉（即皮损分离株），为国内外首次报道。2004年，广东报道从1例足部溃疡患者脓液中分离出林生地霉。2005年，河北医科大学第四医院皮肤科又从1例中毒性表皮坏死松解症患者的血液中分离出1株林生地霉（即血液分离株）。

附：林生地霉电镜下形态（图1-4-4，附页彩图1-4-4）

4. 白地霉（*Geotrichum candidum*）

（1）菌落特点：在葡萄糖蛋白胨琼脂基上，室温下生长快，4天内成熟。25℃培养时，新生的菌落呈白色、湿润、酵母样，且容易挑起。生长后期在菌

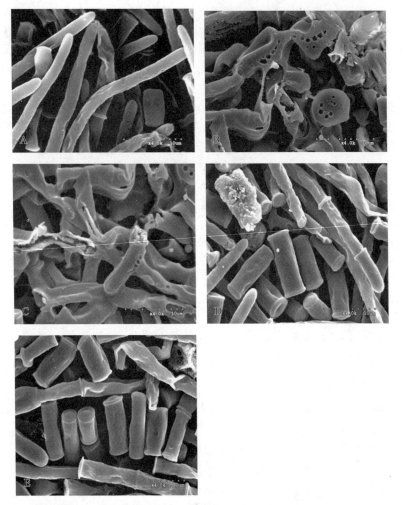

图1-4-4　林生地霉扫描电镜图

A.丰富的分枝菌丝（×4.0k）；B.菌丝表面有孔口，少量菌丝末端细胞壁破裂（×4.0k）；C.菌丝表面有孔口、破裂（×4.0k）；D.分隔的菌丝和矩形或圆柱形关节孢子（×4.0k）；E.分隔的菌丝和断裂的矩形或圆柱形关节孢子，表面有凹陷（×4.0k）

落外缘能见到嵌入培养基的菌丝，呈磨玻璃样。部分菌株可见短的白色绒毛样气生菌丝。多数菌株在37℃不能生长，但一些菌株在此温度下，可以在培养基表面有少量生长或在培养基表面之下有少量生长。

（2）镜下特点：粗糙的真菌丝（无假菌丝）被分割成矩形的关节分生孢子，其长短不一，大多为4～10μm，末端为圆形。有时关节孢子的一角有芽管生出。一些分生孢子可以变得非常圆。矩形的细胞在玉米琼脂上能出芽。其生化特性和菌丝周围无芽孢子可作为该菌和毛孢子菌属的鉴别点；关节分生孢子的连续性（无中间交替出现的空细胞）可将该菌区别于粗球孢子菌、畸枝霉及地丝霉；依据缺乏分生孢子梗可以将该菌与 *Arthrographis* spp. 区别。

（3）生理学特点：在沙保弱培养基上，25℃下生长速度中等，37℃亦可生长。在麦芽汁培养基或其他培养基上最适生长温度为30℃，高于30～37℃生长变慢或停滞。该菌是高度需氧微生物，培养时须提供充足氧气，可采用振荡培养、浅层培养和通气培养等方法。其生长最适 pH 为5.5～6，在15～35℃都能良好生长。糖发酵试验为甘露糖、半乳糖、果糖均阳性，胨化牛乳试验为阴性。

（4）致病性：已从多种标本中分离到该菌（如肺部、血、口腔、肠道、阴道和皮肤等），但该菌在感染方面的作用仍不明确。其多作为人体的正常菌群检出，似乎仅在免疫功能严重低下的患者中才致病，主要为肺部感染。播散性感染曾有报道，但非常少见。

附：白地霉电镜下形态（图1-4-5，附页彩图1-4-5）

5. 球形孢子丝菌（*Sporothrix globosa*）

（1）菌落特点：玉米粉吐温琼脂（CMA）上菌落呈棕色，菌丝两侧有深褐色分生孢子，30℃ PDA 上21天菌落直径低于50mm，不能在37℃ PDA 上生长。

（2）镜下特点：酵母样细胞形态大小各异，呈圆形或椭圆形，通常直径2～6μm，且常伴有细长的"管状"出芽。出芽形于狭窄的基底部。在播散性损伤中常见特征性的、细长的雪茄小体。

（3）生理学特点：依赖蔗糖生长。

（4）致病性：多见于皮肤、皮下组织和邻近淋巴管；少见播散至骨、关节、肺和其他内脏器官。

附：球形孢子丝菌电镜下形态（图1-4-6，附页彩图1-4-6）

6. 犬小孢子菌（*Microsporum canis*）

（1）菌落特点：在 SDA 和 PDA 上快速生长，接种后2～3天开始生长，开始为稀疏的白色羊毛样菌落，1周后成熟菌落呈棉絮状外观，有如丝绸般顺滑的表面，2周后形成明黄色、羊毛状菌落，背面呈黄色。表面白色至黄色，背面黄色至橘黄色，也有无色素的菌株，苍白色。转种后容易发生绒毛状变异。米饭培养基上生长良好，白色菌丝，黄色色素，可促进大小分生孢子的形成。乳酸酚棉蓝染色后有较多的梭形大分生孢子，一端肥大，厚壁，有刺。

（2）镜下特点：往往在 SDA 上初代培养时不产生大分生孢子和（或）小分生孢子，传代到 PDA 或米饭培养基上可促进大小分生孢子的产生。小分生孢子呈球棒形，犬小孢子菌犬变种不常见，但犬小孢子菌歪斜变种丰富。大分生孢子数量多，梭形、纺锤形、厚壁和棘状突起，有4～12个分隔，在顶点稍微弯

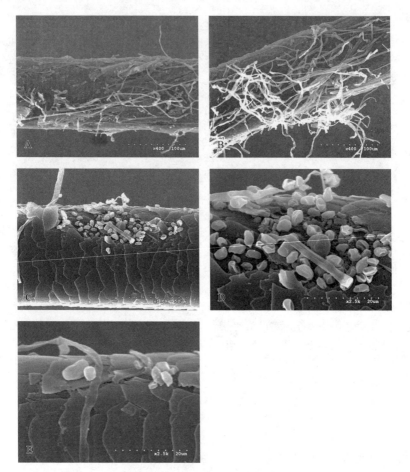

图1-4-5　白地霉扫描电镜图

A.毛发表面的菌丝（×400）；B.丰富的菌丝（×400）；C.菌丝和孢子（×1.0k）；D.C 的高倍图（×2.5k）；E.菌丝和孢子（×2.5k）

曲膨大，即"帽样肥大"。在歪斜变种中可见歪斜状大分生孢子。有时可见球拍状菌丝、破梳状菌丝和厚壁孢子。大分生孢子在扫描电镜下，可见壁粗糙呈颗粒状，有多个分隔。

（3）生理学特点：毛发穿孔试验阳性，不需要生长因素。溴甲酚紫乳固体葡萄糖琼脂培养基（BCP-MSG）呈Ⅲ类反应，无pH的改变。

（4）致病性：该菌为世界性分布亲动物性皮肤癣菌，常从猫和犬身上分离出，为人类头癣和体癣的常见原因，亦可引起人类的皮肤和指甲感染，尤其是儿童患者，可导致脓癣、白癣及体股癣。脓癣表现为化脓性毛囊炎和化脓

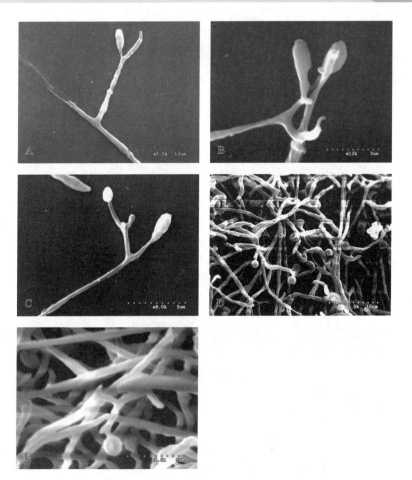

图1-4-6 球形孢子丝菌扫描电镜图

A. 椭圆形的细胞（×5.0k）；B."管状"出芽（×12k）；C."管状"出芽（×8k）；D. 菌丝和圆形孢子（×3.5k）；E. 菌丝和圆形孢子（×8.0k）

性皮肤软组织感染；白癣表现为头皮圆形的白色鳞屑斑；体股癣表现为环状红斑、炎症明显、皮损边缘活跃，痒感强烈，但侵犯指甲的病例罕见。病发在伍德（Wood）灯下显示明亮的黄绿色荧光，镜下为发外感染。有以下3个变种：犬小孢子菌歪斜变种（*Microsporum canis* var. *distortum*）、犬小孢子菌犬变种（*Microsporum canis* var. *canis*）和马小孢子菌变种（*Microsporum canis* var. *equinum*）。犬小孢子菌歪斜变种主要见于新西兰、澳大利亚和北美等，引起罕见的头癣。马小孢子菌变种是引起马癣的罕见病原体，有来自澳大利亚、欧洲和北美感染的病例报道，很少感染人类或其他动物。

附：犬小孢子菌电镜下形态（图1-4-7，见附页彩图1-4-7）

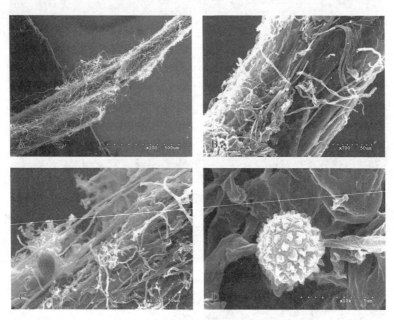

图1-4-7　犬小孢子菌扫描电镜图

A. 毛发表面的菌丝（×100）；B. 菌丝（×700）；C. 纺锤形孢子（×1.0k）；D. 圆形孢子，表面有颗粒状或棘状突起（×10k）

（崔　芳）

第五节　临床常用真菌培养基及配制方法

绝大多数真菌均可进行人工培养，为真菌的鉴定及临床诊断提供重要依据。真菌培养方法与细菌相似。

一、培养基及用途

根据真菌对营养要求的差异及培养目的的不同而选择不同的培养基。常用培养基种类见表1-5-1。

表1-5-1　常用培养基的种类

培养基名称	用途
沙氏葡萄糖琼脂培养基	真菌的常规培养
皮肤真菌试验培养基	皮肤真菌的分离
左旋多巴-枸橼酸铁和咖啡酸培养基	新型隐球菌的分离
酵母浸膏磷酸盐琼脂	荚膜组织胞浆菌的分离
马铃薯葡萄糖琼脂	菌落色素的观察
脑心葡萄糖血琼脂	深部真菌的培养（二相型真菌）
尿素琼脂	鉴别酵母菌和类酵母菌
玉米粉聚山梨酯-80琼脂	白念珠菌厚膜孢子的观察

二、培养方法

1.试管培养法　即斜面培养法，为真菌分离培养、传代和保存菌种最常用的方法。将培养基分装到大试管中，制成斜面，将标本接种其中。优点是水分不易蒸发，可节约培养基及防止污染。

2.大培养法　即平板培养法，将培养基分装到培养皿或大型培养瓶中，接种标本，优点是培养基表面积较大，易使标本分散生长，便于观察菌落；缺点是水分易蒸发，也易污染。仅用于培养生长繁殖较快的真菌（如白念珠菌、新生隐球菌），不适合培养球孢子菌、组织胞浆菌等传染性强的真菌。

3.小培养法　又称微量培养法，是观察真菌结构特征及发育全过程的有效方法。常用的小培养法如下。

（1）玻片培养法：①取无菌"V"形玻璃棒放入无菌平皿内；②在"V"形玻璃棒上放一无菌载玻片；③在载玻片上加马铃薯葡萄糖琼脂，并制成大小约1cm×1cm方形琼脂块；④在琼脂块的每一侧用接种针接种待检菌；⑤将无菌盖玻片盖在琼脂块上，平皿内放少许无菌蒸馏水，盖好平皿盖，于25～28℃孵育（酵母菌培养1～2日，皮肤癣菌培养1～7日）；⑥培养后取下盖玻片，弃琼脂块于消毒液中，滴加乳酸酚棉蓝染液于载玻片上，再将盖玻片置于载玻片上，镜检观察菌丝和孢子。此法可用于真菌菌种的鉴定。

（2）琼脂方块培养法：在无菌平皿中放入无菌的"V"形玻璃棒，加适量无菌水或含水棉球。取1张无菌载玻片放于玻璃棒上，无菌操作从平板培养基上取（4～5mm）×8mm×8mm大小的琼脂块置于载玻片上。在琼脂块的四周接种标本，然后加盖无菌盖玻片。在适宜环境中培养，肉眼发现有菌生长时提起盖玻片，移去琼脂块，在载玻片上滴加乳酸酚棉蓝染液后盖上盖玻片，显微镜下观察。

三、常用培养基配制

1.沙氏葡萄糖琼脂培养基（SDA） 用于真菌常规培养。为防止细菌生长，培养基中可加入庆大霉素40～50μg/ml或氯霉素50μg/ml；为了抑制真菌污染可加入放线菌酮500μg/ml，但可能影响新生隐球菌和曲霉生长。

葡萄糖 120g
蛋白胨 10g
琼脂 20g
蒸馏水 1000ml

最终pH为6.9，高压灭菌121℃15分钟。冷却后分装备用。

2.科玛嘉念珠菌培养基 科玛嘉念珠菌培养基（CHROMagar Candida）可以用来分离酵母菌，是临床实验室检验酵母菌的重要鉴别培养基。蛋白胨和葡萄糖提供营养，氯霉素抑制细菌生长，显色底物能够产生独特和特异的颜色，以此来做出鉴定。

研究表明，对于白念珠菌（初次分离生长的菌落为浅绿到中等绿色；都柏林念珠菌为深绿色；但此种特性在传代培养中往往丢失）、热带念珠菌（深蓝色至带有金属光泽的蓝紫色）、克柔念珠菌（具白色边界的浅粉色，菌落粗糙），这3种念珠菌不需要进一步的鉴别试验。其他的酵母菌（奶油色或者浅紫色至深紫色；光滑念珠菌菌落呈紫色，但不能够据此与其他酵母菌鉴别开）；皱褶念珠菌菌落稍粗糙，具独特的白色边界的蓝绿色；丝状真菌不建议初代培养选择科玛嘉培养基。

3.马铃薯葡萄糖琼脂（PDA） 既可用于菌种保藏，也是鉴定真菌较好的培养基之一。它能促进分生孢子生长，也可用于促进皮肤癣菌色素形成。

马铃薯 500g
葡萄糖 20g
琼脂 15g
蒸馏水 1000ml

4.玉米粉吐温琼脂（CMA） 能促进红色毛癣菌产生深红色色素，不加葡萄糖可促进白念珠菌厚壁孢子及假菌丝形成，促进暗色真菌孢子的形成。

玉米粉	40g
琼脂	20g
吐温80	10ml
蒸馏水	1000ml

用500ml的水充分混合玉米粉，65℃加热1小时；用纱布和滤纸进行过滤，直至溶液变澄清，并恢复到原来体积。调整pH至6.6～6.8；加入500ml已溶解的琼脂水。加入吐温80，高压灭菌121℃15分钟。冷却后分装备用。

5.脑心浸液（BHI）琼脂 脑心浸液琼脂是推荐用于培养苛氧病原性真菌如荚膜组织胞浆菌和皮炎芽生菌的经典培养基。此处列出的成分便于与常用的其他营养丰富的真菌培养基相比较。

脑心浸液	8g
动物组织胃蛋白酶消化物	5g
酪蛋白胰酶消化物	16g
氯化钠	5g
葡萄糖	2g
磷酸二氢钠	2.5g
琼脂粉	13.5g
蒸馏水	1000ml

加入抗生素抑制细菌的生长，羊血使培养基的营养更丰富，同时也可增强苛养病原性真菌的生长能力。

6.刀豆氨酸-甘氨酸-溴麝香草酚蓝（CGB）琼脂 CGB琼脂培养基可用来鉴别格特隐球菌和新型隐球菌。

【A液】

甘氨酸	10g
磷酸二氢钾	1g
硫酸镁	1g
盐酸硫胺素	1mg
L-刀豆氨酸硫酸盐	30mg
蒸馏水	100ml

将各组分溶解，pH调至5.6，用直径0.45μm（或者0.22μm）的过滤器对溶液滤过除菌。如暂不使用，可在冰箱中保存。

【B液】

溴麝香草酚蓝	0.4g
0.01mol/L NaOH	64ml
蒸馏水	36ml

将溴麝香草酚蓝溶解于0.01mol/L NaOH溶液中，再加入蒸馏水。

【培养基的制备】

蒸馏水 880ml

B液 20ml

琼脂粉 20g

在烧瓶中混匀，高压蒸汽灭菌121℃ 15分钟，冷却至50℃左右。

添加：

A液 100ml

充分混匀，分装至培养皿或者试管中，试管需倾斜放置制成斜面；CGB琼脂可在冰箱中储存至少3个月，而不会丢失营养活性。

7. 酪蛋白琼脂　用来鉴别需氧放线菌和部分暗色真菌的特征。

【A液】

脱脂牛奶（脱水的或者无脂肪牛奶干粉）........... 10g

蒸馏水 90ml

加入牛奶后需不断搅拌以防产生凝块。

【B液】

琼脂粉 3g

蒸馏水 97ml

将每种溶液分别置于121℃环境中高压蒸汽灭菌10分钟，再冷却至45 ~ 50℃，将两种液体充分混匀。将混匀后的液体倾注至培养皿中（或者分装于螺旋盖试管中凝固备用，随后根据需要熔化后倾倒平板）。

将大量的纯培养物接种于约一角硬币大小（直径15mm）的区域，包括阳性和阴性质量控制菌株培养物。如果是平均分隔开来，在直径100mm的培养皿中能够检测3 ~ 4株菌。30℃或者37℃培养2周。每隔几日检查菌落周围或菌落正下方酪蛋白的清除（水解）情况。

8. 皮肤癣菌检测培养基（DTM）　来自于头发、皮肤或甲的标本可以直接接种在DTM上，并在室温下培养，注意培养试管的盖子要松一些。在14天内，皮肤癣菌在培养基上的颜色从黄色变成红色。必须注意标本的采集和对结果的解释，因为很多污染物和其他真菌所致的颜色变化会导致假阳性。DTM不会干扰真菌的宏观形态和微观特征，但由于指示剂会变成明显的红色，所以它不能用于研究色素的产生。

植物蛋白胨 10g

葡萄糖 10g

琼　脂 20g

酚红溶液 40ml

0.8mol/L盐酸 6ml

放线菌酮（Upjohn） 0.5g

硫酸庆大霉素（Schering）................... 0.1g

盐酸金霉素（Lederle）........................ 0.1g

蒸馏水 1000ml

将水煮沸溶解植物蛋白胨、葡萄糖和琼脂。在搅拌的同时，加入40ml的酚红溶液（0.5g的酚红溶解在15ml的0.1mol/L的NaOH溶液中，并且加蒸馏水至100ml）。在搅拌的同时，加入0.8mol/L盐酸。放线菌酮溶解在2ml丙酮中，加入热的培养基中，同时搅拌。硫酸庆大霉素溶解在2ml蒸馏水中，加入培养基中，同时搅拌，在高压灭菌器中121℃高压10分钟，并且冷却至约47℃。在无菌容器中用25ml无菌蒸馏水溶解盐酸金霉素，加入培养基中，同时搅拌，然后分装到无菌的1盎司（约30ml）的螺旋盖瓶或螺丝盖试管中，倾斜冷却。培养基的最终pH为5.5±0.1，并且培养基的颜色应为黄色。4℃冰箱储存。

附图（图1-5-1～图1-5-3，附页彩图1-5-1～彩图1-5-3）。

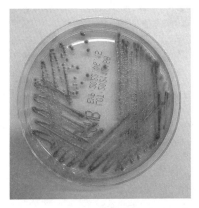 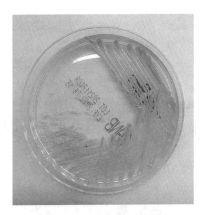

图1-5-1 热带念珠菌（科玛嘉念珠菌培养基培养48小时）　　图1-5-2 近平滑念珠菌（科玛嘉念珠菌培养基培养48小时）

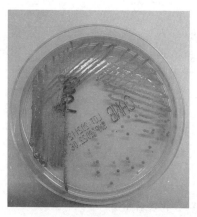

图1-5-3　白念珠菌（科玛嘉念珠菌培养基培养48小时）

（冯军花　张金艳）

第六节　真菌的特殊染色技术

一、G试验

1.检测物　1,3-β-D-葡聚糖。

2.方法　动态显色法。

3.原理　1,3-β-D-葡聚糖是真菌细胞壁的成分，占真菌细胞壁成分的50%以上。当发生深部真菌感染时，机体的炎细胞攻击真菌，破坏真菌细胞壁，使1,3-β-D-葡聚糖释放入血，因此当有深部真菌感染发生时，可利用G试验从患者的静脉血中检测到该成分，从而证明有真菌感染的发生。

4.技术特点　对于浅部真菌感染，真菌多位于皮肤的表层，真菌成分很少进入血液，G试验几乎都为阴性，因此G试验不适用于浅部真菌感染的诊断。

（1）G试验是不适用于支气管肺泡灌洗液的，因为正常人呼吸道内也会存在一些真菌，G试验阳性结果不能说明是感染还是定植，所以一般不主张用支气管肺泡灌洗液（BALF）做G试验。但是心包积液、胸腔积液等密闭体腔内的积液可做G试验。

（2）G试验适用于念珠菌、曲霉、肺孢子菌、镰刀菌、毛孢子菌、组织胞浆菌等感染的检测，不适用于隐球菌和接合菌感染的检测。

G试验检测一般先于临床症状平均4天，平均早于发热5天，是早期检测的重要手段。G试验检测值＜70pg/ml定义为阴性，此时不建议抗真菌治疗。当检测值在70～95pg/ml时定义为灰区，此为观察期，应连续监测。当检测值＞95pg/ml时定义为阳性，建议结合临床症状诊断治疗。

二、GM试验

1.检测物　半乳甘露聚糖（GM）抗原。

2.方法　酶联免疫法。

3.原理　GM抗原是曲霉菌特有的细胞壁多糖成分，当机体感染曲霉菌后，随着菌丝生长，GM抗原便会从薄弱的菌丝顶端释放出来，是感染过程中最早释放的抗原，所以GM抗原被认为是一种可靠的侵袭性曲霉菌感染早期诊断的生物标志物，是帮助临床早期发现侵袭性曲霉菌病的可靠检测手段。

3.技术特点

（1）释放出的GM抗原具有可溶性和热稳定性，通常可在血清、脑脊液和肺泡灌洗液等组织液中检测到。

（2）GM抗原的释放量通常与机体感染的曲霉菌菌量呈正相关，通过检测GM抗原水平也可反映机体感染的程度。

（3）GM试验也可作为疗效判断的重要指标。

（4）GM实验检测值＜0.65μg/L定义为阴性，此时不建议抗真菌治疗。当检测值在0.65～0.85μg/L时定义为灰区，此为观察期，应连续监测。当检测值＞0.85μg/L时定义为阳性，建议结合临床症状诊断治疗。

三、聚合酶链反应法

1.检测物　真菌基因中特有的保守序列。

2.方法　特定基因扩增。

3.原理　聚合酶链反应（PCR）技术的基本原理类似于DNA的天然复制过程。将待测菌经过某些方法裂解后，以其包含的核酸序列作为反应模板，在特定引物存在的条件下，给予足够的dNTP和*Taq*酶，经过多个变性—退火—延伸的循环，最终得到大量需要扩增的DNA序列，再对其序列进行检测，从而达到鉴定的目的。

DNA的变性：模板DNA经加热至94℃左右一定时间后，可使模板DNA双链或经PCR扩增形成的双链DNA解离，成为单链，以便与引物结合，为下轮反应做准备。DNA与引物的退火（复性）：模板DNA经加热变性成单链后，温度降至55℃左右，引物与模板DNA单链的互补序列配对结合。引物的延伸：DNA模板-引物结合物在*Taq*酶的作用下，以dNTP为反应原料，靶序列为模板，按碱基互补配对原则与半保留复制原理，合成一条新的与模板DNA链互补的半保留复制链。

4.技术特点　PCR法可提高真菌感染诊断的准确性，并且更适用于感染的早期诊断。但该技术要求高，诊断成本相对较高。

对待测菌进行准确、高效的核酸提取过程，是PCR精确诊断的保障。在操作过程中应避免污染造成误诊。

四、 其他分子生物学诊断方法

（一）真菌DNA碱基组成分类鉴定方法

DNA由四种碱基组成，即腺嘌呤（A）、鸟嘌呤（G）、胸腺嘧啶（T）、胞嘧啶（C）。双链DNA碱基配对规律是A＝T和G≡C。不同的有机体G＋C/A＋T的摩尔百分比各不相同。因此，真菌DNA的碱基成分也可用G＋C对全部四种碱基的摩尔百分比（mol％）来表示：（G＋C）mol％。

（G＋C）mol％在真菌分类鉴定中主要有两种作用：首先，它有助于界定真菌的种属。真菌的各种属、纲、门之间都有其特定的DNA（G＋C）mol％范围，遗传关系相近的有机体有相似的DNA（G＋C）mol％，如果两个菌株之间DNA（G＋C）mol％差异较大，可以大致断定它们不是一个种。一般种内（G＋C）mol％相差2%以内是无意义的，两个菌株之间（G＋C）mol％含量差别在4%～5%，可以认为是同一种内的不同株；若差别在10%～15%，可以认为是同属内不同种；差别在20%～30%，则认为是不同属或不同种内真菌。这种方法也可以判定真菌科属间的亲缘关系，但主要作用在于否定，即（G＋C）mol％不相同的菌可以肯定回答它们不是同种，而（G＋C）mol％相同的菌就不能肯定回答。因为相近的碱基组成，在DNA序列上可能存在较大差异。因此，必须借助其他分类鉴定方法。

（二）DNA杂交技术

生物体是以DNA的形式通过碱基序列来储存遗传信息的，不同的生物其碱基序列不同，种的差别越大，其DNA碱基序列差别越大。利用变性的单链DNA在一定条件下可以靠碱基的配对而复性成双链这一特点，形成了DNA杂交技术。

同种异株的真菌基因组DNA序列差异较小，采用示踪物标记的一条DNA分子（探针）与待测菌DNA片段在适当的条件下杂交，可获得两者间的DNA

同源性即杂交百分率，以此判断两菌株是否同属一种。而对于属或属以上的分类鉴定则采用DNA-rDNA（核糖体脱氧核糖核酸）杂交的方法，这是因为rDNA在进化的过程中保守性强，用标记的rDNA分别与DNA杂交，可以获得被测DNA分子的亲缘关系。

（三）真菌线粒体DNA分析

线粒体DNA（mtDNA）是真核生物核外DNA的一种，mtDNA为环状，容易提取，同时它不含有内含子（intron）和基因间隔区，易于分析。限制性片段长度多态性（RFLP）是基于限制性内切酶对mtDNA的特异性切割。限制性内切酶有很多种，每种限制性内切酶都特异地识别DNA上的特定序列位点。由于不同的DNA序列中包含的酶切位点的数目和分布不同，所以酶切后可获得不同数目和大小的DNA片段。

RFLP的操作主要包括限制性内切酶将mtDNA切割成不同的片段，经电泳分离后，对得到的电泳图谱进行分析比较。

（四）脉冲场凝胶电泳技术

脉冲场凝胶电泳（PFGE）技术，是在电泳时使用两个不同方向的电场周期性交替进行的，成功地解决了普通电泳不能很好地分离大分子DNA这一难题，可以用来分离大小从10kb到10Mb的DNA分子。

该技术首先将真菌染色体DNA经过特异性限制性内切酶的酶切作用，产生多条10～800kb的酶切片段。然后，将酶切产物通过PFGE分离。最后对电泳图谱进行同源分析，可以准确地分析真菌的同源性。

（贺　薇）

第七节　抗真菌和放线菌的药物简介

抗真菌药物可分为系统性抗真菌药物和外用抗真菌药物两大类。系统性抗真菌药物主要有多烯类（两性霉素B制剂）、吡咯类、棘白菌素类和氟胞嘧啶等，以及治疗卡氏肺孢子菌感染的抗真菌药物，这些药物主要用于治疗侵袭性真菌感染。目前，常用的外用抗真菌药物主要包括多烯类、咪唑类和丙烯胺类，其中以咪唑类为主。

一、系统性抗真菌药物

（一）两性霉素B及其含脂制剂

两性霉素属多烯类抗真菌药，包含A和B两种组分。B组分具有抗真菌活性，即为目前临床所用者，为两性霉素 B 去氧胆酸盐和两性霉素 B 含脂制剂。

1. 两性霉素 B 去氧胆酸盐

（1）抗菌作用：两性霉素 B 去氧胆酸盐（amphotericin B deoxycholate）体外对多种真菌具高度抗菌活性，如荚膜组织胞浆菌、粗球孢子菌、念珠菌属、皮炎芽生菌、红酵母、新型隐球菌、申克孢子丝菌、蜂毛霉菌（Mucor mucedo）和烟曲霉等均可被本品 0.03 ～ 1mg/L 的浓度所抑制。念珠菌属中白念珠菌对本品极为敏感，而非白念珠菌则敏感性略差。波氏假阿利什霉和镰孢霉属对本品通常耐药；部分曲霉对本品耐药；皮肤和毛发癣菌则大多耐药；本品对细菌、立克次体、病毒等无抗菌活性。

本品具抑菌或杀菌作用，取决于药物浓度和真菌的敏感性。通过与敏感真菌细胞膜上的固醇（主要为麦角固醇）相结合，引起细胞膜的通透性改变，导致细胞内钾离子、核苷酸和氨基酸等重要物质外漏，从而破坏细胞的正常代谢，抑制其生长。利什曼原虫由于含较多麦角固醇，所以本品也有效。本品亦可与哺乳类细胞膜中的固醇（主要为胆固醇）结合，这可能是其对动物和人类具有毒性的原因。由于本品对真菌细胞膜通透性的影响，一些药物如氟胞嘧啶易于进入真菌细胞内从而产生协同作用。

（2）适应证及临床应用：本品适用于下列真菌感染的治疗，包括隐球菌病、北美芽生菌病、播散性念珠菌病、球孢子菌病、组织胞浆菌病，由毛霉属、根霉属、犁头霉属和内孢霉属等所致的毛霉病，由蛙粪霉属所致的蛙粪霉病，由申克孢子丝菌引起的孢子丝菌病，以及由烟曲霉所致的曲霉病等。两性霉素 B 可用于治疗上述真菌引起的血流感染、心内膜炎、脑膜炎（隐球菌及其他真菌所致者）、腹腔感染（包括与透析相关者）、肺部感染、尿路感染和眼内炎等。两性霉素 B 尚可作为美洲利什曼原虫病的替代治疗药物。

由于两性霉素 B 的明显毒性，本品主要用于诊断已经确立的深部真菌感染（如获培养或组织学真菌检查阳性则更佳），且病情危重呈进行性发展者。本品不宜用于皮肤、黏膜真菌感染，如免疫功能正常者的口腔念珠菌病、阴道念珠菌病和食管念珠菌病。

（3）剂量及用法：成人常用剂量，开始静脉滴注时先试以 1 ～ 5mg 或每日一次 0.02 ～ 0.1mg/kg 给药，以后根据患者耐受情况每日或隔日增加 5mg，当增至每次 0.6 ～ 0.7mg/kg 时即可停止递增，此为一般治疗量。成人最高每次剂量不宜超过 1mg/kg，每日给药 1 次，剂量及疗程需视病情及疾病种类而定。治疗食管念珠菌病给药剂量为每日 0.3mg/kg，芽生菌病、播散性组织胞浆菌病及皮肤外孢子丝菌病为每日 0.5mg/kg，隐球菌脑膜炎为每日 0.6 ～ 0.8mg/kg，球孢子菌病为每日 1mg/kg。毛霉病及侵袭性曲霉病为 1 ～ 1.5mg/kg，粒细胞缺乏发热患者为每日 0.5 ～ 1.0mg/kg。对敏感真菌感染宜采用较小剂量，即成人每日 0.2 ～ 0.3mg/kg，疗程仍宜长。

两性霉素B很少有指征局部用药，仅在确有指征时使用。鞘内给药时首次0.05～0.1mg，以后渐增至每次0.5mg，最大量一次不超过1mg，每周给药2～3次，总量15mg左右。鞘内给药时需用脑脊液反复稀释药液，边稀释边缓慢注入以减少不良反应。

局部用药：雾化吸入时成人每次5～10mg，用灭菌注射用水溶解成0.2%～0.3%溶液应用；超声雾化吸入时本品浓度为0.01%～0.02%，每日吸入2～3次，每次吸入5～10ml；眼部或皮肤局部采用0.2%～0.3%溶液。持续膀胱灌注或冲洗时每日以两性霉素B 5mg加入1000ml灭菌注射用水中，按40ml/h速度进行冲洗，也可间歇冲洗，共用5～10日。

小儿常用剂量：静脉滴注及鞘内给药剂量以体重计算同成人。

本品应用时均先以灭菌注射用水10ml配制本品50mg，或5ml配制25mg，然后用5%葡萄糖注射液稀释（不可用氯化钠注射液，因可产生沉淀），静脉滴注液的药物浓度不超过0.1mg/ml，避光缓慢静脉滴注，每次滴注时间需达6小时以上，稀释用葡萄糖注射液的pH应＞4.2。鞘内注射时可取5mg/ml浓度的药液1ml，加5%葡萄糖注射液19ml稀释，使最终浓度为25mg/100ml。注射时取所需药液量以脑脊液5～30ml反复稀释，并缓慢注入。鞘内注射液的药物浓度不可高于25mg/100ml，pH应＞4.2。本品通过皮下Ommaya储液囊脑室内给药后反应大，皮下Ommaya储液囊有发生感染的危险，故此疗法应慎用于个别病情严重、经积极治疗无好转、脑脊液中持续有大量真菌存在的患者。

（4）不良反应：①输注相关不良反应。通常发生在给药后15～20分钟，亦可发生在静脉滴注过程中或结束后，表现为寒战、高热、严重头痛、全身不适，有时可出现血压下降、眩晕等。②肾功能损害。几乎所有患者在疗程中均可出现不同程度的肾功能损害，尿中可出现红细胞、白细胞、蛋白和管型，血尿素氮和肌酐增高，肌酐清除率降低，也可引起肾小管性酸中毒。③低钾血症：由于尿中排出大量钾离子所致。④血液系统毒性反应。有正常红细胞性贫血，偶可有白细胞或血小板减少。⑤消化系统反应。有食欲缺乏、恶心、呕吐、腹泻、消化不良、上腹部痉挛性疼痛等。急性肝衰竭、肝炎、黄疸、出血性胃肠炎和黑粪症等较少见。⑥心血管系统反应。如静脉滴注过快时可出现低血压、呼吸困难，严重者发生心室颤动或心搏骤停。此外，本品所致的电解质紊乱亦可导致心律失常的发生。⑦局部反应。本品刺激性大，不可做肌内注射，在静脉滴注部位可发生疼痛或血栓性静脉炎。⑧骨骼肌肉系统。全身疼痛，包括肌肉和关节。⑨神经系统毒性反应。有头痛，鞘内注射本品可引起严重头痛、发热、呕吐、颈强直、下肢疼痛及尿潴留等，严重者偶可发生下肢截瘫等。⑩过敏性休克、皮疹等变态反应偶有发生。

2.两性霉素B含脂制剂　目前临床上应用的脂质型两性霉素B，主要有3

种类型：脂质体两性霉素B（L-AmB），两性霉素B脂质复合体（ABLC），两性霉素B胶体分散体（ABCD）。它们和两性霉素B去氧胆酸盐在分子结构、分子大小以及药物动力学上的比较见表1-7-1。

表1-7-1　两性霉素B及其脂质剂型的比较

剂型	剂量（mg/kg）	大小（nm）	分子结构	C_{max}（mg/L）	AUC[（mg·h）/L]	V_d（L/kg）
AmB	0.6	0.035	胶束	1.1	17.1	5.1
L-AmB	5	<0.08	脂质体	83	555	0.11
ABLC	5	1.6~11	带状	1.7	9.5	131
ABCD	5	0.11~0.14	圆盘状	3.1	43	4.3

注：C_{max}：峰值浓度；AUC：曲线下面积；V_d：表观分布容积

（1）抗菌作用：两性霉素B含脂制剂的抗菌谱及抗菌活性同两性霉素B去氧胆酸盐。

（2）适应证及临床应用：两性霉素B含脂制剂治疗深部真菌感染如曲霉病、隐球菌病、念珠菌病的临床疗效相仿，均不优于两性霉素B去氧胆酸盐，其肾毒性则较后者低，但其价格远高于两性霉素B去氧胆酸盐。因此，两性霉素B含脂制剂仅适用于不能耐受两性霉素B去氧胆酸盐引起的毒性反应或出现与静脉用药相关的严重毒性反应，或经两性霉素B去氧胆酸盐治疗无效的患者。L-AmB还适用于中性粒细胞缺乏伴发热患者疑为真菌感染的经验治疗。所有两性霉素B含脂制剂均不用于局部给药。

（3）剂量及用法：①ABCD。成人及儿童推荐剂量为每日3~4mg/kg。以注射用水溶解，再以5%葡萄糖注射液稀释，按1mg/（kg·h）的速度静脉滴注。在开始治疗时，建议在首次给药前首先予以试验剂量，以本品5mg溶于10ml稀释液中静脉滴注15~30分钟，而后再仔细观察30分钟。②ABLC。成人及儿童推荐剂量为每日5mg/kg，每日单剂静脉滴注。本品应按2.5mg/（kg·h）的速度静脉滴注，静脉滴注液的终浓度应为1mg/ml。③L-AmB。成人及儿童用于中性粒细胞缺乏伴发热患者经验治疗，推荐剂量为每日3mg/kg，系统性曲霉、念珠菌和隐球菌病推荐剂量为每日3~5mg/kg。

（4）不良反应：两性霉素B含脂制剂静脉滴注时其不良反应发生率均较两性霉素B去氧胆酸盐为低，尤其是肾毒性反应明显减少，与输液有关的不良反应如发热、寒战、恶心仍可发生，但发生率较两性霉素B去氧胆酸盐为低，其中以两性霉素B胆固醇复合体的不良反应发生率相对较高。两性霉素B含脂制剂的不良反应发生率较两性霉素B去氧胆酸盐为低。

（二）氟胞嘧啶

1.抗菌作用　氟胞嘧啶（flucytosine）为氟化嘧啶化合物，对新型隐球菌、白念珠菌和非白念珠菌，如克柔念珠菌、热带念珠菌、葡萄牙念珠菌、近平滑念珠菌和光滑念珠菌等具有良好的抗菌作用，但非白念珠菌对该药的敏感性较白念珠菌差，最低抑菌浓度（MIC）为0.46～7.8mg/L。曲霉属偶可对该药呈现敏感，通常呈中、高度耐药，其他真菌多呈现耐药。

本品为抑菌剂，高浓度时具杀菌作用，可能与抑制嘌呤和嘧啶的摄入直接有关，与在真菌细胞内代谢为氟尿嘧啶间接有关。氟胞嘧啶经胞嘧啶透酶系统进入真菌细胞，在真菌细胞内经胞嘧啶脱氨酶作用代谢成为氟尿嘧啶，替代尿嘧啶进入真菌的RNA，从而抑制DNA和RNA的合成，导致真菌死亡。哺乳类细胞内胞嘧啶脱氨酶缺乏或活性极低，因此本品对真菌具有选择性毒性作用，在人体内并不能大量将氟胞嘧啶转换为氟尿嘧啶。本品与多烯类抗真菌药，尤其是两性霉素B具有协同作用。

单用本品时真菌易对其产生耐药性，在治疗过程中即可出现真菌耐药现象。

2.适应证及临床应用　本品适用于敏感念珠菌和（或）隐球菌所致严重感染的治疗，如对于念珠菌所致的血流感染、心内膜炎和尿路感染本品治疗有效，有限的资料显示用于治疗肺部感染有效；对于隐球菌脑膜炎和肺部感染本品治疗有效，隐球菌血流感染和尿路感染虽资料有限，但显示本品治疗效果良好。本品治疗播散性真菌病通常与两性霉素B联合应用，因单独应用时易导致真菌耐药性的发生。

3.剂量及用法　口服及静脉滴注每日100～150mg/kg，口服者分4次；静脉滴注分2～4次给药，成人一般每次2.5g（1%溶液250ml），静脉滴注速度4～10ml/min。肾功能不全者，需根据肾功能减退程度减量给药。

4.不良反应

（1）消化系统：口服本品常见不良反应为恶心及腹泻，与给药剂量有关，发生率约为6%。亦可有呕吐、腹痛等。

（2）过敏反应：偶见皮疹、荨麻疹、瘙痒和光敏反应。艾滋病患者亦可发生过敏性休克。

（3）造血系统：本品可致骨髓毒性、白细胞减少和血小板减少，发生率约为6%。偶可发生再生障碍性贫血和嗜酸性粒细胞增多。合用两性霉素B者较单用本品为多见，此不良反应的发生与血药浓度过高有关。应用本品时应定期复查血常规。

（4）肝毒性：一般表现为血清氨基转移酶一过性升高，引起血清胆红素升高及肝大者甚为少见，罕有发生肝坏死者，因此应用本品时应定期随访肝功能。

（5）精神异常：偶可发生，呈暂时性，表现为精神错乱、幻觉、定向力障碍等。

（三）吡咯类抗真菌药

吡咯类抗真菌药是一类合成抗真菌药。本类药物包括咪唑类和三唑类。其抗菌机制基本相同，主要是通过作用在真菌胞膜麦角固醇合成途径中的羊毛固醇生成去甲基羊毛固醇这一环节，造成麦角固醇合成受阻，甲基戊酸堆积在膜内，使细胞膜结构破坏，抑制真菌细胞生长。靶酶为细胞色素 P450 固醇合成酶中羊毛固醇的 C-14 去甲基化酶。细胞色素 P450 是真菌微粒体中的成分，其中 C-14 去甲基化酶活性最高，是麦角固醇生成中不可或缺的中间合成酶。

1. 酮康唑

（1）抗菌作用：酮康唑（ketoconazole）对皮炎芽生菌、念珠菌属、粗球孢子菌、荚膜组织胞浆菌、巴西副球孢子菌、瓶霉、着色真菌属、孢子丝菌属等均具有抗菌作用，对毛发癣菌等亦具抗菌活性。本品对曲霉、申克孢子丝菌、某些暗色胞科、毛霉属等作用差。

（2）适应证及临床应用：本品适用于下列深部真菌感染的治疗：①念珠菌病、慢性皮肤黏膜念珠菌病、口腔念珠菌感染、尿路念珠菌感染；②芽生菌病；③球孢子菌病；④组织胞浆菌病；⑤着色真菌病；⑥副球孢子菌病。有报道治疗上述感染的有效率为 65% ～ 80%，疗程需 3 ～ 6 个月或更长。由于本品肝毒性大，现已基本不用于深部真菌感染。

皮肤真菌病一般不用本品的口服制剂，但局部治疗或口服灰黄霉素无效，或难以接受灰黄霉素治疗的严重顽固性皮肤真菌感染，也可用本品治疗。

本品可局部用于：①红色毛癣菌、须癣毛癣菌和絮状表皮癣菌等引起的体癣、足癣、股癣、须癣、头癣；②马拉色菌引起的花斑癣、脂溢性皮炎等；③念珠菌属引起的皮肤念珠菌病。

由于本品在脑脊液内浓度低，不宜用于隐球菌脑膜炎的治疗；本品对曲霉、毛霉或足分枝菌感染的疗效不佳，亦不宜选用。

由于酮康唑可降低血清睾丸素水平，故亦可用于缓解前列腺癌的症状。

（3）剂量及用法：①口服：成人常用量为每日 200 ～ 400mg，顿服或分 2 次服。②其他用法：阴道念珠菌病，每次 400mg，每日 2 次，连用 5 天；肺部真菌病，每次 200mg，每日 2 ～ 3 次，疗程 1 个月。2 岁以上儿童每日 3.3 ～ 6.6mg/kg，顿服或分 2 次服。酮康唑口服制剂存在严重肝毒性不良反应，已在我国禁用，但鉴于国外仍有其口服制剂，故保留了相关信息。

（4）不良反应：本品可致血清氨基转移酶升高，属可逆性。偶有发生严重肝毒性者，主要为肝细胞型，其发生率约为 1/10 000，临床表现为黄疸、尿色深、异常乏力等，通常停药后可恢复，但也有死亡病例报道，儿童中亦有肝炎样病例发生。胃肠道反应常见，表现为恶心、呕吐、腹痛、食欲缺乏等；男性乳房发育及精液缺乏，此与本品抑制睾酮和肾上腺皮质激素合成有关。少数患者可发生皮疹、瘙痒症等过敏反应。过敏性休克罕见。其他还有头晕、嗜睡、畏光等不良反应。

2.伊曲康唑

（1）抗菌作用。伊曲康唑（itraconazole）对皮炎芽生菌、荚膜组织胞浆菌、黄曲霉、烟曲霉、白念珠菌和新型隐球菌均具有抗菌活性，对申克孢子丝菌、毛癣菌、克柔念珠菌和其他念珠菌的抗菌作用变异较大。本品在实验动物模型中对皮炎芽生菌、杜氏组织胞浆菌、烟曲霉、粗球孢子菌、新型隐球菌、巴西副球孢子菌、申克孢子丝菌和毛癣菌感染具抑菌作用。

本品及其他吡咯类抗真菌药在体外或体内先于两性霉素B应用，可抑制两性霉素B的活性，两者呈拮抗作用。但其临床意义尚不清楚。

（2）适应证及临床应用。

1）胶囊剂：适用于治疗肺部及肺外芽生菌病、组织胞浆菌病，包括慢性空洞性肺部疾病和非脑膜组织胞浆菌病，以及不能耐受两性霉素B或两性霉素B治疗无效的肺部或肺外曲霉病。本品还适用于皮肤真菌所致的足趾和（或）手指甲癣。

2）口服液与本品注射液序贯使用：用于中性粒细胞缺乏怀疑真菌感染患者的经验治疗，也可用于口咽部和食管念珠菌病的治疗。

3）注射液：①适用于中性粒细胞缺乏怀疑真菌感染患者的经验治疗，以及肺部及肺外芽生菌病；②组织胞浆菌病，包括慢性空洞性肺部疾病和非脑膜组织胞浆菌病；③不能耐受两性霉素B或两性霉素B治疗无效的肺部或肺外曲霉病。

（3）剂量及用法。

1）胶囊剂：治疗芽生菌病、组织胞浆菌病和曲霉病的成人常用剂量为每日200～400mg，剂量超过400mg时宜分2次给药。治疗足趾甲癣予以200mg每日1次，连用12周；手指甲癣每次200mg每日2次，连服7天为1个疗程，停药21天后再予以第2个疗程。

2）口服液：治疗口咽部念珠菌病每日200mg（20ml），连用1～2周；治疗食管念珠菌病每日100mg（10ml），连用2周。

3）静脉注射液：治疗皮炎芽生菌病、组织胞浆菌病和曲霉病的成人常用剂量为第1、2日，每日2次，每次200mg；从第3日起，每日1次，每次200mg。静脉滴注时间至少1小时。伊曲康唑静脉用药时间不宜超过14天，应继以口服液序贯疗法。总疗程为3个月或用药至真菌感染的临床症状体征消失及实验室检查指标恢复正常。

（4）不良反应：常见不良反应有胃肠道不适，如消化不良、恶心、腹痛和便秘，亦有呕吐和腹泻的报道。较少见的不良反应有头痛、可逆性血清氨基转移酶升高、月经紊乱、头晕和过敏反应（如瘙痒、丘疹、荨麻疹和血管神经性水肿）。极个别患者可发生外周神经病变和史-约综合征。接受本品长期治

（1个月以上）的患者可发生低钾血症、水肿、肝炎和脱发等症状。

3. 氟康唑

（1）抗菌作用：氟康唑（fluconazole）具广谱抗菌作用，对多数新型隐球菌具有抗菌作用。通常对念珠菌属中的白念珠菌、热带念珠菌和近平滑念珠菌具有抗菌作用，对季也蒙念珠菌复合体作用较弱，光滑念珠菌对本品呈剂量依赖性敏感，克柔念珠菌通常耐药；曲霉属对本品耐药。氟康唑的体内抗菌活性明显高于体外，治疗念珠菌属、隐球菌属、粗球孢子菌、皮炎芽生菌、荚膜组织胞浆菌等所致动物感染具有良好疗效。

（2）适应证及临床应用：①念珠菌病：用于治疗口咽部和食管感染；播散性念珠菌病，包括血流感染、腹膜炎、肺炎、尿路感染等；念珠菌外阴阴道炎；尚可用于骨髓移植受者接受细胞毒类药物或放射治疗时，预防念珠菌感染的发生。②隐球菌病：用于脑膜以外的新型隐球菌病；在治疗隐球菌脑膜炎时，本品可作为两性霉素B联合氟胞嘧啶初治后的维持用药。③球孢子菌病、芽生菌病、组织胞浆菌病：本品可作为伊曲康唑的替代选用药物。

本品目前在免疫缺陷者中的长程预防应用，已导致念珠菌属对包括本品在内的吡咯类抗真菌药耐药性的增加，故需掌握指征，避免无指征预防用药。

（3）剂量及用法：

1）口服。①成人常用量。a.播散性念珠菌病：第1日，400mg，以后每日200mg，均为每日1次口服，疗程至少4周，症状缓解后至少继续用药2周。b.食管念珠菌病：第1日200mg，以后每日100mg，疗程至少3周，或症状缓解后至少持续2周。根据治疗反应，也可加大剂量至每日400mg，一次服用。c.口咽部念珠菌病：第1日200mg，以后每日100mg，一次服用，疗程2周。念珠菌外阴阴道炎：150mg单剂口服。预防念珠菌病：有预防用药指征者，口服200～400mg，每日1次。②小儿常用量。小儿治疗方案尚未确立。6个月以下患儿无资料。

2）氟康唑注射剂，供静脉滴注用。①成人常用量。同口服，用于上述患者中病情较重者及隐球菌脑膜炎。隐球菌脑膜炎：400mg，一次静脉滴注，直至病情明显好转，然后可给予每日200～400mg，每日1次，用至脑脊液转阴后至少10～12周。亦可用初始剂量400mg，每日2次，共2日，以后为每日400mg，疗程同前述。②小儿常用量。小儿治疗方案尚未确立。

（4）不良反应：氟康唑不良反应发生率为10%～16%，主要为胃肠道反应，症状大多轻微。通常耐受良好，仅1.5%的患者需要中止治疗。不良反应主要表现为以下方面：①过敏反应。皮疹、血管神经性水肿、面部水肿、瘙痒症等，偶可发生严重剥脱性皮肤病（包括史-约综合征和中毒性表皮溶解性坏死）、渗出性多形性红斑。②胃肠道症状。恶心、呕吐、腹痛、腹泻、胃肠胀气、消化不良等。③肝毒性。氟康唑治疗过程中可发生一过性血清氨基转移酶升高，偶可出现肝毒性症状。因此，在氟康唑治疗开始前、治疗中应定期检查肝功能，如肝功能出现持续异常或肝病症状加剧，或出现肝毒性临床症状时均需终止治疗。④血液系统症状。偶可发生淋巴细胞减少、中性粒细胞减少及缺乏、血小板减少等。

4.伏立康唑

（1）抗菌作用：伏立康唑（voriconazole）属三唑类抗真菌药，具广谱抗真菌作用：①对黄曲霉、烟曲霉、土曲霉、黑曲霉、构巢曲霉具杀菌作用；②对赛多孢菌属和镰孢霉属，包括腐皮镰孢霉的作用有差异；③对白念珠菌及部分都柏林念珠菌、光滑念珠菌、平常念珠菌、克柔念珠菌、近平滑念珠菌、热带念珠菌和季也蒙念珠菌复合体，包括耐氟康唑的克柔念珠菌、光滑念珠菌和白念珠菌耐药菌株均具抗菌活性。

其他本品治疗有效的真菌感染包括新型隐球菌、皮炎芽生菌、粗球孢子菌、链格孢属、头分裂芽生菌、枝孢霉属、冠状耳霉、喙状明脐菌、棘状外瓶霉、裴氏着色霉、足菌肿马杜拉菌、拟青霉属、青霉属（包括马尔尼菲篮状菌）、烂木瓶霉、短尾帚霉和丝孢酵母属感染，包括白吉利丝孢酵母菌感染。

伏立康唑在体外对支顶孢属、链格孢属、双极菌属、支孢瓶霉属、荚膜组织胞浆菌具抗菌活性。0.05 ～ 2μg/ml浓度的伏立康唑可以抑制大多数菌株。对弯孢属和孢子丝菌属亦具有抗菌作用。

（2）剂量及用法：本品片剂应在餐前或餐后1小时服用。本品静脉制剂应静脉滴注给药，不可静脉推注，每次滴注≤3mg/kg的时间应为1 ～ 2小时，滴注速度不可超过3mg/（kg·h）。

成人及儿童：无论是静脉滴注还是口服给药，第1天均应给予负荷剂量，使其血药浓度尽快达稳态浓度。由于口服片剂的生物利用度很高（96%），所以可根据临床需要，口服和静脉滴注两种给药方法相互切换。详细剂量见表1-7-2。

表1-7-2　伏立康唑的给药剂量及方法

静脉滴注		口服	
		患者体重≥40kg	患者体重＜40kg
负荷剂量（第1日）	q12h，每次6mg/kg（适用于第1日）	q12h，每次400mg（适用于第1日）	q12h，每次200mg（适用于第1日）
维持剂量（第1日以后）	念珠菌感染3mg/kg，q12h；曲霉、赛多孢菌、镰孢霉等真菌感染4mg/kg，q12h	q12h，每次200mg	q12h，每次100mg

疗程应根据患者疾病的严重程度、基础疾病、免疫缺陷恢复情况及临床和微生物学反应决定。

老年人应用本品时无须调整剂量。

肝功能试验中谷丙转氨酶（GPT）、谷草转氨酶（GOT）升高的急性肝损害者无须调整剂量，轻至中度肝硬化者负荷剂量不变，但维持剂量减半。

轻度到严重肾功能减退（肌酐清除率＜50ml/min）的患者应用本品时可出现赋形剂SBECD的蓄积，应选用口服给药。伏立康唑可经血液透析清除，清除率为121ml/min。4小时的血液透析仅能清除少许药物，无须调整剂量。赋形剂SBECD在血液透析中的清除率为55ml/min。

（3）不良反应：最为常见的不良反应为视觉障碍、发热、皮疹、恶心、呕吐、腹泻、头痛、外周性水肿和腹痛。这些不良反应通常为轻度到中度。最常导致停药的相关不良事件为肝功能异常、皮疹和视力障碍。

1）视觉障碍：约30%的用药者曾出现过视觉改变或视力增强、视物模糊、色觉改变或畏光。视觉障碍通常为轻度，罕有导致停药者。视觉障碍可能与较高的血药浓度和（或）剂量有关。虽然伏立康唑的作用部位似乎主要局限于视网膜，但其作用机制仍不清楚。研究发现本品可降低视网膜电图上的波幅，这种改变在疗程超过29天后不再进展，并且停药后可以完全恢复。

2）皮肤和附件：皮疹发生率约为6%，皮疹、瘙痒、斑丘疹常见；皮肤的光敏反应、脱发、剥脱性皮炎、固定药疹、湿疹、银屑病、史-约综合征、荨麻疹少见；偶见盘形红斑狼疮、多形性红斑、毒性表皮坏死溶解。大多数皮疹为轻到中度，严重皮肤反应极少见，包括史-约综合征、毒性表皮坏死溶解和多形性红斑。一旦患者出现皮疹，必须进行严密观察。若皮损加重则必须停药。亦有光过敏的报道，特别是在疗程比较长时。

3）血清氨基转移酶异常：发生率为13.4%。肝功能试验异常可能与较高的血药浓度和（或）剂量有关。绝大部分患者不影响继续用药，或者调整剂量继续用药（包括停药）后均可缓解。在伴有其他严重基础疾病的患者中，偶可发生严重的肝毒性反应，包括黄疸。肝炎或者致死性的肝衰竭极为少见。

4）全身反应：常见反应有发热、寒战、头痛、腹痛、胸痛等；少见反应有腹胀、衰弱、背痛、水肿、面部水肿、流感样症状、注射部位疼痛等。

5）心血管系统：常见反应有心动过速、高血压、低血压、血管扩张；少见反应有心律失常、房-室完全阻滞、深静脉血栓、Q-T间期延长、晕厥、室性心动过速（包括尖端扭转型）等。

6）消化系统：常见反应有恶心、呕吐、腹泻、肝功能异常、黄疸（胆汁淤积性黄疸）、口干；少见反应有食欲缺乏、便秘、肝大、肝炎、肝衰竭；偶见假膜性肠炎、肝性脑病（肝性昏迷）。

7）血液和淋巴系统：常见反应有血小板减少、贫血；少见反应有中性粒细胞缺乏症、嗜酸性粒细胞增多、骨髓抑制；偶见淋巴管炎。

8）神经系统：眩晕、幻觉等常见；精神错乱、抑郁、焦虑、震颤、激动、感觉异常、运动失调、复视、感觉障碍、眼球震颤少见。

9）静脉滴注相关反应：有过敏性休克样的即刻反应，包括脸红、发热、出汗、心动过速、胸闷、呼吸困难、晕厥、恶心、瘙痒和皮疹。

10）泌尿生殖系统：血肌酐、血尿素氮增高及蛋白尿、血尿常见，有报道重症患者应用本品时可发生急性肾衰竭。本品与具有肾毒性的药物合用以及用于合并其他基础疾病的患者时，可能会引起肾功能减退。

5. 泊沙康唑 泊沙康唑（posaconazole）为第二代三唑类抗真菌药，为唯一对接合菌具有抗菌活性的吡咯类抗真菌药，是美国食品药品监督管理局（FDA）批准的唯一可用于预防侵袭性曲霉病的抗真菌药物。

（1）抗菌作用。本品对念珠菌属的作用略逊于伏立康唑，但优于氟康唑和伊曲康唑。对白念珠菌、近平滑念珠菌、热带念珠菌、挪威念珠菌、都柏林念珠菌的$MIC_{90} \leq 0.25mg/L$，对光滑念珠菌的MIC_{90}为2mg/L，对克柔念珠菌的MIC_{90}为1mg/L。对曲霉属的抗菌活性与伏立康唑大致相仿，对烟曲霉、黄曲霉、黑曲霉、土曲霉的MIC_{90}均$\leq 0.5mg/L$。本品为唯一对接合菌有良好抗菌活性的吡咯类抗真菌药，然而抗菌作用不如两性霉素B。本品对根霉属、毛霉属、犁头霉属、汗霉属、瓶霉属和根毛霉属的MIC_{90}分别为8.0mg/L、16mg/L、0.25mg/L、0.031～1mg/L、0.016～2.0mg/L、0.016～0.25mg/L。对镰孢霉属的MIC_{90}为1.0～32mg/L。对双相型真菌如组织胞浆菌、芽生菌属、球孢子菌属、副球孢子菌属的MIC_{90}为0.125～0.25mg/L。对隐球菌属均具良好的抗菌活性，MIC_{90}为0.25mg/L。

（2）适应证及临床应用。本品适用于：①13岁及以上严重免疫功能缺陷患者，如用于造血干细胞移植受者发生移植物抗宿主病，或血液系统恶性肿瘤化疗后长期中性粒细胞缺乏者，预防侵袭性曲霉和念珠菌感染。②口咽部念珠菌病的治疗，包括伊曲康唑或氟康唑治疗无效者。

（3）剂量及用法。

1）预防侵袭性曲霉和念珠菌感染：静脉制剂首日负荷剂量300mg每日2次，维持剂量300mg每日1次。本品注射剂需经中央静脉导管或经外周静脉穿刺中央静脉导管（PICC）给药，每次静脉滴注90分钟。缓释剂首日负荷剂量300mg每日2次，维持剂量300mg每日1次。口服混悬液200mg（5ml）每日3次。

2）治疗口咽部念珠菌病：口服混悬液负荷剂量100mg每日2次，继以100mg每日1次，疗程13日。

3）治疗伊曲康唑或氟康唑无效的口咽部念珠菌病：口服混悬液400mg（10ml）每日2次。口服混悬液均需与食物共服，不能进食患者应改用其他抗真菌药。

（4）不良反应。对1844例患者进行的安全性评价显示，口服混悬液耐受性良好，171例患者用药时间超过6个月，58例患者用药时间超过12个月。在预防性应用、治疗口咽部念珠菌病及中性粒细胞缺乏伴发热患者的补救治疗等研究中，口服混悬液的安全性及耐受性与氟康唑大致相仿。口服混悬液最常见的不良反应有胆红素血症、血转氨酶升高、肝细胞损害以及恶心和呕吐。静脉制剂最常见的不良反应有腹泻（32%）、低钾血症（22%）、发热（21%）、恶心（19%）、皮疹（15%）、头痛（14%）和腹痛（13%）等。缓释剂最常见的不良反应有腹泻（29%）、发热（28%）、恶心（27%）和低钾血症（22%）。

6.艾沙康唑　现应用者为艾沙康唑（isavuconazole）的前药艾沙康唑硫酸酯（isavuconazonium sulfate），艾沙康唑硫酸酯静脉输注或口服后，在体内主要被丁酰胆碱酯酶水解，迅速完全转化为艾沙康唑以及少量的降解产物。

（1）抗菌作用：艾沙康唑具有广谱抗真菌作用，其对临床大多数致病真菌，包括曲菌属、念珠菌属、接合菌属、隐球菌属具有良好的抗菌作用。对以下真菌的大多数菌株在体外和在临床感染中均具有活性，包括黄曲霉、烟曲霉、黑曲霉和毛霉目，如米根霉和毛霉菌（mucormycetes）。

对绝大多数曲霉属的MIC_{50}和MIC_{90}与伏立康唑和泊沙康唑相仿，但优于棘白菌素类，对伊曲康唑耐药曲霉菌株具有较强活性，其MIC和最小真菌浓度几何均数分别为1.1μg/ml和2.3μg/ml。对土曲霉显示出较强抗菌活性（$MIC_{50} \leq 1$μg/ml），土曲霉通常对两性霉素B耐药。对绝大多数念珠菌属的抗菌活性与伏立康唑和泊沙康唑相仿，优于氟康唑、伊曲康唑和两性霉素B。对接合菌属的体外抗菌活性与泊沙康唑相仿或略差。对隐球菌属的体外抗菌活性与伏立康唑和泊沙康唑相仿。对其他真菌（如镰孢菌属、尖端赛多孢菌、双相型真菌等）也有一定的抗菌活性。

（2）适应证及临床应用：本品适用于18岁及以上成人侵袭性曲霉菌病和侵袭性毛霉菌病。

（3）剂量及用法：①负荷剂量：艾沙康唑200mg，每8小时1次，共6剂，口服或静脉给药。②维持剂量：艾沙康唑200mg，每日1次，口服或静脉给药。

（4）不良反应：最常见的不良反应有恶心、呕吐、腹泻、便秘、头痛、血清氨基转移酶升高、低钾血症、呼吸困难、咳嗽、外周水肿和背痛。

（四）棘白菌素类抗真菌药

真菌与哺乳动物之间的一个很重要的区别就是有细胞壁，以真菌细胞壁为作用靶点的药物，毫无疑问可以降低对机体的毒副作用。棘白菌素类药物的作用机制即作用于真菌细胞壁，通过非竞争性抑制β-（1,3）-D-葡聚糖合成酶，导致真菌细胞生长过程中细胞壁葡聚糖缺乏，渗透压失常而最终产生真菌细胞溶解。这类药物对大多数念珠菌具有快速的杀真菌作用，包括一些对唑类耐药的菌株，对于大多数曲霉有抑制作用，对于镰刀菌、接合菌及新生隐球菌无抑制作用。

1.卡泊芬净

（1）抗菌作用：卡泊芬净（caspofungin）为杀菌剂，在体外具有广谱抗真菌活性。本品对烟曲霉、黄曲霉、土曲霉和黑曲霉具有良好抗菌活性，对白念珠菌、光滑念珠菌、季也蒙念珠菌复合体、克柔念珠菌和热带念珠菌具有高度抗真菌活性，明显优于氟康唑及氟胞嘧啶，与两性霉素B相仿，但对近平滑念珠菌作用相对较弱。此外，本品对镰孢霉属、丝状真菌和一些双相型真菌具有抗菌活性，如顶孢霉属、拟青霉属等，且优于两性霉素B；对组织胞浆菌和肺孢子菌也有一定的作用。新型隐球菌对本品天然耐药。本品对镰孢霉属、根霉属、丝孢酵母属等作用差。

本品治疗免疫功能正常及免疫缺陷动物白念珠菌和烟曲霉感染，具有良好疗效。

体外及体内研究显示本品与两性霉素B联合应用无拮抗作用，其临床意义尚不清楚。

（2）适应证及临床应用：本品适用于治疗念珠菌血流感染和下列念珠菌感染：腹腔脓肿、腹膜炎和胸腔感染；食管念珠菌病；难治性或不能耐受其他抗真菌药治疗［如两性霉素B去氧胆酸盐、两性霉素B含脂制剂和（或）伊曲康唑］的侵袭性曲霉病；中性粒细胞缺乏伴发热经广谱抗菌药治疗无效，疑为真菌感染患者的经验治疗。

（3）剂量及用法

1）念珠菌血流感染及其他念珠菌感染：成人剂量为首日负荷剂量70mg，继以每日50mg，缓慢静脉滴注1小时。疗程依据患者的临床及微生物学反应而定，一般血培养阴性后14天。中性粒细胞缺乏患者疗程宜长，持续至中性粒细胞恢复。

2）食管念珠菌病：每日50mg，缓慢静脉滴注1小时。由于人类免疫缺陷病毒（HIV）感染患者易于复发，可予以长期抑制治疗。

3）侵袭性曲霉病：首日负荷剂量70mg，继以每日50mg，缓慢静脉滴注1小时。疗程依据患者基础疾病的严重程度、免疫缺陷恢复情况及临床反应而定。

4）肾功能损害及轻度肝功能损害患者：无须调整剂量。中度肝功能损害患者首日负荷剂量为70mg，继以每日35mg。

（4）不良反应：本品临床不良反应及输注相关不良反应发生率分别为28.9%和20.2%，显著低于两性霉素B的58.4%和48.8%。实验室检查异常发生率为24.3%，显著低于两性霉素B的54.0%。常见临床不良反应有发热、恶心、呕吐及静脉滴注相关反应。常见的实验室检查异常有血清氨基转移酶、胆红素、碱性磷酸酶、血肌酐、血尿素氮升高，血钾、血细胞比容和血红蛋白降低。

2.米卡芬净

（1）抗菌作用：米卡芬净（micafungin）对白念珠菌（包括氟康唑敏感及

耐药菌株)、光滑念珠菌、克柔念珠菌、近平滑念珠菌、热带念珠菌具有杀菌作用;对曲霉属具有抑菌作用,可抑制孢子发芽和菌丝生长;对隐球菌属、镰孢霉属、毛孢子菌无效。

(2)适应证及临床应用:①念珠菌血流感染、急性播散性念珠菌病、念珠菌腹膜炎和腹腔脓肿;②食管念珠菌病;③造血干细胞移植患者移植前预防念珠菌病。

(3)剂量及用法:①治疗念珠菌血流感染、急性播散性念珠菌病、念珠菌腹膜炎和腹腔脓肿,成人每日100mg;②治疗食管念珠菌病,每日150mg;③预防造血干细胞移植患者移植前念珠菌病,每日50mg,均为每日1次,静脉滴注。

(4)不良反应:本品耐受性好,不良反应有胃肠道反应、发热、血胆红素增高、肝酶增高、白细胞减低等。

3.阿尼芬净

(1)抗菌作用:阿尼芬净(anidulafungin)对白念珠菌(包括氟康唑敏感及耐药菌株)、光滑念珠菌、克柔念珠菌、近平滑念珠菌、热带念珠菌、葡萄牙念珠菌、皱褶念珠菌、星状念珠菌和无名念珠菌具有杀菌作用,对其他抗真菌药耐药的念珠菌(吡咯类耐药克柔念珠菌、两性霉素B耐药葡萄牙念珠菌和其他棘白菌素类耐药近平滑念珠菌)亦具有抗菌作用。体外对曲霉属具有良好抗菌作用:与两性霉素B联合对曲霉属具有相加作用,与伊曲康唑和伏立康唑联合对曲霉属具有协同作用。对隐球菌属、镰孢霉属、毛孢子菌无效。

(2)适应证及临床应用:①念珠菌血症和其他念珠菌感染(腹腔内脓肿和腹膜炎);②食管念珠菌病。

(3)剂量及用法:①念珠菌血症和其他念珠菌感染(腹腔内脓肿和腹膜炎):负荷剂量200mg,继以100mg,每日1次静脉滴注,疗程至血培养阴性后14日;②食管念珠菌病:负荷剂量100mg,继以50mg,每日1次静脉滴注,疗程至少14日或临床症状缓解后至少7日。

(4)不良反应:本品耐受性好,但可致组胺介导的症状,如皮疹、荨麻疹、面部发红、瘙痒、呼吸困难和低血压。当本品滴注速度不超过1.1mg/min时上述事件少见。

(五)抗肺孢子菌药

1.复方磺胺甲噁唑　依据新的分类,肺孢子虫归类为真菌,更名为肺孢子菌。复方磺胺甲噁唑(SMZ-TMP)为目前治疗所有类型肺孢子菌病的主要选用药物。从20世纪70年代中期开始应用该药治疗,有效率达70%~80%,疗效与喷他脒相仿。给药途径有口服和静脉滴注,所需剂量:甲氧苄啶(TMP)每日20mg/kg,磺胺甲噁唑(SMZ)每日100mg/kg,分4次口服或静脉滴注,疗程14日。一般用药1~4日可退热,4~10日肺部阴影消失,用药后5~6日未奏效者可改用其他药物。主要不良反应为胃肠道反应及皮疹。

此外，本品可用作艾滋病患者及中性粒细胞缺乏患者的预防用药，据报道可降低此类患者中耶氏肺孢子菌肺炎的发生率，但不良反应发生率高，许多患者因发生过敏反应或不能耐受而使其应用受到一定限制。

（1）抗菌作用：本品为磺胺甲噁唑与甲氧苄啶的复合制剂（sulfamethoxazole and trimethoprime，SMZ-TMP），具广谱抗菌作用，抗菌谱同SMZ，与单药相比，对大肠埃希菌、流感嗜血杆菌、金黄色葡萄球菌的抗菌作用增强4～8倍，但耐药菌株仍多见。本品对肺孢子菌有作用，体外对霍乱弧菌、鼠疫耶尔森菌、杜克雷嗜血杆菌、嗜麦芽窄食单胞菌、类鼻疽假单胞菌、洋葱伯克霍尔德菌、脑膜败血黄杆菌、沙眼衣原体、诺卡菌属、李斯特菌、弓形虫等亦具良好的抗微生物活性。

SMZ与TMP具有协同抑菌和杀菌作用，SMZ作用于二氢叶酸合成酶，干扰叶酸合成的第一步，而TMP作用于叶酸合成的第二步，选择性抑制二氢叶酸还原酶的作用，因此两者合用，可使细菌的叶酸代谢受到双重阻断，从而干扰细菌的蛋白合成。两者的协同抗菌作用较单药增强，对其耐药的菌株亦减少。然而，近年来细菌对本品的耐药性亦呈增高趋势。

（2）适应证及临床应用：近年来由于许多临床常见病原菌对本品常呈现耐药，故治疗细菌感染需参考药敏结果。复方磺胺甲噁唑主要适用于敏感菌株所致的尿路感染、呼吸道感染、小儿急性中耳炎、伤寒和其他沙门菌属感染、肠道感染、肺孢子菌肺炎、诺卡菌病等。

下列情况不宜应用本品：①中耳炎的预防或长程治疗；②A组溶血性链球菌扁桃体炎和咽炎。

（3）剂量及用法：①成人常用量。a.口服。治疗细菌性感染：每次TMP 160mg，SMZ 800mg，每12小时服用1次；治疗肺孢子菌感染：每次SMZ 18.75～25mg/kg，TMP 3.75～5mg/kg，每6小时服用1次；肺孢子菌病的预防复发：初次给予TMP 160mg、SMZ 800mg，每日2次，继以相同剂量每日服1次，或每周服3次。b.静脉给药。治疗细菌性感染，成人每次SMZ 5～12.5mg/kg和TMP 2～2.5mg/kg，每6小时给药一次。②小儿常用量。a.口服。治疗细菌感染：2个月以上，体重≤40kg的婴幼儿每次口服SMZ 20～30mg/kg及TMP 4～6mg/kg，每12小时1次；体重≥40kg的小儿剂量同成人常用量。治疗肺孢子菌病，每次剂量参照成人剂量按千克体重计算。2个月以下婴儿不宜应用本品。b.静脉给药。2个月以下婴儿不宜应用本品；2个月以上治疗剂量参照成人剂量按千克体重计算。

（4）不良反应：分别参阅SMZ或TMP。本品偶可致过敏性休克。老年人使用本品时较易发生严重的皮肤过敏反应及血液系统异常，同时应用利尿药者更易发生。

2.喷他脒 喷他脒（pentamidine）又名戊烷脒，具有杀灭耶氏肺孢子菌的作用，主要适用于不能耐受SMZ-TMP的患者。使用剂量为每天3～4mg/kg，在1～2小时缓慢静脉滴注，每日1次，疗程10～21日，艾滋病患者应至少使用3周。临床试验中与SMZ-TMP相比较疗效相近，但不良反应发生率高，主要有直立性低血压、药物热、皮疹、肾功能损害、低血糖、造血系统损害、胰腺炎、低血钙，最严重的不良反应有心律失常，特别是尖端扭转型室速。多在用药后第7～14日发生，减慢输液速度可减少不良反应的发生率。

喷他脒与SMZ-TMP联合不仅不能增强疗效，反而使不良反应增多。

喷他脒气溶胶疗法已广泛用于艾滋病并发肺孢子菌肺炎患者预防复发，可提高在肺组织中的药物浓度，减少药物全身吸收，与全身用药相比不良反应甚微。雾化吸入后其血药浓度仅为静脉给药后的5%，而支气管肺泡液中的浓度则为静脉给药的5～6倍。预防用药，成人剂量为300mg，每个月1次，雾化吸入。

3. 阿托伐醌　阿托伐醌（atovaquone）的作用机制尚未明了。其生物利用度低，蛋白结合率超过99%。临床疗效与SMZ-TMP相仿，但其不良反应明显低于磺胺药，适用于艾滋病患者合并轻至中度肺孢子菌病而不能耐受SMZ-TMP者。剂量为每日3次，每次750mg，疗程21日。

常见不良反应有发热、皮疹等。此外，少数患者可能出现咳嗽、恶心、呕吐、腹泻、头痛、失眠等。

4. 三甲曲沙　三甲曲沙（trimetrexate）为甲氨蝶呤的脂溶性衍生物，对耶氏肺孢子菌二氢叶酸脱氢酶具有强力抑制作用。本品与磺胺嘧啶合用可提高疗效，对艾滋病患者的疗效可达4%。主要不良反应为骨髓抑制，其他尚有皮疹、肝功能损害等。1993年FDA批准葡醛酸三甲曲沙用于治疗对SMZ-TMP禁忌、不能耐受或治疗失败的中至重度肺孢子虫肺炎（PCP）患者。剂量为45mg/m²（成人）静脉滴注，每日1次，疗程21日。为避免骨髓抑制，需要同时给予四氢叶酸钙20mg/m²口服或静脉滴注，直至疗程结束。

5. 氨苯砜　氨苯砜联合甲氧苄啶（dapsone + trimethoprim）用于治疗轻至中度肺孢子菌肺炎的疗效与SMZ-TMP等效，有效率达90%～95%，病死率2%～5%，不良反应较后者少。常见的不良反应有皮疹、中性粒细胞减少、血小板减少、溶血性贫血、恶心、发热、高铁血红蛋白血症等。常规剂量为每天甲氧苄啶20mg/kg，分3～4次口服；氨苯砜100mg每日口服1次。为减少溶血性贫血的发生，用药前应除外葡萄糖-6-磷酸脱氢酶缺乏症。

（六）其他抗真菌药

灰黄霉素

（1）抗菌作用：灰黄霉素（griseofulvin）主要对毛发癣菌、小孢子菌、表皮癣菌等浅部真菌有良好抗菌作用。对念珠菌属、隐球菌属、曲霉、组织胞浆菌属、孢子丝菌属、芽生菌属、球孢子菌属等无抗菌作用。

本品系通过干扰真菌核酸的合成而抑制其生长。

（2）适应证及临床应用：本品适用于各种癣病的治疗，包括头癣、须癣、体癣、股癣、足癣和甲癣。上述癣病由红色毛癣菌、断发癣菌、须发癣菌、指间发癣菌等，以及奥杜安小孢子菌、犬小孢子菌、石膏样小孢子菌和絮状表皮癣菌等所致。

本品不宜用于轻症、局限性浅部真菌感染及局部用抗真菌药亦可奏效者。灰黄霉素对念珠菌属、组织胞浆菌属、放线菌属、孢子丝菌属、芽生菌属、球孢子菌属、诺卡菌属及隐球菌属等感染及花斑癣均无效。

（3）剂量及用法：以下为微粒型的剂量。

1）成人：①甲癣和足癣，一次500mg，每12小时1次；②头癣、体癣或股癣，每次250mg，每12小时1次，或每次500mg，每日1次。

2）小儿：①2岁以上体重在14～23kg者，每次62.5～125mg，每12小时1次；或每次125～250mg，每日1次。②小儿体重＞23kg者，每次125～250mg，每12小时1次；或每次250～500mg，每日1次。

（4）不良反应：①神经系统：头痛较为常见，约10%的患者可出现头痛，初时较重，继续用药可减轻。其他尚有嗜睡、乏力等。偶有眩晕、共济失调和周围神经炎等发生。②消化系统：少数患者可出现上腹不适、恶心或腹泻，一般系轻度，患者可耐受。③过敏反应：约3%的患者可发生皮疹，偶可发生血管神经性水肿、持续性荨麻疹、剥脱性皮炎，少数患者可发生光感性皮炎。④本品偶可致血常规白细胞减少，偶可引起肝毒性及蛋白尿。

（七）国内未上市新药

2002年6月，美国Scynexis制药公司研制的Ibrexafungerp（艾瑞芬净）是具有全新作用机制的新一代三萜类抗真菌新药，可抑制β-1,3-葡聚糖合酶，破坏其完整的细胞壁，直接杀灭真菌细胞。2021年6月1日获美国FDA批准上市，用于成人和月经初潮后外阴阴道念珠菌病（VVC）的治疗，商品名为Brexafemme®。这是美国FDA 20年来批准的首款新型抗真菌类药物，也是唯一可口服或注射治疗的非唑类阴道酵母菌感染首创新药。

二、外用抗真菌药物

目前，常用的外用抗真菌药物主要包括三大类，即多烯类、咪唑类和丙烯胺类，其他还有染料类制剂（如甲紫）、碘制剂、硫代氨基甲酸酯类、羟吡酮类（环吡酮胺）、吗啉类（阿莫罗芬）等。

（一）多烯类抗真菌抗生素

多烯类抗真菌抗生素从20世纪50年代晚期开始应用于临床，临床上最常用的是制霉菌素（nystatin）和两性霉素B（amphotericin B，AmB），后者很少外用。

制霉菌素介绍如下：

1.抗菌作用　体外试验结果提示制霉菌素具有抑菌和杀菌双重活性，能与真菌细胞膜中的麦角固醇结合形成的非特异氢键，使真菌膜通透性改变，细胞内大分子物质逐渐丧失而死亡。但其体内毒性大，仅限于外用。本品不易溶于水，皮肤、消化道和阴道黏膜都不能吸收。

2.临床应用　可有效治疗白念珠菌和其他敏感的念珠菌种如热带念珠菌、近平滑念珠菌、克柔念珠菌引起的皮肤和黏膜感染，但治疗皮肤癣菌感染疗效不好。

3.剂量及用法　临床常用剂型有：片剂（50万U/片）、混悬液（100万U/ml）、霜剂、软膏、粉剂、栓剂（10万U/g）等。

用法：片剂，50万U/片，每日3次，每次2片。混悬液，100万U/ml，1～2ml，每日4次。霜剂、软膏、粉剂，每日2～3次。栓剂，每日1～2次。

4.不良反应　耐受性好，仅有0.1%的患者会出现不良反应，最常见的有烧灼感、发疹、湿疹化、疼痛等。极个别报道有超敏反应发生。

（二）咪唑类药物

咪唑类抗真菌药物的出现克服了多烯类药物对皮肤癣菌不敏感等缺点。咪唑类抗真菌药作用机制相同，主要是通过抑制细胞色素P450固醇合成酶中羊毛固醇的C-14去甲基化酶，造成麦角固醇合成受阻抑制真菌生长。随着不断研发出新的咪唑类药物，新一代药物的抗菌谱更广，临床疗效更好。人的皮肤对大多数咪唑类药物有良好的屏障作用，皮肤结构完整时，透皮吸收通常低于1%；若皮肤出现炎症或结构受损（如擦伤或角质层剥脱）时，吸收可增至4%。

1.咪康唑（miconazole）

（1）抗菌作用：咪康唑为合成的苯乙基咪唑类衍生物。咪康唑在体外能抑制常见的皮肤癣菌，如红色毛癣菌、须癣毛癣菌和絮状表皮癣菌的生长，也可抑制白念珠菌和糠秕马拉色菌。此外，咪康唑还具有抗某些革兰氏阳性菌的活性，但抗菌活性不足，临床上并不用于治疗此类感染。咪康唑难溶于水，微溶于大多数有机溶剂，可被无机酸稀释。咪康唑经角质层吸收良好，只外用1次，4天后仍可在角质层中检出。外用后药物系统吸收低于1%。

（2）临床应用：2%的霜剂、软膏、粉剂和栓剂等，每日2次。外用咪康唑霜剂、软膏能有效治疗体股癣、手足癣、汗斑和皮肤念珠菌病；栓剂可治疗阴道念珠菌病。尚有报道，此药与过氧化苯甲酰联合成功治疗寻常型痤疮，对炎症型痤疮联合治疗30天疗效超过单用过氧化苯甲酰，但尚无厂家生产这一制剂。

（3）不良反应：耐受性好，很少出现不良反应，常见的有局部刺激、烧灼感、浸渍、变态反应性皮炎。

2. 克霉唑（clotrimazole）

（1）抗菌作用：克霉唑在体外能抑制常见的皮肤癣菌，如毛癣菌、表皮癣菌和小孢子菌的生长；也可抑制念珠菌的生长，但活性略低于制霉菌素；还可抗革兰氏阳性菌。

（2）临床应用：外用能有效治疗体股癣、手足癣、汗斑和皮肤念珠菌病；纳入片剂可治疗阴道念珠菌病。1%、2%～5%的霜剂、软膏，2%～4%的搽剂和溶液，每日2次；片剂（0.1g/片），每日1片，7天为1个疗程，如无效，5天后再重复1个疗程。

（3）不良反应：通常耐受性好，有出现不良反应的个别报道，包括局部红斑、烧灼感、刺激、脱屑、刺痛、肿胀、水疱、瘙痒和风团等。

3. 酮康唑（ketoconazole）

（1）抗菌作用：酮康唑为水溶性咪唑类广谱抗真菌药，对常见致病真菌如皮肤癣菌、念珠菌、马拉色菌等均有效。除了抗真菌作用外，还可通过抑制炎性介质的产生或改变脂肪酶活性而发挥抗炎作用，包括改变脂肪酶活性，而脂肪酶可通过旁路激活补体；抑制5-脂氧合酶，减少白三烯生成；抑制前列腺素E_2诱导的环氧化酶表达。

（2）临床应用：1%～2%的霜剂、软膏，每日1～2次；1%的酮康唑洗剂（香波）在国外为非处方（OTC）药物，2%的洗剂（香波）为处方药。外用2%的酮康唑霜剂能有效治疗体股癣、手足癣。酮康唑霜剂还能有效治疗汗斑和皮肤念珠菌病。2%的霜剂和洗剂可有效治疗一些马拉色菌相关性皮肤病如脂溢性皮炎等。

（3）不良反应：有报道，2%的酮康唑霜剂治疗905名患者，不良反应发生率为5%，不良反应有刺激、刺痛，其中1例患者在局部出现痛性变态反应。

4. 奥昔康唑（oxiconazole）

（1）抗菌作用：奥昔康唑体外及体内试验显示对絮状表皮癣菌、须疮小芽孢癣菌、红色毛癣菌和糠秕马拉色菌等有抑制作用。在临床研究中，未见奥昔康唑系统吸收。

（2）临床应用：局部用于敏感菌所致的足癣、股癣、体癣和因糠秕马拉色菌所致的花斑糠疹。1%的霜剂和搽剂，2次/日，体股癣不少于2周。足癣不少于4周。临床试验显示，每日1次或2次对疗效影响不大。后者多用于皮损面积较大时或毛发部位。

（3）不良反应：奥昔康唑外用耐受性好，不良反应发生率较低。

5. 益康唑（econazole）

（1）抗菌作用：局部外用益康唑后，大部分保留在角质层中，浓度远远高于对皮肤癣菌的最小抑菌浓度，甚至在表皮中部所检测出的益康唑浓度仍有抑菌效应。益康唑体外能抑制常见的皮肤癣菌，如毛癣菌、表皮癣菌和小孢子菌及白念珠菌和糠秕马拉色菌的生长。此外，益康唑还有抗某些革兰氏阳性细菌和革兰氏阴性菌的活性。

（2）临床应用：外用益康唑能有效治疗上述病原真菌感染引起的体股癣、手足癣、汗斑和皮肤念珠菌病。常用为1%的霜剂，每日2次。

（3）不良反应：益康唑外用耐受性好，不良反应发生率低。包括红斑、烧灼感、刺痛和瘙痒。

6.**联苯苄唑**（bifnazole）

（1）抗菌作用：联苯苄唑为一种较新的外用咪唑类药物，较咪唑类其他衍生物在抗菌活性和抗菌谱等方面均明显为优。对各种皮肤癣菌、酵母菌、丝状真菌及双相型真菌等有广谱抗菌活性，且迄今很少发现有原发耐药性，诱导继发耐药也少见。

局部外用联苯苄唑，72小时后角质层中浓度仍远远超过药物的杀菌浓度。联苯苄唑具有亲脂性，有助于在角质层潴留，更好地发挥抗真菌的活性，故每日使用该药1次即能保证良好的疗效。外用益康唑系统吸收很低。

（2）临床应用：外用联苯苄唑能有效治疗体股癣、手足癣、汗斑和皮肤念珠菌病。1%的霜剂、溶液、凝胶，每日1次。

（3）不良反应：联苯苄唑耐受性好，不良反应发生率低，主要包括红斑、烧灼感、瘙痒。

7.**硫康唑**（sulconazole）

（1）抗菌作用：硫康唑的结构与其他咪唑类相似，不同之处在于它具有1个硫醚键。除了抗真菌作用外，还有抗革兰氏阳性菌的活性。外用硫康唑96小时后仍能在角质层中检出，人的透皮吸收率高于其他咪唑类药物。

（2）临床应用：1%的霜剂、溶液，每日1～2次，连续2～4周。外用硫康唑能有效治疗体股癣、手足癣、汗斑和皮肤念珠菌病，但疗效并不优于前述咪唑类药物。

（3）不良反应：硫康唑外用耐受性好，有少数发生变态反应性接触性皮炎的报道。

8.**拉纳康唑**（lanoconazole）

（1）抗菌作用：拉纳康唑是一种新型的咪唑类外用抗真菌药物。人的透皮吸收率高于其他咪唑类药物。

（2）临床应用：外用拉纳康唑能有效治疗体股癣、手足癣和皮肤念珠菌病。1%的霜剂，每日1次，连续2～4周。动物实验提示拉纳康唑有促进伤口愈合的作用，有待进一步观察。

（3）不良反应：已报道3例拉纳康唑引起的变态反应性接触性皮炎，但都与其他咪唑类药物无交叉反应。

9.**舍他康唑**（sertaconazole）

（1）抗菌作用：舍他康唑为新型局部抗真菌药，具有广谱杀菌活性，可作用于病原性霉菌（白念珠菌、热带念珠菌、酵母菌（白念珠菌、热带念珠菌等）、豆状突糠疹癣菌）、皮肤癣菌（小孢子菌、毛癣菌、表皮癣菌）、其他丝状真菌（曲霉、链格孢霉、支顶孢霉、镰孢霉和帚霉）、某些革兰氏阳性菌（葡萄球菌和链球菌）和毛滴虫。与其他抗真菌药物比较，舍他康唑对念珠菌的抗菌活性高于氟康唑、酮康唑、咪康唑和益康唑，而与伊曲康唑和噻康唑相似；对氟康唑和伊曲康唑耐药菌株也有抗菌作用。此外，也有一定的止痒和抗炎活性。

舍他康唑具有高度亲脂性，能快速渗透并在角质层保持高浓度长达48小时，且无全身吸收。

（2）临床应用：舍他康唑有良好的皮肤、阴道黏膜渗透性和滞留性，可用于治疗皮肤癣菌病、皮肤念珠菌病和外阴阴道念珠菌病。FDA批准其用于治疗12岁及以上个体的红色毛癣菌和絮状毛癣菌引起的足癣，并被批准在欧盟使用，每日2次，应用4周。目前，舍他康唑有多种剂型可供选择，常见为2%的霜剂和栓剂，每日1次，连续2～4周。

（3）不良反应：主要为局部的刺激作用。

10. 庐立康唑（luliconazole）

（1）抗菌作用：该药是1995年研制开发的新一代咪唑类抗真菌药物。其抗真菌谱广，体外试验显示对皮肤癣菌、念珠菌、马拉色菌及双相型真菌均有明显的抗菌作用。

（2）临床应用：适用于敏感菌引起的皮肤浅表真菌感染，如足癣、体癣、股癣，也可用于皮肤念珠菌病和花斑癣。1%乳膏局部外用，每日1次。

（3）不良反应：国外一项临床试验中不良反应发生率为2.5%，主要发生于外用药物局部涂抹，表现为瘙痒、红斑、刺激及接触性皮炎、疼痛、湿疹等。

11. 依柏康唑

（1）抗菌作用：依柏康唑是咪唑类衍生物。体外抗菌试验发现，依柏康唑在较高浓度下具有杀真菌作用。在较低浓度下具有真菌抑制作用。在动物研究中显示，依柏康唑具有广泛的抗菌谱活性。对皮肤癣菌、念珠菌、马拉色菌有效。体外试验证明，依柏康唑对耐三唑类药物的光滑念珠菌和克柔念珠菌有效，对氟康唑耐药的白念珠菌有效。它还被证明对革兰氏阳性菌有效。另外，依柏康唑具有抗炎活性，可用于治疗同时出现炎症的皮肤真菌感染。

（2）临床应用：依柏康唑用于治疗耐药性念珠菌病、皮肤癣菌病和花斑糠疹。

（3）不良反应：临床前试验发现依柏康唑耐受性良好，没有任何迟发型超敏反应或光敏反应，没有观察到光毒性作用，并且用依柏康唑没有观察到显著的全身吸收。依柏康唑外用可能会引发红斑、瘙痒和灼痛。

12. 艾氟康唑（efinaconazole）

（1）抗菌作用：本药为第一个外用三唑类药物，作用位点同其他咪唑类抗真菌药。对比目前常用抗真菌药物,艾氟康唑有更广的抗菌谱,更强的抗红色毛癣菌、趾间毛癣菌和白念珠菌的作用,对曲霉、青霉等非皮肤癣菌性丝状真菌具有抗菌活性。体外研究发现该药对角蛋白结合力较低,能有效穿透甲板,到达甲床,以利于抗真菌活性的发挥。

（2）临床应用:于2014年6月FDA批准其10%外用溶液用于治疗甲真菌病。

（3）不良反应:局部可有嵌甲、接触性皮炎、烧灼感、水疱,无系统不良反应发生。

（三）丙烯胺类和苯甲胺类药物

与咪唑类相比,丙烯胺类是更新的一类抗真菌药物,于20世纪80年代开始应用于临床,不仅抗菌谱广,而且具有杀真菌作用。其抗菌机制为,通过特异性地抑制麦角固醇的合成途径中的角鲨烯环氧酶,抑制真菌细胞膜麦角固醇的合成,阻止了麦角固醇合成,角鲨烯堆积于膜中,导致膜脆性增加、破裂。丙烯胺类主要包括萘替芬和特比萘芬。

苯甲胺类（benzylamine）的结构和抗菌机制都与丙烯胺类相似。布替萘芬（butenafine）是第一个苯甲胺类抗真菌药物。

1.萘替芬（naftifine）　于1985年上市,只限于外用。

（1）抗菌作用:萘替芬具有的高度亲脂性,使其表现出良好的穿透性并能在角质层和毛囊内保持较高的药物浓度。萘替芬具有抑菌和杀菌双重活性。萘替芬抗菌谱较广,对皮肤癣菌、酵母菌、暗色真菌、双相型真菌（如申克孢子丝菌）均敏感。动物实验发现,萘替芬对须癣毛癣菌感染有较强的抑制活性。

（2）临床应用:1%的霜剂、凝胶,每日1～2次,连续2～4周。

（3）不良反应:萘替芬外用耐受性好,不良反应发生率低于5%,相关的不良反应包括轻度烧灼感、瘙痒、红斑、刺激和很少见的变态反应。

2.特比萘芬（terbinafine）

（1）抗菌作用:特比萘芬为第一个口服丙烯胺类抗真菌药,抗菌谱广,具有抑菌和杀菌双重活性。特比萘芬有高度亲脂性,使其能与角质层、皮脂、毛囊有效结合并保持高浓度,因此可降低复发的概率。经过结构改造,特比萘芬的体外抗菌活性比萘替芬高10～100倍。外用1%特比萘芬霜剂后,有3%～5%被吸收入血液循环,但此吸收剂量不会对机体造成系统影响。其吸收较慢,有学者认为,上述较慢的吸收过程反映了特比萘芬进入表皮和真皮的速度。

特比萘芬抑制麦角固醇的合成途径中的角鲨烯环氧酶,阻止角鲨烯转化成为麦角固醇,特比萘芬抑制麦角固醇合成的环节比咪唑类药物靠前,与细胞色素P450无关。特比萘芬所具有的杀菌而非抑菌活性可能与其作用位点靠前有关。体外药物敏感试验结果表明,特比萘芬对各种皮肤癣菌、申克孢子丝菌、皮炎芽生菌、组织胞浆菌、白念珠菌等均具有抗菌活性。

（2）临床应用：多为1%的霜剂，也有凝胶、溶液等剂型，每日1～2次。

（3）不良反应：特比萘芬外用耐受性好，不良反应较少，包括变态反应性或急性刺激性接触性皮炎、局部刺激、烧灼感、瘙痒和干燥。

3. 布替萘芬（butenafine） 是第一个苯甲胺类抗真菌药物，而苯甲胺类结构和抗菌机制都与丙烯胺类相似。

（1）抗菌作用：药代动力学研究表明，外用布替萘芬在角质层中维持有效杀菌浓度至少72小时。布替萘芬在体外药敏及动物实验中均表现出杀菌活性，对皮肤癣菌、曲霉、双相型真菌都有效，抗菌活性与丙烯胺类相当，甚至优于后者。

（2）临床应用：布替萘芬有喷雾剂、搽剂、凝胶、乳膏剂等。主要用于由絮状癣菌、红色毛癣菌、须发癣菌及斑秃癣菌等引起的足趾癣、体癣、股癣的局部治疗。用于治疗足趾癣时，每日2次，连用7天，或每日1次，连用4周；治疗趾间癣时，每日1次，连用4周；治疗体癣、股癣时，每日1次，连用2周。

（3）不良反应：布替萘芬外用耐受性好，少于2%的患者有接触性皮炎、红斑、刺激、灼热、刺痛、瘙痒及症状加重等不良反应。

（四）硫代氨基甲酸酯类

硫代氨基甲酸酯类药物是通过抑制角鲨烯环氧化酶来阻断真菌细胞膜麦角固醇的合成。以往多认为硫代氨基甲酸酯类药物只有抑菌作用，但近来研究发现利拉萘酯对红色毛癣菌有杀菌作用。

1. 托萘酯（tolnaftate） 为最早上市的硫代氨基甲酸酯类抗真菌药。

（1）抗菌作用：托萘酯能抑制真菌麦角固醇的合成途径中的角鲨烯环氧化酶，造成麦角固醇的合成受阻。学者多认为托萘酯只有抑菌活性。托萘酯对皮肤癣菌敏感，但对念珠菌、细菌无效。已有暗色真菌、双相型真菌、新生隐球菌对托萘酯耐药的报道。

（2）临床应用：托萘酯能治疗皮肤癣菌感染引起的体股癣、足癣等。外用制剂应用于皮肤患处，每日2次。

2. 利拉萘酯（liranaftate）

（1）抗菌作用：为角鲨烯环氧化酶抑制剂，通过阻碍真菌细胞膜角鲨烯环氧化反应，造成麦角固醇的合成受阻。对皮肤丝状真菌（发癣菌属、小孢子菌属、表皮癣菌属）有强抗真菌作用，对其他丝状真菌、暗色真菌、双相型真菌也显示出抗真菌作用。

（2）临床应用：利拉萘酯有凝胶、乳膏、喷雾剂。用于足癣、体癣、股癣的治疗，每日1次，2～4周。

（3）不良反应：多为局部不良反应，包括水疱、红斑、丘疹、灼热、干燥、瘙痒、刺痒、疼痛、包皮水肿等。

（五）吡啶酮类

1. 环吡酮胺（ciclopirox olamine）　环吡酮胺是20世纪70年代从吡啶酮类化合物中筛选发现的，此药与其他抗真菌药物相比，结构和抗菌机制均较独特。

（1）抗菌作用：环吡酮胺主要作用于细胞膜来发挥抗菌作用。环吡酮胺处于白念珠菌的最低抑菌浓度（MIC）时，可阻断亮氨酸跨膜运输进入细胞内的氨基酸池，浓度更高时可改变敏感细胞膜的完整性，引起膜通透性改变，使细胞内容物（钾离子等）外漏，还可能通过耗尽真菌细胞内的某些主要基质和（或）抑制离子的摄入而发挥作用。高浓度环吡酮胺还能抑制真菌线粒体功能，抑制ATP合成，影响细胞呼吸。环吡酮胺是广谱抗真菌药，对皮肤癣菌、酵母菌、霉菌等具有较强的抗菌作用，渗透性强。此外，还对革兰氏阳性及革兰氏阴性菌有效。

（2）临床应用：治疗皮肤浅部真菌病，也适用于甲癣。适量涂于患处，每日1～2次，疗程2～4周。治疗甲癣，先用温水泡软甲板，尽可能把病甲削薄，将药膏用胶布固定在患处，每日一次，疗程3～6个月。

（3）不良反应：环吡酮胺外用耐受性好，偶见局部发红、瘙痒、刺痛或烧灼感等刺激症状，偶可发生接触性皮炎。

2. 利洛吡司（rilopirox）　利洛吡司是新一代的吡啶酮类抗真菌药物，具有疏水性，有杀菌作用，对于酵母，尤其是白念珠菌有很强的抗菌活性。最初研制该药物是用于治疗阴道真菌感染，近来研究发现还能治疗汗斑、脂溢性皮炎、口腔念珠菌病。

（1）抗菌作用：利洛吡司能与铁离子相螯合来抑制依赖铁离子的各种酶的活性。酵母的过氧化氢酶能分解过氧化氢产生氧气和水分子，利洛吡司能抑制过氧化氢酶，导致过氧化氢的积聚，使真菌细胞发生不可逆的损伤。酵母线粒体细胞呼吸链中的NADH-辅酶Q氧化还原酶也是依赖铁离子的，利洛吡司也能与之发生螯合作用，抑制线粒体功能。体外研究发现，改变培养基的pH或加入血清均不能影响利洛吡司的活性，这一特性有利于其治疗口腔和阴道念珠菌感染。

（2）临床应用：因在皮肤中存留时间长、对酵母有杀菌活性等特点，利洛吡司最初是被用于治疗阴道念珠菌感染。利洛吡司是目前唯一能杀白念珠菌芽生孢子达99.9%的药物。黏附于黏膜是念珠菌感染的第1步，黏附是念珠菌的重要毒力因子。体外研究表明，利洛吡司能显著减少念珠菌对阴道和颊黏膜细胞的黏附。这也提示可用该药治疗免疫缺陷患者的口腔念珠菌感染。

研究显示，利洛吡司体外对29株从汗斑和脂溢性皮炎患者中分离到的糠秕马拉色菌有抗菌活性。

（3）不良反应：目前，尚无其不良反应的报道。

（六）吗啉类

阿莫罗芬（amorolfine）：是一种吗啉类衍生物。

1.抗菌作用 阿莫罗芬的抗菌机制为，它可以同时抑制真菌细胞膜麦角固醇合成途径中次麦角固醇转化成麦角固醇中的两个关键酶，即 $\Delta 14$ 还原酶和 $\Delta 8 \rightarrow \Delta 7$ 异构酶，使次麦角固醇堆积于真菌细胞膜中，而麦角固醇大量减少，导致细胞膜结构破坏，达到抑菌效应。阿莫罗芬还对真菌有杀灭作用，杀菌机制可能为抑制早期固醇合成酶，使错构固醇合成并积聚于膜内，膜脂质双分子层功能改变，使膜内外渗透压改变，菌细胞及细胞间质中重要代谢物泄漏，导致电解质失衡；而跨膜中多数生命功能酶及质子动力传输系统被破坏，真菌细胞破裂死亡。其高效抗菌谱为：①酵母菌：念珠菌、马拉色霉素菌属或糠秕孢子菌属、隐球菌属；皮肤癣菌、毛癣菌属、小孢子菌属、表皮癣菌属。②霉菌：链格孢属、亨德逊属、帚霉属。③暗色孢科：枝孢霉属、着色霉属。④双相型真菌：球孢子菌属、组织胞浆菌属、孢子丝菌属。除放线菌属外，细菌对阿莫罗芬均不敏感。痤疮丙酸杆菌对阿莫罗芬有轻微敏感性。根据临床试验的结果，阿莫罗芬真菌病的治愈率为80%～90%。

2.临床应用 治疗敏感皮肤真菌引起的皮肤浅部真菌病，每日1次（晚间），应持续使用直至观察到临床状况痊愈，此后再坚持使用数天。通常治疗阶段不应少于2周，不应超过6周。指（趾）甲感染：局部给药。搽剂：铣光病甲并清洗后将本药均匀涂抹于患处，每7日1～2次，指甲感染一般连用6个月，趾甲感染需连用9～12个月。

3.不良反应 皮肤用药部位反应，包括皮肤刺激、红斑、瘙痒、皮肤烧灼感、接触性皮炎、脱屑、渗出、水疱、疼痛、炎症、荨麻疹。

（周霞瑾）

第八节 我国医院内真菌感染的现状及研究进展

据我国医院感染监测网数据显示，20世纪90年代医院内真菌感染率不断上涨，已成为住院患者感染及死亡的重要原因。近年来真菌感染患病率也呈逐年上升趋势，以侵袭性真菌感染情况尤为明显，并且其死亡率高达40%～90%。根据侵犯人体部位的不同，临床上将致病真菌分为浅部真菌和深部真菌。浅部真菌仅侵犯皮肤、毛发和指（趾）甲，而深部真菌能侵犯人体皮肤、黏膜、深部组织和内脏，甚至引起全身播散性感染。深部真菌感染是常见的医院感染，由于缺乏特异性的症状，故难以被早期发现和诊断。发生深部真菌感染将会加重住院患者的疾病与经济负担，所以对医院内真菌感染的情况进行调查、分析，有利于临床医院内真菌感染的早期诊治与预防，对于改善患者的预后也有重要意义。本节主要对医院内真菌感染的感染现状、危险因素及耐药现状进行综述，为临床真菌感染的预防与早期诊断提供支持。

 一、**感染现状**

　　据文献报道，昆明某综合医院2015～2019年的院内深部真菌感染率逐年上升，感染率由0.015%上升到0.072%（图1-8-1）。这与国外文献报道的与真菌病相关的风险状况呈上升趋势的调查结果相吻合。虽然最近几年的深部真菌感染发病情况未见相关数据报道，但近年来深部真菌感染发病率的不断升高应予以重视。

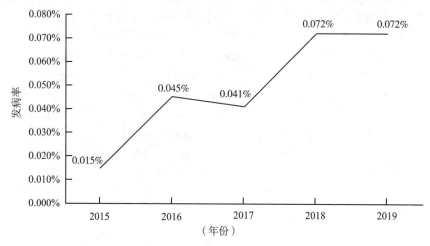

图1-8-1　昆明某综合医院2015～2019年院内深部真菌感染发病率年度分布

　　常见感染菌株：多年来念珠菌一直位居深部真菌感染菌株的首位，尤以白念珠菌为主（60.53%），其次是光滑念珠菌（21.05%），曲霉菌感染率较低，仅占3.01%（图1-8-2）。在住院患儿深部真菌感染病例中也以白念珠菌感染为主，菌株占比65.6%，且感染菌株前5位均为念珠菌（表1-8-1）。甚至有一部分真菌感染者存在混合感染的情况，即患者相同部位同一标本同时培养出两种或两种以上念珠菌，更加重了深部真菌感染患者的身体、经济负担。念珠菌血症是增加院内重症患者死亡率的主要原因之一，且大多数据表明由念珠菌血症所导致的死亡率较高，为39%～60%。

　　也有研究表明曲霉菌感染率可能呈上升趋势，曲霉菌感染率的不同可能与地理区域的差异有关，气候较干燥地区不适宜曲霉菌的生长。曲霉菌在衡水地区深部真菌感染的常见病原菌中位居前五，其余四位均为念珠菌，与上述研究

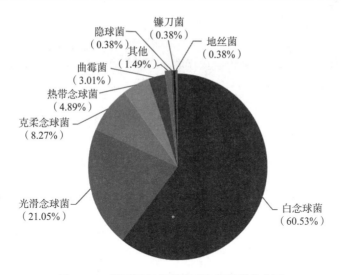

图 1-8-2　某医院深部真菌感染各菌种分布图

表 1-8-1　2015 ～ 2018 年某儿童医院住院患儿分离真菌分布及构成比

菌种	2015年		2016年		2017年		2018年	
	株数	构成比（%）	株数	构成比（%）	株数	构成比（%）	株数	构成比（%）
白念珠菌	528	70.7	363	61.5	368	63.6	279	65.0
近平滑念珠菌	85	11.3	131	22.2	95	16.3	53	12.4
热带念珠菌	42	5.6	32	5.4	53	9.2	39	9.1
光滑球拟酵母菌	39	5.2	21	3.6	28	4.8	30	7.0
葡萄牙念珠菌	22	2.9	20	3.4	15	2.6	7	1.6
其他菌	31	4.1	23	3.9	20	3.5	21	4.9
合计	747	100.0	590	100.0	579	100.0	429	100.0

结果相近，故曲霉菌的感染也应引起重视。据裴惠临调查发现院内真菌感染以白念珠菌、马尔尼菲篮状菌、新生隐球菌和曲霉菌为主，且马尔尼菲篮状菌和新生隐球菌都会发生血行播散，引起真菌败血症。

　　感染部位分布：温舒然研究表明深部真菌感染的主要部位为呼吸系统（93.07%）、中枢神经系统（4.01%）与腹腔（1.46%）（图 1-8-3）。而陕西某医院真菌感染情况为，呼吸道感染占比 28.3%，泌尿系感染占比 21.3%，与其他

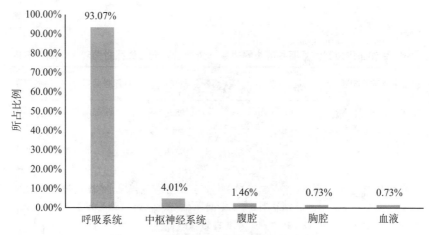

图 1-8-3　某医院深部真菌感染部位分布图

医院内真菌感染部位主要位于呼吸系统和泌尿系统相似。且真菌菌株检出率与感染部位相关,例如白念珠菌检出率在呼吸系统较高,马尔尼菲篮状菌检出率在循环系统较高,新生隐球菌检出率在神经系统较高。呼吸道黏膜的温度、湿度和酸碱度均适于真菌生长,泌尿系真菌感染与长期联合用药或滥用广谱抗生素有关。

二、危险因素

据文献报道,真菌感染的独立危险因素有长期使用广谱抗菌药物、糖皮质激素、有创性操作、手术、入住ICU、使用免疫抑制药、患有恶性肿瘤、住院时间长等。除了患者所接受治疗措施与真菌感染有关外,患者自身身体状况也与真菌感染密切相关,如年龄、基础疾病、营养状况等。使用抗生素、糖皮质激素、免疫抑制剂/化疗药物是深部真菌感染的主要危险因素,其中广谱抗生素(尤其是碳青霉烯类、第三代头孢类和第四代喹诺酮类广谱抗生素)的使用是首要危险因素(表1-8-2),留置导管的使用也应引起注意。

年龄是深部真菌感染的危险因素,由于老年患者的免疫功能低下、营养不良、常合并多种基础疾病、住院时间长等原因,其真菌感染的风险大大增加。杨正慧等调查报道,某院2017年院内深部真菌感染的患者中60岁及以上者约占64%,其中以80～90岁年龄组占比最大,约为30%。

肿瘤患者和术后患者是真菌感染的高发群体,患有慢性阻塞性肺疾病、艾滋病、糖尿病、天疱疮、尿毒症、器官移植等严重基础疾病患者也存在较高风

表1-8-2　某医院深部真菌感染的危险因素

高危因素	数目 (n)	所占比例 (%)
抗生素	97	38.49
糖皮质激素	72	28.57
免疫抑制剂/化疗药物	42	16.67
留置导管	15	5.95
艾滋病	8	3.17
肿瘤	5	1.98
移植术后	3	1.19
无明确易感因素	10	3.98
合计	252	100.0

险。由于肿瘤和术后患者频繁接受导尿、气管插管、介入治疗、深静脉置管等侵入性操作破坏了机体免疫屏障，大大削弱了机体的防御功能，增加了真菌的感染风险。且肿瘤为消耗性疾病，肿瘤细胞夺取人体的营养物质，尤其是使用化学药物进行抗癌治疗时，机体的骨髓造血功能被抑制，体内白细胞数下降，单核吞噬细胞系统的防御功能被削弱，加之住院期间频繁的侵入性操作，更易发生医院内深部真菌感染。

静脉穿刺、血液透析和各种导管及介入性诊疗，破坏了人体的天然免疫屏障，增加了将皮肤上的真菌带入血液循环的概率，也是发生深部真菌感染的重要原因。

医院内深部真菌感染患者常同时存在多个危险因素，尤其是重症患者，且随着危险因素数目的增加，患者的死亡率明显升高（表1-8-3）。

表1-8-3　某医院2011年、2017年深部真菌感染患者危险因素
与预后关系分析（ n ，%）

易感因素总数	治愈	好转	未愈	死亡	合计
0（无易感因素）	4（12.50）	27（84.40）	0（0）	1（3.10）	32（100）
1个	42（13.50）	238（76.80）	12（3.90）	18（5.80）	310（100）
2个	36（10.00）	282（78.30）	6（1.70）	36（10.00）	360（100）
3个及3个以上	16（10.96）	94（64.38）	6（4.11）	30（20.55）	146（100）

三、耐药现状

刘雅在2012年调查发现某院侵袭性白念珠菌对氟康唑、伏立康唑、两性霉素B的耐药率均为0，对氟胞嘧啶的耐药率为4.1%，对伊曲康唑的耐药率较高，达24.5%。沈绍清等调查发现白念珠菌对伏立康唑、伊曲康唑的耐药率呈逐年上升趋势，2017年已增长到12.12%～18.18%，对两性霉素的敏感率仍保持在90%以上（表1-8-4）。秦茹等调查了院内深部真菌感染常见真菌，发现白念珠菌、近平滑念珠菌和光滑球拟酵母菌对氟胞嘧啶、两性霉素、氟康唑、伊曲康唑和伏立康唑的耐药率都较低，敏感率均在90.0%以上，对两性霉素甚至表现出近100.0%的敏感性。与牟娜等研究结果相似，常见念珠菌和曲霉菌对伏立康唑和两性霉素B高度敏感，耐药率均小于10%。但两性霉素B不良反应较多，有一定的肾毒性，且价格较高，限制了临床使用。所以，治疗深部真菌感染的首选抗菌药物为伏立康唑。

表1-8-4　某医院2014～2017年白念珠菌对抗真菌药的耐药率

抗真菌药	2014年		2015年		2016年		2017年	
	敏感率（%）	耐药率（%）	敏感率（%）	耐药率（%）	敏感率（%）	耐药率（%）	敏感率（%）	耐药率（%）
伏立康唑	96.77	3.23	92.31	3.85	90.29	9.71	84.85	12.12
氟康唑	96.77	3.23	92.31	3.85	91.09	1.98	86.36	1.52
氟胞嘧啶	100.00	0	88.00	0	97.03	1.98	95.45	1.52
伊曲康唑	80.65	6.45	82.69	7.69	75.49	9.80	60.61	18.18
两性霉素B	90.32	3.23	96.15	3.85	97.06	0	93.94	0

尽管真菌耐药的问题远远没有达到细菌耐药的严峻程度，但由于深部真菌感染率不断上升，且抗真菌药物相对缺乏，故近年来医院内真菌感染引起了广泛重视。

（杨兴肖）

第九节　常见真菌毒素及其预防措施

真菌毒素是霉菌和真菌的次级代谢产物。真菌毒素会积聚在成熟的玉米、谷物、大豆、高粱、花生及田间的其他粮食和农作物中。迄今为止，已鉴定出数百种真菌毒素，其中一些如黄曲霉素、赭曲霉素、伏马菌素、玉米赤霉烯酮、三氯乙烯和棒曲霉素等较为常见。气候条件、虫害以及储存不当会使食品产生真菌毒素。食用受真菌毒素污染的食物或饲料会造成人和动物急性或慢性中毒，有些毒素甚至可以诱导基因突变和产生致癌性。本节阐述了食品中常见真菌毒素及常用预防措施，以期为真菌毒素防范提供参考。

一、常见真菌毒素

1.黄曲霉素 黄曲霉素是某些曲霉霉菌的剧毒次级代谢产物，如黄曲霉、寄生曲霉和诺米斯曲霉，世界卫生组织认为黄曲霉素具有致癌毒性及遗传毒性。当黄曲霉毒素被摄入或通过皮肤吸收时，即使在很小的浓度下，也会对人类产生致癌、肝毒性、致畸和致突变作用。一般在热带和亚热带地区，食品中黄曲霉素的检出率比较高。联合国粮食及农业组织估计，全世界谷物供应的25%会受霉菌毒素污染，其中每年至少2%的农产品因黄曲霉素污染而报废，世界上已有约100个国家对食品中黄曲霉素的含量做了严格限量要求。我国花生及其制品、食用油、油料饼粕、饲料、玉米和大米等农产品及食品的黄曲霉素污染比较严重。其中，以花生和玉米的污染最为严重，成为一些地区肝癌发病率高的主要原因，并已因其超标而引发多起农产品国际贸易纠纷。

2.赭曲霉素 赭曲霉素由青霉菌、镰刀菌和曲霉菌产生，存在于各种植物产品中，如谷类、咖啡、豆类和干果。在从西非，特别是尼日利亚获得的大米和玉米样本中发现了这种物质。赭曲霉素具有肾毒性，它也被怀疑是人类巴尔干地方性肾病（BEN）的主要原因。这种真菌毒素以其致畸作用而闻名。赭曲霉素由于能够穿过胎盘并导致中枢神经系统畸形和大脑损伤，可以对子宫中的胎儿造成不利影响。

3.伏马菌素 伏马菌素于1989年被发现，是由串珠镰刀菌等产生的由多氢醇和丙二酸组成的双酯化合物，具有水溶性。研究表明，伏马菌素的存在极其广泛，特别是在热带的玉米中污染最严重。伏马菌素与食管癌有关。

4.玉米赤霉烯酮 玉米赤霉烯酮是由禾谷镰刀菌、黄色镰刀菌、木贼镰刀菌等产生的结构相似的化合物。它有15种以上的衍生物，主要存在于玉米和玉米制品中，小麦、大麦、高粱和大米中也有一定的分布。少量食用玉米赤霉烯酮即可影响动物健康，并导致高雌激素综合征等疾病。当玉米赤霉烯酮大量存在时，还可能导致受孕中断、流产和其他问题。

5.三氯乙烯 三氯乙烯是由几个真菌属产生的，包括镰刀菌属、木霉属、链霉属、毛霉属、轮状单孢霉属、苏云金杆菌属和头孢霉属。中东非洲发现三氯乙烯存在于饲料及其原材料中。它们是一大类真菌毒素，由180多种结构上相关的倍半萜类真菌毒素组成，这些毒素来自动物食品和饲料中使用的基本原材料，如玉米、小麦和燕麦。三氯乙烯是蛋白质合成的强抑制剂，可通过皮肤吸收到体内，抑制体内的蛋白质合成，损害宿主的健康。

6. 棒曲霉素　棒曲霉素在腐烂的苹果中很常见，在蔬菜和其他类型的水果中也可存在。它是由青霉和曲霉产生的，即使在高温下也很稳定。因此，不能通过热变性来消除。然而，发酵可能降低其稳定性。有报道称，棒曲霉素可以被抗氧化剂和抗菌剂破坏。棒曲霉毒素以前被用作对抗革兰氏阳性和革兰氏阴性菌的抗生素，但后来发现其毒性，因此不鼓励将其用作抗生素。

二、预防措施

1. 物理方法　目的是防止农作物和食品中霉菌和真菌的生长，以及持续监测农作物和一般产品中的霉菌毒素。可以通过合理的农业做法来实现，包括轮作技术，在适当的时间和季节/条件种植和收获，并尽量减少产生真菌毒素的接种源，如杂草和农业残留物，以避免污染。另外，必须制订减少农产品在储存、处理、加工和运输过程中真菌污染和真菌毒素含量的采后策略，包括保持干燥和良好的储存条件。研究表明，将食物暴露于高温下（至少150℃），可以减少食物中的真菌毒素含量。其他措施包括在收获后和储存期间减少植物和种子的水分含量，以及在收获期间防止土壤与农产品接触，也有助于防止这些食品被真菌毒素污染。

2. 化学方法　已发现许多化学物质能有效地消除真菌毒素，包括各种酸、碱、盐、氧化剂、氯化/还原剂和其他物质。其中，氨化是一种广为人知的方法，可用于黄曲霉素或赭曲霉素污染饲料的脱毒处理，并已在几个国家成功使用。最近，使用植物提取物和精油作为杀菌剂，已经实现了对产生真菌毒素的真菌的控制。在储存的谷物中，可以使用亚硫酸钠、臭氧和氨等化学物质来防止真菌生长和霉菌毒素的生物合成。

3. 其他　为保证粮油食品的安全，在预防为主的基础上，应加强食品卫生监测，严格限制黄曲霉素在食品中的含量。GB 2761—2005《食品中真菌毒素限量》规定，花生及其制品中黄曲霉素 $B \leqslant 20\mu g/kg$。1995年，世界卫生组织制定的食品黄曲霉素最高允许浓度为$15\mu g/kg$。黄曲霉素B_1含量超过国家标准规定的粮油食品，必须进行去毒处理。目前，比较好的去毒方法有氨法、醛法、生物去除法、酶降解法、中草药及芳香油熏蒸去毒法、臭氧处理等。

食品加工技术是一个减少真菌毒素污染的有效方法。如应对坚果和谷物等易受污染的食物进行分拣。在加工时，建议对员工进行培训，通过手工去除明显受害的坚果或谷物等来减少真菌毒素的污染。此外，把谷物磨成面粉也可以减少污染。

（张　燕）

第2章

浅部真菌病

真菌一词的拉丁文"fungus（fungi）"原意是蘑菇。真菌是具有细胞壁的有机体，它具有真正的细胞核，但没有叶绿素；以寄生或腐生的方式吸收养料，仅少数类群为单细胞，其他都有分支或不分支的丝状体；一般都能通过无性繁殖和有性繁殖的方式产生孢子，延续种群。

真菌的基本形态是单细胞个体（孢子）和多细胞丝状体（菌丝）。真菌包括蕈菌、霉菌和酵母菌，估计全世界已记载的真菌有10万种以上，其中绝大多数对人类无害，只有约500余种真菌与人类疾病有关。

致病真菌按照菌落形态可分为酵母菌（yeast）和霉菌（mold）两大类，前者菌落呈乳酪样，由孢子和芽生孢子组成，后者菌落呈毛样，由菌丝组成，故又称为丝状真菌。有的致病真菌在自然界或25℃培养时呈菌丝形态，而在组织中或在37℃培养时则呈酵母形态，称为双相型真菌。

根据真菌入侵组织深浅的不同，临床上把引起感染的真菌分为浅部真菌和深部真菌。本章着重介绍浅部真菌病。

浅部真菌主要指皮肤癣菌（dermatophyton），包括毛癣菌属（*Trichophyton*）、小孢子菌属（*Microsporum*）和表皮癣菌属（*Epidermophyton*），其共同特点是由亲角质蛋白侵犯人和动物的皮肤、毛发、甲板引起的感染，统称为皮肤癣菌病，简称癣。目前浅部真菌病仍按发病部位命名（如头癣、体癣、股癣、手癣和足癣等），少数按皮损形态的传统命名，如叠瓦癣、花斑癣。皮肤癣菌病为接触传染，不洁的卫生习惯、多汗浸渍，共用拖鞋、毛巾、梳子及接触患癣的动物是皮肤癣菌传播的主要途径。

第一节 浅部真菌病

一、头癣

头癣是由皮肤癣菌感染头皮及毛发所致的疾病。根据皮肤癣菌在自然界的生态学及寄生宿主特点分为亲人性（arthropophilic）、亲动物性（zoophilic）和亲土性（geopohilic）。致病菌以皮肤癣菌、小孢子菌属（*Microsparum*）和毛癣菌属（*Trichophyton*）为主。头皮的亲人性真菌感染是最常见的，断发毛癣菌、许兰毛癣菌、紫色毛癣菌、红色毛癣菌、奥杜氏小孢子菌和絮状表皮癣菌都属于亲人性真菌。头皮的亲动物性真菌感染通常是通过直接接触被感染的动物而获得的，特别是流浪猫和犬，以及宠物猫、犬和兔子。犬小孢子菌（最常见）、猪小孢子菌、马毛癣菌、铁锈色小孢子菌、须癣毛癣菌、趾间毛癣菌等都属于亲动物性真菌。石膏样小孢子菌是一种亲土性真菌，是头癣的罕见病因。该病主要通过直接或间接接触患者或患病动物传播，易在学校和家庭中传播，可引起大规模流行。对于炎症反应较重的头癣，如有头皮化脓感染则愈合后可能形成瘢痕，同时毛囊根部被感染和破坏，最终形成永久性脱发，严重危害儿童的身心健康。

1.临床特点 头癣多累及少年儿童，成人少见。根据致病菌种类和临床表现的不同分为：白癣、黑点癣、黄癣、脓癣4种类型。

（1）白癣（white ringworm）：是最常见的头癣类型，在我国主要是由铁锈色小孢子菌（毛癣菌）及犬小孢子菌等所引起。皮损初起为群集的红色小丘疹，很快向四周扩大成灰白色圆形或椭圆形鳞屑斑，而后附近出现数片较小的相同皮损。病发于高出头皮2～4mm处折断，残根部包绕灰白色套状鳞屑（菌鞘），菌鞘由真菌寄生于发干而形成。致病菌多为小孢子菌属（如犬小孢子菌、铁锈色小孢子菌）。此类病菌传染性强，儿童多见，可在幼儿园、小学等场所流行。患者有不同程度的瘙痒，一般无炎症反应，青春期后可以自愈。白癣不会造成永久性秃发和瘢痕。部分患者炎症较重，可转变成脓癣。常因接触患病的犬、猫、兔等引起。皮肤镜可作为辅助诊断及疗效观察的手段：白癣时可见摩斯电码样断发或者发外菌套。

（2）黑点癣（black-dot ringworm）：主要由紫色毛癣菌和断发毛癣菌引起。儿童及成人均可发病，临床不多见，容易漏诊。皮损初起为散在的鳞屑性灰白色斑，以后逐渐扩大成片。病发刚出头皮即折断，断发残根留在毛囊内，毛囊口处断发呈黑点状，故称黑点癣。皮损炎症轻微，病程发展缓慢，可久病不愈。致病菌多为断发毛癣菌或紫色毛癣菌，属发内型感染，愈后易留有局灶性脱发和点状瘢痕。黑点癣皮肤镜下可见头皮黑点（毛发折断于毛囊口）或螺旋形发，部分表现为逗号样或问号样；治疗后长出的新发远端（原病发残端）呈现烟灰状。

（3）黄癣（crusted ringworm）：俗称"瘌痢头""秃疮"，是由许兰毛癣菌（简称黄癣菌）所致。目前除新疆、内蒙古等地外，国内其他地区已经很少见。皮损初起为针尖大小的淡黄红色斑点，覆薄片状鳞屑，以后形成黄豆大小的淡黄色痂，周边翘起，中央紧附着头皮形如碟状（黄痂），除去痂后其下为潮红糜烂面，扩大后可融合并形成大片，严重者可覆盖整个头皮。真菌在发内生长，造成病发干燥无光泽，变脆易折断，毛囊破坏、毛发脱落并形成大片永久性秃发，愈后遗留萎缩性瘢痕。患者一般无明显自觉症状或伴轻度瘙痒，皮损处散发出特殊的鼠臭味。有些患者仅表现为炎性丘疹和脱屑而无典型黄癣痂，易误诊。致病菌为许兰毛癣菌，亦可侵犯皮肤和甲板而并发体癣和甲癣。

（4）脓癣（kerion）：是亲动物性皮肤癣菌引发机体强烈免疫反应而出现的感染性肉芽肿反应。近年有增多趋势，危害最大，治疗如不及时常遗留萎缩性瘢痕，造成永久性脱发。皮损初起为成群的炎性毛囊丘疹，渐融合成隆起的炎性肿块，质地软、表面有蜂窝状排脓小孔，可挤出脓液。皮损处毛发松动，易拔出。常伴耳后、颈、枕部淋巴结肿大，轻度自觉疼痛和压痛；继发细菌感染后可形成脓肿，亦可引起癣菌疹。本型可破坏毛囊，愈后常引起永久性秃发和瘢痕。易误诊为脓肿进而切开引流，遗留较大瘢痕。对于首诊外科科室的患儿，一定要在早期找有经验的皮肤科医师进行会诊，排除头癣后再行脓肿引流术。

2.诊断要点

（1）临床一旦发现红斑丘疹基础上的断发、脱发、皮屑患者一定要引起注意。

（2）详细询问病史，尤其患病宠物接触史，可疑患者行真菌涂片、真菌培养，排除癣病。

（3）根据临床表现、真菌镜检和滤过紫外线灯（或电子伍德灯）检查，头癣的诊断一般不难。

3.鉴别诊断　临床上头癣应与脂溢性皮炎、头皮银屑病、头皮脓肿性穿凿性毛囊周围炎等进行鉴别（表2-1-1）。

表2-1-1 头癣与脂溢性皮炎、头皮银屑病、头皮脓肿性穿凿性毛囊周围炎的鉴别

鉴别项目	头癣	脂溢性皮炎	头皮银屑病	头部脓肿性穿凿性毛囊周围炎
病因	真菌感染	皮脂分泌增多及糠秕孢子菌感染	不明,多与遗传或感染等因素有关	基因易感性及细菌感染
是否传染	是	否	否	否
患病年龄	儿童、少年	婴儿、儿童、青年	15~39岁最多	成年男性
皮损特征	炎性丘疹、白色鳞屑斑	边界不清的红斑上有油腻性鳞屑,呈糠皮状	边界清楚,上覆厚层干燥鳞屑的暗红色斑片	病损处毛发脱落,呈淡红色表面光滑紧张的隆起,后有脓肿形成及多数瘘孔排脓现象
头发特征	脱发、断发、头发有菌鞘,真菌检查(+)	头发油腻,常伴有脱发	束状发	皮损处头发脱落
自觉症状	轻度瘙痒	轻度瘙痒或不痒	多数不痒	疼痛
预后	及时治疗预后良好,部分也可遗留瘢痕和永久性秃发	预后好	常反复发作,谨慎用药,预后良好	反复发作,常产生瘢痕和秃发

对于专业的皮肤医师来说,还应能够鉴别头癣的类型(表2-1-2)。

表2-1-2 白癣、黑点癣、黄癣的鉴别

鉴别项目	白癣	黑点癣	黄癣
病原菌	犬小孢子菌、石膏样小孢子菌	紫色毛癣菌、断发毛癣菌	许兰毛癣菌/蒙古变种
传染方式	患者密接;患病猫、狗密接	患者密接;共用理发工具、帽子、枕巾	患者密接;共用理发工具、帽子、枕巾

鉴别项目	白癣	黑点癣	黄癣
患病年龄	儿童、少年	多见于儿童，偶见于成人	儿童、成人
皮损特征	白色鳞屑斑、母斑周围有小片卫星状鳞屑斑	炎性丘疹，白色鳞屑斑和小黑点	丘疹，脓疱，碟形黄痂，脓痂，日久有萎缩性瘢痕
病发表现	有白色菌鞘，距头皮0.5cm内折断	紧贴头皮折断，呈小黑点状	失去光泽，参差不齐
病发镜检	发外成堆的小孢子	发内链状孢子	发内菌丝、孢子、气泡
伍德灯检查	亮绿色荧光	无荧光	暗绿色荧光
自觉症状	轻度瘙痒	轻度瘙痒或不痒	剧烈瘙痒
并发症	体癣、脓癣	体癣多发生于面部和躯干，偶见脓癣	常伴细菌感染，偶伴体癣，罕见脓癣
预后	不合并脓癣者青春期自愈，无瘢痕	偶见点状瘢痕	常产生瘢痕和秃发

4.防治　头癣主要通过与患者或患畜密切接触而传染，共用污染的理发工具、枕巾、帽子等物品也可间接传染。对头癣患者应做到及早发现、积极治疗，并做好消毒隔离工作；对患畜也要给予隔离治疗；对托儿所、学校、理发店等应加强卫生宣传和管理。

临床应采取综合治疗方案，简单概括为"服、搽、洗、剪、消"五字。

（1）服药：

1）灰黄霉素：虽为老药，但目前仍用于头癣治疗，对特比萘芬治疗效果不佳者口服灰黄霉素仍然有效。儿童剂量15～25mg/（kg·d），成人为1g/d，分2次口服，连续服药6～8周。灰黄霉素对皮肤癣菌有抑菌活性，病情重者选较高剂量。灰黄霉素对犬小孢子菌作用强于皮肤癣菌，治疗犬小孢子菌所致头癣疗程为6～8周，皮肤癣菌所致头癣疗程更长（12～18周）。不良反应包括头痛、消化道症状、光敏感、中性粒细胞减少等，治疗前及治疗后2周做血常规和肝功能检查。

2）特比萘芬：2岁以上儿童均可使用，副作用小，耐受性好，儿童用药更安全。儿童体重＜20kg，每日62.5mg；体重20～40kg，每日125mg；体重＞40kg，同成人剂量，每日250mg。疗程4～8周。特比萘芬对皮肤癣菌所致头癣疗效好，可作为一线用药；但对犬小孢子菌所致头癣，疗程需要适当延长至6～8周。

3）伊曲康唑：治疗头癣，儿童剂量3～5mg/（kg·d），成人100～200mg/d，分1～2次服用，疗程4～8周。口服伊曲康唑有胶囊剂和口服液，胶囊餐后用全脂牛奶（脂溶性）或可乐（酸性饮料）送服吸收更好。伊曲康唑口服液则推荐空腹服用，其吸收率高于胶囊，可用于幼儿。伊曲康唑治疗头癣真菌学治愈率较高，对小孢子菌头癣和皮肤癣菌头癣的疗效相当。儿童耐受性良好，不良反应发生率低，消化道症状最常见。

4）氟康唑：治疗头癣，儿童剂量3～6mg/（kg·d），成人100～200mg/d，每日1次口服，疗程4～8周。氟康唑治疗儿童头癣应用经验较少，但对儿童黏膜念珠菌病应用较多，总体上儿童耐受性好，不良反应发生率低。氟康唑对皮肤癣菌和小孢子菌所致头癣疗效与灰黄霉素相当。

（2）搽药：可用2%碘酊、1%联苯苄唑溶液或霜剂、萘替芬酮康唑软膏、克霉唑软膏、5%～10%硫黄软膏、1%特比萘芬霜等外用于头皮，每天2次，连用60天。

（3）洗头：用硫磺皂或2%酮康洗剂洗头，每天1次，连用60天。

（4）剪发：尽可能将病发剪除、每周1次，连续8周。对于小片病灶可人工拔除病发。

（5）消毒：患者使用过的毛巾、梳子、枕巾、帽子等生活用品及理发工具要煮沸消毒并反复用流动水冲洗。

脓癣急性炎症期可短期联用小剂量糖皮质激素，以避免太剧烈的炎症反应毁损过多毛囊。继发细菌感染时加用抗生素，切忌手术切开。

附：头癣图片（图2-1-1，附页彩图2-1-1）

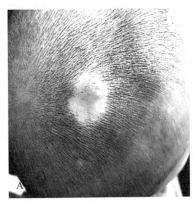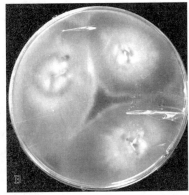

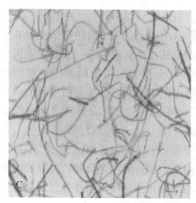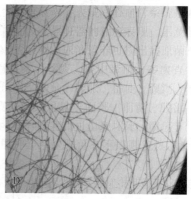

图2-1-1　头癣

A. 头癣治疗前；B. 致头癣菌落大体；C. 头癣菌落乳酸酚棉蓝染色；D. 头癣小培养

二、手癣和足癣

手癣（tinea manus）和足癣（tinea pedis）是指由皮肤癣菌（dermatophytes）引起的手足部浅表皮肤真菌感染，主要累及指（趾）间、手掌、足趾及侧缘无毛皮肤，严重时可波及手、足背及腕、踝部。本类病主要由红色毛癣菌、须癣毛癣菌、石膏样小孢子菌和絮状皮肤癣菌等感染引起，其中红色毛癣菌占50%～90%。足癣是最常见的浅表真菌感染，全球平均患病率约15%。研究证实足癣患者与健康人的足部皮肤具有不同的微生物群，可能与足癣的发病具有密切联系。在皮肤浅表真菌感染中，足癣占1/3以上。足癣复发率高，约84%的患者每年发作2次以上。

1.临床特点　手足癣是最常见的真菌感染性皮肤病，临床上最常见的为足癣，其次为手足癣并发感染，单独手癣患者较少见。手足癣并发感染者常以"两足一手综合征"形式出现，"两足两手型"次之。损害好发于手掌、足趾及指（趾）间，亦可波及手、足背及腕、踝部。急性损害表现为丘疹、丘疱疹和水疱，伴有瘙痒。慢性损害表现为鳞屑和角化，皮肤粗糙增厚，易发生皲裂，尤其发生在足跟及手指关节面。足癣好发于足趾间，尤其4、5趾之间，常表现为浸渍糜烂瘙痒。长期慢性的足癣易合并甲癣。根据临床特点分为3型。

（1）水疱鳞屑型：好发于指（趾）间、掌心、足跖及足侧。皮损初起为针尖大小的深在水疱，疱液清，壁厚而发亮，不易破溃，水疱散在或群集，可融合成多房性大疱，撕去疱壁露出蜂窝状基底及鲜红的糜烂面。瘙痒明显。水疱经数天后干涸，呈现领圈状或片状脱屑，皮损可不断向周围蔓延，病情稳定时以脱屑为主。

（2）角化过度型：好发于足跟及掌跖部。局部多干燥，皮损处角质增厚，表面粗糙、脱屑、纹理加深，易发生皲裂、出血，皮损还可向足背蔓延。一般无瘙痒，有皲裂时疼痛。

（3）浸渍糜烂型：好发于指（趾）缝，尤以第3、4和4、5指（趾）间多见。表现为皮肤浸渍发白，表面松软易剥脱并露出潮红糜烂面甚至裂隙。有不同程度的瘙痒，继发细菌感染时有恶臭味。

足癣常以一种类型为主或几种类型同时存在，亦可相互转化，如夏季表现为水疱鳞屑型，冬季则表现为角化过度型。治疗不彻底是导致其迁延不愈的主要原因之一。浸渍糜烂型足癣易继发细菌感染，出现脓疱、溃疡，并继发急性淋巴管炎、淋巴结炎、蜂窝织炎或丹毒，炎症反应明显时还可引发癣菌疹。

2.诊断要点

（1）手足癣儿童少见，多累及成人，男女比例无明显差别，皮损多由一侧传播至对侧。"两足一手型"患者临床常见。

（2）手癣多见于中青年女性，手部从事浸水作业人员（如配菜员、主妇等）。

（3）足癣发病与足部多汗、穿透气性差的鞋子有关，患者自觉瘙痒，夏秋季发病率高，常表现为夏重冬轻或夏发冬愈。

（4）典型皮疹表现为境界清楚的水疱、脱屑、角化过度或浸渍糜烂。

（5）皮屑直接镜检发现真菌菌丝即可确诊。

3.鉴别诊断　根据典型临床表现及真菌学检查此病不难确诊，然而许多不典型的手足癣，需要与湿疹、汗疱疹、掌跖脓疱病相鉴别（表2-1-3，表2-1-4）。

表2-1-3　足癣、足部湿疹、掌跖脓疱病的鉴别

鉴别项目	足癣	足部湿疹	掌跖脓疱病
皮损分布	足趾间，尤其3、4和4、5趾间，足趾部（不一定对称分布）	足背、趾背、足弓、足后跟，对称分布	手掌、足跖，多对称分布
皮损特征	以丘疹鳞屑型多见，约占50%以上，其他型以一种皮疹为主，边界清楚	皮疹多形性，常有渗出倾向，边界不清楚	以粟粒大的小脓疱为主，边缘不清楚
自觉症状	稍痒	剧痒	不痒
真菌直接镜检	阳性	阴性	阴性
真菌培养	阳性检出率较高，红色毛癣菌最多见	阴性	阴性

表2-1-4　手癣、掌跖脓疱病、湿疹的鉴别

鉴别项目	手癣	掌跖脓疱病	湿疹
发病部位	手指屈侧	掌跖部	手指、手掌、手背
皮损分布	单侧多见	对称分布	两侧、对称分布
皮损特征	以丘疹鳞屑型多见	以小脓疱为主	多形性,丘疹、糜烂、水疱、浸润斑块等
病程	慢性,持续存在	反复发作	反复发作
自觉症状	稍痒	不痒	剧痒
真菌检查	阳性	阴性	阴性

4.防治　本病主要通过接触传染,用手抓患癣部位或与患者共用鞋袜、手套、脚盆等均可传染。应注意及时、彻底地治疗,消灭传染源;穿透气性好的鞋袜,保持足部干燥;日常生活中还应避免酸碱物质对手部皮肤的损伤;不共用鞋袜、浴盆、脚盆等生活用品;伴甲真菌病者应同时治疗甲病,以免互相感染。

手足癣的治疗目标是清除病原菌,快速解除症状,防止复发。外用药、口服药或者两者联合都可用于手足癣的治疗。制订治疗方案时要充分考虑患者临床类型、严重程度、合并疾病及患者依从性等因素。药物治疗成功的关键在于坚持用药,单纯外用药物治疗疗程一般需要1～2个月,角化过度型手足癣或外用药疗效不佳者可考虑口服药物治疗。

(1)外用药物治疗应根据不同临床类型选择不同的处理方法。

1)水疱鳞屑型应选择刺激性小的霜剂和水剂(如联苯唑霜或溶液等)。

2)浸渍糜烂型者给予醋酸铅溶液、硼酸溶液等湿敷,皮损干燥后再外用霜剂、水剂等。

3)急性期不宜使用刺激性大、剥脱性强的酒精及水杨酸制剂。

4)角化过度型无皲裂时可用剥脱作用较强的制剂(如复方苯甲酸软膏或酊剂等),有皲裂应选用较温和的制剂(如特比萘芬软膏等),必要时可采用封包疗法。

5)足癣继发癣菌疹、湿疹应首先行抗过敏治疗,可外用含皮质类固醇及抗真菌药物的复方制剂。

(2)系统用药治疗可口服伊曲康唑(100mg/d,顿服,疗程15天)或特比萘芬(250mg/d,疗程4周)。足癣继发细菌感染时应联用抗生素,同时局部用0.1%利凡诺尔或1:5000高锰酸钾溶液湿敷。

疗效评定标准:红斑、丘疹、鳞屑、水疱、糜烂、浸渍发白完全消退,真菌镜检和培养均为阴性。

三、 体癣和股癣

体癣（tinea corporis）是指发生于除头皮、毛发、掌跖和甲板以外的浅表部位的皮肤癣菌感染。股癣（tinea cruris）则特指发生于腹股沟、会阴部、肛周和臀部的皮肤浅部真菌感染，属于特殊部位的体癣。

体癣，又称"圆癣"或"金钱癣"。体股癣的致病真菌为皮肤癣菌，皮肤癣菌有40余种，其中可以引起人或动物致病的有20余种。常见有红色毛癣菌、须癣毛癣菌、犬小孢子菌、石膏样小孢子菌等，其中动物源性的体癣最常见，致病菌为犬小孢子菌。体股癣可通过直接或间接接触传染，也可通过自身的手、足、甲癣等感染蔓延而引起。

1.临床特点　体癣好发于颜面、颈、腰、腹、躯干、四肢等处。典型皮损初起为红色丘疹、丘疱疹或小水疱，继而形成有鳞屑的红色斑片，皮疹边界清楚，边缘缓慢外扩，中央趋于消退，形成边界清楚的环状或多环状，皮损边缘常有丘疹、丘疱疹或水疱，中央可见色素沉着。

股癣好发于腹股沟，臀沟皮肤的一侧或双侧。呈环状或半环状红色斑片，皮损边缘可有显著丘疹、脱屑。由于股部透气性差，潮湿易摩擦，故皮损炎症明显，瘙痒显著。病程长者可有苔藓样变及色素沉着。

2.诊断要点

（1）体股癣夏秋季节多发，肥胖多汗、糖尿病、肾病、慢性消耗性疾病、长期应用糖皮质激素或免疫抑制剂者更易患。

（2）典型皮疹：离心性分布的红斑、丘疹、水疱，边界清楚，周边脱屑明显。

（3）真菌镜检阳性或培养出皮肤癣菌者可以确诊。

3.鉴别诊断（表2-1-5，表2-1-6）

表2-1-5　体癣、慢性单纯性苔藓/神经性皮炎、玫瑰糠疹的鉴别诊断

鉴别项目	体癣	慢性单纯性苔藓/ 神经性皮炎	玫瑰糠疹
病因	皮肤癣菌感染，部分有患病宠物接触史	病因不清，紧张、焦虑、日晒可诱发或加重病情	病因不清，发病前可有咽痛、上呼吸道感染病史
真菌检查	阳性	阴性	阴性

续表

鉴别项目	体癣	慢性单纯性苔藓/ 神经性皮炎	玫瑰糠疹
皮损分布	好发于多汗、潮湿部位，如面、颈、躯干、四肢	多发于颈部、四肢伸侧、腰骶部、腘窝、外阴	皮损泛发，数目较多，主要分布于躯干和四肢近端，部分患者可见母斑
皮损特征	皮损的中央痊愈，边缘活动，呈小丘疹或小水疱	扁平多角形丘疹，苔藓样变	斑疹面积小，长轴和肋骨方向一致，上有糠皮状脱屑
自觉症状	稍痒或中等痒	阵发性剧烈瘙痒	微痒
病程	急性病程，不经治疗很难自愈	先有剧烈瘙痒，后出现皮疹	急性病程，可自愈

表2-1-6　股癣、念珠菌性间擦疹、红癣的鉴别诊断

鉴别项目	股癣	念珠菌性间擦疹	红癣
易患人群	肥胖多汗，久坐人士	婴幼儿，肥胖多汗，糖尿病患者	肥胖多汗，皮肤免疫功能受损者
发病部位	股部，腹股沟，会阴，臀部	腹股沟、会阴、腋窝、乳房下等皱褶部位；浸水作业者的指间；婴儿尿布区	腹股沟，股内侧，腋窝，趾间
皮损特征	皮损的中央痊愈，边缘活动，呈小丘疹或小水疱。发病日久者有色沉和苔藓样变	局部潮红、浸渍、糜烂、界线清楚，边缘覆领口状鳞屑。外周常散在炎性丘疹、丘疱疹及脓疱	浅褐色、淡红色或褐色斑疹，无中央痊愈、边缘活动现象
自觉症状	瘙痒显著	瘙痒或疼痛	多数无自觉症状，有时有轻度瘙痒
伍德灯检查	无荧光	无荧光	珊瑚色红色荧光
真菌检查	有菌丝或孢子	镜检见大量出芽孢子、假菌丝或菌丝	油镜下革兰氏染色阳性的丝状或棒状杆菌

鉴别项目	股癣	念珠菌性间擦疹	红癣
病原培养	表皮癣菌属，毛孢菌属或小孢子菌属的真菌生长	念珠菌	纤细棒状杆菌

4. 防治　应注意个人卫生，不与癣病患者共用衣物、鞋袜、浴盆、毛巾等生活用品，穿宽松、透气的内衣；手、足、甲癣患者应积极治疗，减少自身传染的机会；积极治疗患癣病的宠物，避免接触患畜。

皮损局限的患者以外用药物治疗为主，外用药以咪唑类、丙烯胺类药物最常用。咪唑类药物包括：咪康唑、益康唑、联苯苄唑、酮康唑、克霉唑、硫康唑、舍他康唑、卢立康唑等。丙烯胺类药物包括特比萘芬、布替萘芬和萘替芬等。每日1～2次外用患处，涂药范围要大于皮损范围，疗程2～4周。炎症较重的体股癣患者，可先外用1～2周抗真菌药物和糖皮质激素的复方制剂后再改为单方抗真菌药物。

皮损泛发或外用药物效果不佳者可考虑系统药物治疗。临床常用：特比萘芬250mg/d或伊曲康唑200～400mg/d（成人量），疗程1～2周。合并足癣或甲真菌病者应一并治疗。

附：体癣和股癣图片（图2-1-2～图2-1-6，附页彩图2-1-2～彩图2-1-6），由郝宏艺医师在临床工作中拍摄

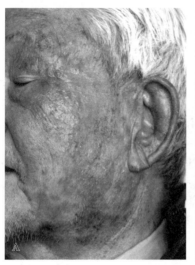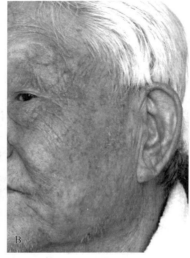

图2-1-2　面癣

A. 面癣治疗前；B. 面癣治疗后

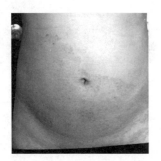

图2-1-3　成人脐周腹部癣

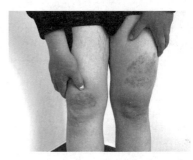

图2-1-4　下肢多发体癣合并甲癣

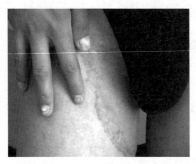

图2-1-5　甲癣继发股癣

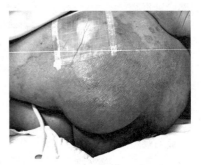

图2-1-6　长期卧床患者的股癣

四、深部皮肤癣菌病

皮肤癣菌为嗜角质的丝状真菌，为人类最主要的浅部致病真菌，主要累及皮肤角质层、甲板、毛发等，可引起体股癣、手足癣、甲癣、头癣等多种疾病。深部皮肤癣菌病为皮肤癣菌所引起的真皮、皮下组织甚至其他脏器的感染。

深部皮肤癣菌病患者大多具有慢性浅部皮肤癣菌感染病史，如足癣、甲癣、股癣等。长期局部或系统使用糖皮质激素、化疗药物、免疫抑制剂，或实体器官移植等免疫功能低下患者以及常染色体隐性 CARD9（caspase recruitment domain-containing protein 9）缺陷者为易感人群。

【诊断要点】

1.临床表现　深部皮肤癣菌病可分为四型。

（1）Majocchi肉芽肿：是皮肤癣菌深在感染中最多见的临床类型，又称皮肤癣菌肉芽肿、结节性肉芽肿性毛囊周围炎，是皮肤癣菌侵袭真皮和毛囊组织引起的毛囊和毛囊周围炎，皮损可表现为丘疹、结节、斑块和脓疱。常见两种临床类型。①毛囊周围炎型：多有局部外伤史、局部放射治疗或长期使用糖皮质激素史，为相对表浅的损害，表现为皮肤上的丘疹、结节或脓疱，有脓性分泌物。局部灼热、微痛感，一般无全身症状。多见于免疫系统正常的慢性皮肤癣菌病患者。②皮下结节型：表现为深在的坚实或有波动感的结节性或斑块性损害，可成簇地分布于头皮、面部及四肢，多伴有免疫系统紊乱及低下的表现。

（2）深部真皮皮肤癣菌病（deeper dermal dermatophytosis）：多见于免疫抑制人群并有慢性皮肤癣菌感染史。由于外伤或局部使用糖皮质激素，造成皮肤癣菌深在的侵袭性感染。皮损可表现为单个至多个坚实或有波动感的结节或斑块，多发生于头皮、面部、手和上臂。此型感染不一定累及毛囊，但较Majocchi肉芽肿发病更快，部位更大更深。

（3）皮肤癣菌假性足菌肿：一种真皮深部的化脓性肉芽肿性皮病，伴有窦道，排出的浆液脓性液体中混有色泽不同颗粒为特征的慢性感染性疾病。皮肤癣菌足菌肿排出的颗粒多为白色，由皮肤癣菌菌丝集结形成，被认为是假性颗粒。因此，由皮肤癣菌引起的足菌肿，也被称为假性足菌肿。皮损可缓慢扩大，向深部侵入，累及肌肉、筋膜、骨、关节等。

（4）播散性皮肤癣菌病（disseminated dermatophytosis）：皮肤癣菌可引起皮肤和皮下组织的播散性感染，还可累及淋巴结、心、肺、唾液腺、睾丸、中枢神经系统等。此类病例可能与某些伴发疾病如白血病、淋巴瘤、糖尿病、器官移植、库欣综合征、艾滋病（AIDS）和长期应用糖皮质激素或免疫抑制剂，导致宿主免疫受损有关。该型诊断非常困难，常于尸检中发现。

以上四种类型可以单独存在，也可以不同的临床表现共存于同一患者。

2. 多数患者原患有浅表皮肤癣菌病 如体癣、股癣、手癣、足癣或甲癣等；一旦发现单侧、无痛性的皮肤或皮下有红色或紫红色的结节、斑块、脓肿，以及毛囊感染、淋巴结炎等表现，特别是发生在原有皮肤癣病灶处，应考虑皮肤癣菌侵入引起深部感染的可能。

3. 致病菌种 红色毛癣菌最多见。

4. 真菌学检查 对皮屑、脓性分泌物、活检组织、支气管或肺泡灌洗液、脑脊液等标本做真菌直接镜检，可以快速发现真菌成分，76.7%的Majocchi肉芽肿病变组织脓性分泌物氢氧化钾真菌直接镜检阳性，荧光白染色有助于提高镜检阳性率。将脓性分泌物及组织块做进一步真菌培养，既可提高真菌检出率，又可以明确菌种。

5. 组织病理 检查发现真菌菌丝是诊断真菌感染的金标准，并且是根据真菌侵袭组织的深度进行临床分型的重要依据。高碘酸希夫（PAS）染色和六胺银（GMS）染色有助于发现真菌结构。此外，表皮下发现组织细胞、上皮细胞、淋巴细胞、中性粒细胞及多核巨细胞等多细胞浸润的肉芽肿，往往提示真菌感染，有助于真菌性肉芽肿的诊断。

组织病原菌分子诊断可以分离或鉴定致病菌，从而明确皮肤癣菌病的诊断。

【防治】

深部皮肤癣菌病几乎都需要系统性抗真菌治疗，多为口服抗真菌药物，严重者需要静脉使用。特比萘芬、伊曲康唑、氟康唑、两性霉素 B、灰黄霉素为常用的系统性抗真菌药物。此外，皮损局部可以辅以外用抗真菌药物。而单纯外用药物治疗一般不推荐。待皮损消退、真菌检查阴性，方可停用抗真菌药物。对于单个、孤立的肉芽肿，也可予手术切除；有脓肿、窦道、足菌肿患者，可予以外科引流治疗。

积极治疗原患浅表皮肤癣菌病，如手癣、足癣、甲癣、体癣等，否则易复发。合并细菌感染者同时予以抗菌治疗。

免疫受损患者易复发皮肤癣菌病，需要延长疗程，同时治疗基础疾病，并酌情使用免疫调节剂。

五、 甲真菌病

甲真菌病（onychomycosis）是由各种真菌引起的甲板或甲下组织的感染，其中最常见是皮肤癣菌，其次为酵母菌和非皮肤癣菌性霉菌。而甲癣（tinea unguium）特指皮肤癣菌所致的甲感染。引起甲真菌病的皮肤癣菌包括红色毛癣菌、须毛癣菌、絮状表皮癣菌，其中红色毛癣菌占首位，近来报道苏丹毛癣菌（*T. soudanese*）是甲内型感染的致病菌；酵母菌主要是念珠菌（*Candida*）、马拉色菌（*Malassezia*）；其他霉菌包括柱顶孢霉（*Scytalidium*）、短帚霉（*Scopulariopsis brevicaulis*）等，同一病甲偶可感染两种或两种以上的致病真菌。

甲真菌病常与足癣伴发，病程长且治疗困难，病甲作为身体其他部位真菌感染的潜在来源，严重影响患者的生活质量。甲真菌病是成人最常见的甲病，多由手足癣直接传染引起，临床约 50% 的甲疾病为真菌感染性甲病。甲真菌病的诱发因素包括年龄增长、遗传易感性、外周血管疾病、足部多汗、常穿不透气的鞋袜、反复发生的甲外伤、银屑病甲、HIV 感染或糖尿病等导致的免疫缺陷或免疫抑制人群。

1. 临床特点　甲真菌病的发病与年龄、性别及部位均有关。老年人发病率更高，60 岁以上老年人的趾甲真菌病患病率是 60 岁以下老年人的 4 倍。男性发病率高于女性，趾甲发病多于指甲，踇趾甲罹患率高于其他甲。典型的临床表现：甲板不透明、浑浊、增厚、污秽、变色、分离、甲沟炎等。目前按病甲的表现临床常见的有4型。

（1）浅表白斑型（superficial white onychomycosis，SWO）：表现为甲板浅层有点状或不规则片状白色浑浊，甲板表面失去光泽或稍有凹凸不平。

（2）远端侧位甲下型（distal and lateral subungual onychomycosis，DLSO）：此型最常见，一侧甲廓前缘或侧缘增厚、灰黄浑浊，甲板表面凹凸不平或破损。

（3）近端甲下型（proximal subungual onychomycosis，PSO）：甲半月和甲根部粗糙肥厚、凹凸不平或破损。

（4）全甲毁损型（total dystrophic onychomycosis，TD）：表现为整个甲板被破坏，呈灰黄灰褐色，甲板部分或全部脱落，甲床表面残留粗糙角化堆积物，甲床亦可增厚、脱屑。

2.诊断要点

（1）该病一般无自觉症状，甲板增厚或破坏可影响手指精细动作。偶可继发甲沟炎，出现红肿热痛等感染表现。

（2）真菌镜检、真菌培养阳性。荧光染色真菌镜检可以提高真菌镜检的阳性率。甲组织病理虽为诊断甲真菌病的金标准，但由于取材制片困难，一般多用于科研或少见菌感染的诊断。

（3）反复发作或持续存在的手足癣对诊断有较大的提示意义。

3.鉴别诊断（表2-1-7）

表2-1-7　甲真菌病、银屑病甲、扁平苔藓甲的鉴别

鉴别项目	甲真菌病	银屑病甲	扁平苔藓甲
病因	真菌感染	银屑病	扁平苔藓
临床表现	甲变色、无光泽、增厚破损	甲凹陷点、甲剥离、甲下增厚，甲板失去光泽	甲板增厚或变薄，出现纵嵴、纵沟，脱甲
特征性损害	甲碎屑样改变	"顶针状"凹陷	甲纵裂、残缺、萎缩及翼状胬肉样改变
病程	慢性，持续存在，缓慢进展	与银屑病病情相关	慢性，持续存在，阶段性加重
自觉症状	一般无	无	无
真菌检查	阳性	阴性	阴性
预后	经治疗后可以恢复	病情缓解后甲可恢复正常	治疗不及时将引起不可逆性甲损害

4.防治

（1）预防：作为一种真菌为媒介的传染性疾病，甲真菌病的预防工作包括以下几点。

1）减少与传染源的接触：做好个人卫生，减少与手足癣、体股癣、甲癣和头癣患者的直接接触。外出住宿时，注意避免公共拖鞋、浴巾、寝具等物品的间接传播。

2）控制传播途径：通过健康教育，养成良好个人卫生习惯，增强自我保健意识。加强公共环境如浴场、游泳池的消毒，抑制真菌的生长，也是做好甲真菌病预防的重要环节。

3）对于免疫抑制的患者预防策略主要是去除促发因素、积极治疗基础疾病。

4）创造不适合真菌生长的局部条件，这也是非常重要的方法，平时穿鞋不要过紧，保持清洁、干燥，以通风透气为宜；避免甲外伤。

（2）治疗：药物治疗包括局部治疗和系统治疗两个方面。治疗方案的选择主要依据病甲受累程度、病原菌种类以及患者的具体情况。

1）应用局部药物治疗：甲真菌病的指征包括：①远端受累甲板＜50%；②无甲母质受累；③受累指（趾）甲数目＜4个；④不能耐受口服药物治疗的患者。常用的局部治疗药物有5%阿莫罗芬搽剂、8%环比酮胺甲涂剂。由于甲本身生长缓慢，且外用药物不易进入甲板，导致局部用药疗效有限。

2）系统治疗药物：包括特比萘芬、伊曲康唑、氟康唑，适用于绝大多数甲真菌病患者。①特比萘芬推荐成人250mg/d连续口服，趾甲真菌病12～16周，指甲真菌病6～9周。②伊曲康唑推荐间歇冲击疗法，每次200mg，2次/日，餐后即服或餐时服用，连续服1周后停药3周为1个疗程，指甲需2～3个疗程，趾甲需3～4个疗程。③氟康唑不作为一线治疗推荐，因需要持续服药6个月以上。口服药物需要监测患者肝功能。

3）非药物治疗：包括拔甲或病甲清除术、激光治疗、光动力治疗、离子导入等。①手术拔甲损伤较大，使用仅限于不伴手足癣的单个甲真菌病的治疗。②激光治疗中最常使用的是长脉冲Nd：YAG1064nm激光，亦可激光联合外用药（激光靶向性好，能量集中，烧灼出小气孔，再在甲板上涂抹药物，可促进药物渗透吸收，更好地发挥抗真菌作用）。③光动力治疗是在软化祛除病甲的基础上，外涂光敏剂后照光，进入生长活跃细胞的光敏剂吸收光的能量后产生单态氧、氧自由基杀灭细胞，进而达到治疗目的。④离子导入是通过低电流让药物更好地渗入甲板，发挥作用的方法。但是这些方法由于患者痛苦较大或成本很高，故建议作为辅助治疗或替代治疗。

需要考虑患者年龄、营养健康状况、末梢循环情况、遗传因素的差异，甲板感染的类型及严重程度、感染病原菌的种类区别，以及患者经济承受力、依从性、药物相互作用和禁忌证等多种因素进行综合评估，再给予患者个体化治疗。

附：甲真菌病图片（图2-1-7～图2-1-9，附页彩图2-1-7～彩图2-1-9），由郝宏艺医师在临床工中拍摄。

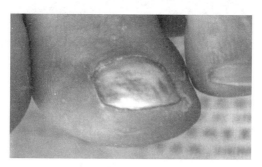

图2-1-7　浅表白色甲真菌病

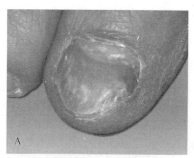
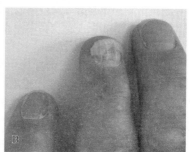
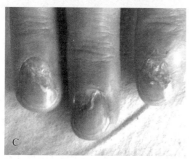

图2-1-8　甲下甲真菌病

A.远端侧位甲下甲真菌病；B.远端侧位甲下甲真菌病；C.近端甲下甲真菌病

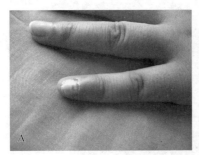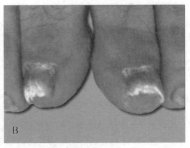

图2-1-9 全甲营养不良甲真菌病

六、花斑糠疹

花斑糠疹（pityriasis versicolor）既往称花斑癣、汗斑，是马拉色菌侵犯皮肤角质层所引起的表浅感染。马拉色菌属嗜脂酵母菌，是常见的人体寄居菌，引起花斑糠疹的病原真菌主要为球形马拉色菌（*Malassezia globosa*）。花斑糠疹发病与高温潮湿、多脂多汗、营养不良、慢性疾病及应用糖皮质激素等因素有关，本病亦有一定的遗传易感性。

1.临床特点 本病好发于青壮年男性，多发生于面颈、前胸、肩背、上臂、腋窝等皮脂腺丰富的部位。患者多无自觉症状，亦可有轻中度瘙痒。慢性病程，冬轻夏重。患者具有一定的传染性。如果不治疗，可持续多年，日久皮肤呈白色（马拉色菌可产生壬二酸，而壬二酸是一种竞争性酪氨酸酶抑制剂，具有抑制黑色素合成的作用）。即使真菌消灭后，无鳞屑的色素减退斑，仍可持续数月。

2.诊断要点

（1）典型皮疹：皮损为以毛孔为中心、边界清楚的点状斑疹，可为褐色、淡褐色、淡红色、淡黄色或白色，逐渐增大至甲盖大小，为圆形或类圆形。病情严重者皮损可相互融合成不规则大片状。皮疹表面覆以糠皮状鳞屑。

（2）实验室检查：皮疹处鳞屑直接镜检可见成簇的圆形或卵圆形孢子和短粗、两头钝圆的腊肠形菌丝。荧光染色法相比于氢氧化钾（KOH）湿片法可以提高检出阳性率，减少漏诊，缩短阅片时间。

（3）标本在含植物油的培养基上37℃培养3天，有奶油色酵母菌落生成。

3.鉴别诊断（表2-1-8）

表2-1-8 花斑糠疹、白癜风、玫瑰糠疹、脂溢性皮炎的鉴别诊断

鉴别项目	花斑糠疹	白癜风	玫瑰糠疹	脂溢性皮炎
病因	马拉色菌感染	不明，可能与自身免疫相关	不明，可能与疱疹病毒感染有关	不明，可能与马拉色菌的寄生有关
易患人群	成人	任何年龄	中青年	青壮年
发病部位	躯干、颈部	往往对称分布	躯干、四肢近端	头面部最常见，胸背部亦可累及
皮损特征	棕褐色或褐黑色鳞屑斑，日久呈淡白色斑	乳白色或瓷白色，上无鳞屑	椭圆形覆有细小鳞屑的斑疹，长轴与皮纹一致	红斑鳞屑，黏着油腻结痂，可有糜烂渗出。多伴头发稀疏和脱落
自觉症状	偶有瘙痒	无自觉症状	伴不同程度的瘙痒	伴不同程度的瘙痒
伍德灯检查	淡黄色或淡褐色荧光	蓝白色或瓷白色荧光	无荧光	呈灰白色糠状脱屑
真菌检查	可见孢子或短粗菌丝	阴性	阴性	阴性/阳性

4.防治 患者应注意个人卫生，勤洗澡，勤换衣物，贴身衣物应煮沸消毒。

本病以外用药物治疗为主，西药可选用酮康唑霜、咪康唑霜、克霉唑霜，需连续用药2～4周。2%酮康唑洗剂、20%～40%硫代硫酸钠溶液、2.5%二硫化硒外用（洗澡时当作浴液涂抹患处，揉搓3～5分钟后洗掉）亦有效。以外治为主的中医药治疗亦有效，常用硫磺皂洗浴，每日1次；或用百部30g、枯矾10g、苦参30g，水煎外洗。对出现色素脱失者可外用乌梅、白芷各30g，酒浸外搽。

皮损面积大、严重或局部治疗效果不佳者可给予口服药物治疗，临床常用伊曲康唑200～400mg/d（成人量），疗程1～2周。合并足癣或甲真菌病者应一并治疗。

附：花斑癣图片（图2-1-10～图2-1-13，附页彩图2-1-10～彩图2-1-13）

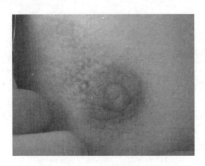

图2-1-10　女性乳周花斑癣

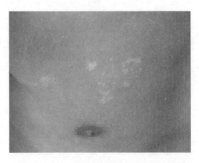

图2-1-11　年轻男性胸前花斑癣

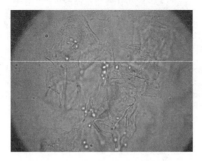

图2-1-12　花斑癣直接镜检

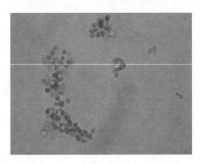

图2-1-13　花斑癣含油培养基培养后乳酸酚棉蓝染色镜检

七、马拉色菌毛囊炎

　　马拉色菌毛囊炎（*Malassezia* folliculitis）是由马拉色菌引起的毛囊炎性损害，致病菌多为球形马拉色菌。1969年Weary报道1例毛囊性丘疹、脓疱，从皮损中分离出圆形糠秕孢子菌，并首次提出糠秕孢子菌（*Pityrosporum*）可引起毛囊炎。1973年Potter研究认为，该病是一种独立的疾病，将其正式命名为糠秕孢子菌毛囊炎（*Pityrosporum* folliculitis）。由于分类学的进展，学界将菌名定为马拉色菌，糠秕孢子菌毛囊炎也被称为马拉色菌毛囊炎。

　　马拉色菌属嗜脂性酵母菌，是人体正常寄生菌群之一，易定植于皮脂腺丰富部位。长期使用激素或广谱抗生素等诱发因素影响下，马拉色菌在毛囊中大量繁殖，产生的脂分解酶将毛囊部位的甘油三酯分解成游离脂肪酸。游离脂肪酸可刺激毛囊口产生较多脱屑并造成阻塞，使皮脂潴留，同时刺激毛囊扩张破裂，导致毛囊内容物释放入周围组织，产生炎症。也有研究表明，马拉色菌毛囊炎的形成机制尚不确定，是由马拉色菌自身在毛囊内繁殖所致，还是由于毛囊阻塞导致马拉色菌选择性定植于毛囊内并进一步增殖有待研究。

1.临床特点 马拉色菌毛囊炎的典型皮损为炎性毛囊性丘疹、丘疱疹或小脓疱。半球形，直径2～4mm，周边有红晕，可挤出粉状物质。常数十至数百个密集或散在分布，有不同程度的瘙痒，出汗后加重。

2.诊断要点

（1）本病多累及中青年，男性多于女性。患者常存在多汗、油脂溢出，可合并花斑糠疹和脂溢性皮炎。

（2）好发于颈、前胸、肩背等皮脂腺丰富部位，多对称发生。

（3）长期使用糖皮质激素和（或）广谱抗生素是本病的促发因素。

（4）根据典型皮损、相关诱因及真菌镜检阳性（推荐荧光染色法）可以诊断。

3.鉴别诊断（表2-1-9）

表2-1-9 马拉色菌毛囊炎、寻常痤疮、细菌性毛囊炎、嗜酸性脓疱性
毛囊炎的鉴别诊断

鉴别项目	马拉色菌毛囊炎	寻常痤疮	细菌性毛囊炎	嗜酸性脓疱性毛囊炎
病因	马拉色菌感染	感染、毛囊口角化异常	葡萄球菌	不明
发病年龄	中青年	青春期	任何年龄	青壮年男性
皮损分布	皮脂腺丰富的部位	以面部为主	胡须部，颈前、阴毛处	好发于头面、躯干、上肢伸侧等皮脂分泌旺盛区域
皮损特征	毛囊性半球形小丘疹和小脓疱，有光泽	丘疹、脓疱、黑头粉刺	毛囊性小结节顶端有小脓疱	毛囊性丘疹、丘脓疱疹
自觉症状	有不同程度的瘙痒，出汗后加重	可有红肿痛	可有红肿痛	瘙痒剧烈
毛囊内容物显微镜检查	可见孢子或芽生孢子	一般阴性	革兰氏染色可见阳性球菌	革兰氏染色可见淋巴细胞和嗜酸性粒细胞
微生物培养	在含植物油培养基上可培养出马拉色菌	痤疮杆菌	金黄色葡萄球菌	阴性

4.防治 治疗方面与花斑糠疹基本相同，应尽量祛除诱因。患者应注意个人卫生，勤洗澡，勤换衣物，贴身衣物应煮沸消毒。

本病以外用药物治疗为主，由于毛囊性皮疹位置较深，应选择渗透性好的外用药物。可选用酮康唑霜、50%丙二醇，亦可辅助应用2%酮康唑洗剂或2.5%二硫化硒香波洗澡。中药百部酊、土荆皮酊、蛇床子酊外涂亦有治疗功效。也有学者采用火针治疗后再给予外涂药物，既利用了火针的杀菌效力，亦有利于药物的渗透，治疗效果更佳。

皮损数目泛发，炎症明显者或外用药物治疗效果不佳者可给予口服药物治疗，临床常用氟康唑100～200mg/d或伊曲康唑200～400mg/d，疗程1～3周。

八、黏膜真菌病

（一）口腔念珠菌病（oral candidiasis）

口腔念珠菌病是由真菌感染所引起的口腔黏膜疾病，其中白念珠菌是最常见的致病菌，引起口腔念珠菌病。好发于老人、婴幼儿及免疫功能低下者（尤其是艾滋病患者）。

【诊断要点】

1.好发于颊黏膜、上腭、咽、牙龈、舌背、口角等口腔黏膜部位。

2.口腔念珠菌病临床表现为凝乳状的白色斑块，边界清楚，不易剥除，用力剥离后会出现潮红糜烂面，其他包括舌背乳头萎缩、口腔黏膜发红、口角湿白潮红、白色不规则增厚、斑块及结节状增生等。

3.可出现口干、发黏、口腔黏膜烧灼感、疼痛、味觉减退等。

4.实验室检查包括真菌涂片法、分离培养、组织病理检查等。

【鉴别诊断】

口腔念珠菌病、球菌性口炎、口腔扁平苔藓和口腔白斑的鉴别诊断见表2-1-10。

表2-1-10　口腔念珠菌病、球菌性口炎、口腔扁平苔藓和口腔白斑的鉴别诊断

鉴别项目	口腔念珠菌病	球菌性口炎	口腔扁平苔藓	口腔白斑
病因	念珠菌感染	金黄色葡萄球菌、溶血性链球菌、肺炎链球菌等球菌感染	病因不明，与感染、精神、内分泌、系统性疾病等多种因素相关	病因不明，常见致病因素为刺激因素与内部因素
好发部位	颊黏膜、上腭、咽、牙龈、舌等	口腔黏膜任何部位	磨牙区黏膜与前庭沟	颊黏膜最多见，唇、舌也较多见

续表

鉴别项目	口腔念珠菌病	球菌性口炎	口腔扁平苔藓	口腔白斑
临床特征	凝乳状的白色斑块，边界清楚，不易剥除，强行剥离遗留出血创面，周围无明显炎症反应	黏膜充血、水肿、灼痛，可见灰白色或黄褐色假膜，扁面光滑，易剥离，遗留糜烂渗出，周围明显炎症反应	特征表现为珠光白色条纹，可交织成网状，对称分布，也可出现斑块、水疱、糜烂	白色角化斑块，也可出现颗粒状、皱纹纸状、溃疡状损害
自觉症状	无痛或有微痛、烧灼感	局部疼痛不适、区域淋巴结疼痛	轻度刺痛感	多无异常感觉
实验室检查	真菌镜检或培养	细菌涂片或培养	组织病理	组织病理
治疗	抗真菌治疗	抗细菌治疗	尚无满意疗法，可应用局部皮质类固醇制剂或维A酸制剂等	局部应用维A酸软膏等，必要时手术切除

【防治】

对口腔念珠菌病应做到早发现、早诊断和早治疗，及时控制传染源，切断传播途径，尽量避免与患者的直接或间接接触，做好消毒工作，要有适当的防护措施；避免产房交叉感染，分娩时应注意会阴、产道、接生人员双手及所有接生用具的消毒；抵抗力低下的婴儿应避免口腔侵入性的检查，常用温开水拭洗口腔，哺乳用具煮沸消毒，并应保持干燥；对于使用大量免疫抑制剂和抗生素的患者需要积极预防感染发生，行口腔放射治疗前，应预防给予抗真菌治疗。

治疗口腔真菌感染，治疗原则为去除诱发因素，积极治疗基础病，必要时辅以支持治疗（图2-1-14，附页彩图2-1-14）。一般局部治疗可取得良好疗效，局部药物治疗包括：2%～4%碳酸氢钠溶液、氯己定溶液、制霉菌素含漱；咪康唑贴片或凝胶；克霉唑霜、酮康唑溶液等。对病情顽固的患者，可配合口服抗真菌药物，包括氟康唑片首日200mg，之后每次50mg，2次/日，连续7～14天，或伊曲康唑胶囊每日口服100～200mg。支持治疗包括免疫增强

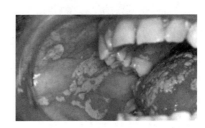

图2-1-14 口腔念珠菌病

剂，如匹多莫德、胸腺肽、转移因子等。维生素类药物包括复合维生素B、甲钴胺、叶酸、维生素C等，对于念珠菌白斑中伴上皮异常增生者，治疗效果不明显时有必要考虑手术切除。

（二）慢性念珠菌性舌炎（chronic candidal glossitis）

慢性念珠菌性舌炎是指由念珠菌感染引起舌体部的一种慢性炎症性病变（图2-1-15，附页彩图2-1-15）。

【诊断要点】

1.病变好发于舌背部。

2.临床表现为舌背部增厚的白色斑块，不易拭去。

3.正中菱形舌炎与念珠菌感染相关，病变位于舌轮廓乳头前的正中部位，略似菱形，局部黏膜光滑，色红质软，有时可表现为区域表面的结节状突起。

4.多无自觉症状，可出现烧灼感、疼痛、瘙痒等。

5.实验室检查包括真菌涂片法、分离培养、组织病理检查等。

【鉴别诊断】

慢性念珠菌性舌炎、毛状白斑和萎缩性舌炎的鉴别诊断见表2-1-11。

表2-1-11　慢性念珠菌性舌炎、毛状白斑和萎缩性舌炎的鉴别诊断

鉴别项目	慢性念珠菌性舌炎	毛状白斑	萎缩性舌炎
病因	念珠菌感染	主要见于HIV感染者，其发生与EB（Epstein-Barr）病毒感染有关	由多种全身性疾病引起，如贫血、烟酸或维生素B_2缺乏、干燥综合征等
好发部位	舌背部	双侧舌缘	舌背部
临床特征	增厚的白色斑块，不易拭去	灰白斑块在舌缘呈垂直皱褶外观，毛茸状，不能被拭去	舌乳头萎缩引起，舌光滑色红似镜面
自觉症状	无痛或有微痛、烧灼感	无痛或有微痛、烧灼感	口干、烧灼感明显，味觉异常
实验室检查	真菌镜检或培养	组织病理有特征性，免疫组织化学及电子显微镜检测证实有病毒存在	组织病理检查，合并系统疾病检查血清铁浓度、总铁结合力、自身抗体等
治疗	抗真菌治疗	局部应用维A酸治疗，若HIV呈阳性，系统应用抗病毒药物	对症治疗，针对不同病因进行相应的治疗

【防治】

应除去一切与本病发生有关的诱因，如广谱抗生素、糖皮质激素、免疫抑制剂的应用及长期浸渍等，积极治疗并发的潜在疾病，同时应积极进行抗念珠菌的药物治疗。

治疗：以局部治疗为主，可应用2%～4%碳酸氢钠溶液含漱、制霉菌素局部涂搽，但严重病例及慢性念珠菌感染常需辅以全身抗真菌药物治疗，氟康唑片首日200mg，之后每次50mg，2次／日，连续7～14天，或伊曲康唑胶囊每日口服100～200mg。其他包括免疫增强剂及维生素类，正中菱形舌炎如发现基底变硬，需做活检明确是否有恶变。

（三）念珠菌性唇炎（candidal cheilitis）

念珠菌性唇炎为念珠菌侵犯唇红引起的唇部脱屑、糜烂性等病损。多发于高龄（50岁以上）患者。可同时有念珠菌口炎或口角炎（图2-1-16，附页彩图2-1-16）。

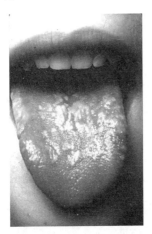

图2-1-15 慢性念珠菌性舌炎

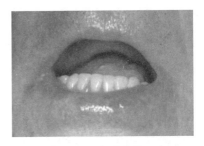

图2-1-16 念珠菌性唇炎

【诊断要点】

1. 好发部位 为下唇部。

2. 临床可分为两型 ①糜烂型者在下唇红唇中份长期存在鲜红色的糜烂面，周围有过角化现象，表面脱屑；②颗粒型者表现为下唇肿胀，唇红皮肤交界处常有散在突出的小颗粒。

3. 实验室检查 刮取糜烂部位边缘的鳞屑和小颗粒状组织，镜检可见芽生孢子和假菌丝，培养证实为白念珠菌。

【鉴别诊断】

念珠菌性唇炎、光线性唇炎、腺性唇炎和唇部盘状红斑狼疮的鉴别诊断见

表2-1-12。

表2-1-12   念珠菌性唇炎、光线性唇炎、腺性唇炎和唇部盘状红斑狼疮的鉴别诊断

鉴别项目	念珠菌性唇炎	光线性唇炎	腺性唇炎	唇部盘状红斑狼疮
病因	念珠菌感染	日光照射	病因不明	自身免疫改变、紫外线等
好发部位	下唇部	下唇部	下唇、上唇及颊部黏膜	下唇
临床特征	唇红部的糜烂、脱屑、鳞屑或小颗粒状病损	急性型唇部肿胀、充血、糜烂、溃疡；慢性型脱屑、增厚、变硬、皲裂	唇部肿胀、外翻，伴有唇部黏液腺增生，上覆黏液薄膜	境界清楚的红斑或糜烂，中心萎缩，周边毛细血管扩张，有白色放射状细纹
实验室检查	真菌镜检或培养	组织病理	组织病理	组织病理、抗核抗体等
治疗	抗真菌治疗	防晒，口服氯喹、复方维生素B等，外用糖皮质激素软膏等	局部糖皮质激素软膏与内服碘化钾，化脓性唇炎应用抗生素，必要时可手术切除	口服羟氯喹、雷公藤、糖皮质激素等，外用糖皮质激素、他克莫司等

【防治】

应除去一切与本病发生有关的诱因，如广谱抗生素、糖皮质激素、免疫抑制剂的应用及长期浸渍等，积极治疗并发的潜在疾病，同时应积极进行抗念珠菌的药物治疗。

局部药物治疗用2% ～ 4%碳酸氢钠溶液、0.2%氯己定溶液或1%凝胶、制霉菌素软膏、咪康唑等。严重病例及慢性念珠菌感染可辅以全身抗真菌药物治疗，氟康唑片首日200mg，之后每次50mg，2次/日，连续7 ～ 14天，或伊曲康唑胶囊每日口服100 ～ 200mg。

（四）念珠菌性口角炎（candida angular cheilitis）

念珠菌性口角炎指念珠菌感染引起的上下唇连接的口角区的炎症，好发于儿童、体弱或患有消耗性疾病的患者（图2-1-17，附页彩图2-1-17）。

【诊断要点】

1.常为双侧罹患。

2.表现为口角浸渍发白、糜烂结痂，病程久者皮损呈角化增殖、皲裂，常同时发生真菌性唇炎。

3.自觉疼痛而影响张口。

4.真菌镜检或培养证实为念珠菌。

【鉴别诊断】

念珠菌性口角炎、创伤性口角炎、接触性口角炎和营养不良性口角炎的鉴别诊断见表2-1-13。

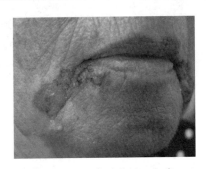

图2-1-17 念珠菌性口角炎

表2-1-13 念珠菌性口角炎、创伤性口角炎、接触性口角炎和营养不良性口角炎的鉴别诊断

鉴别项目	念珠菌性口角炎	创伤性口角炎	接触性口角炎	营养不良性口角炎
病因	念珠菌感染	医源性创伤、严重的物理刺激或某些不良习惯	接触变应原或毒性物质	营养不良、维生素缺乏
好发部位	双侧口角区	单侧口角区	口角区及唇红、口腔黏膜	单侧或双侧口角区及唇、舌
临床特征	两侧口角湿白糜烂	长短不一的裂口伴有渗血、结痂、水肿等	口角局部充血水肿、糜烂、皲裂、渗出、可伴有皮疹、呼吸道过敏等	口角处水平状浅表皲裂，呈楔形损害，伴发舌炎、唇炎、阴囊炎或外阴炎
实验室检查	真菌镜检或培养	一般无	过敏原检测、血IgE及IgG检测	维生素水平检查
治疗	抗真菌治疗	按外伤处理	抗过敏治疗	补充维生素、叶酸等

【防治】

针对引起念珠菌性口角炎的不良环境，应采取措施加以消除，如纠正过短的颌间距离，修改不良修复体，增加垫，制作符合生理颌间距离的义齿，减少口角区皱褶，保持口角区干燥，儿童在冬季要预防口唇干裂等。

口角区渗出结痂可用2%碳酸氢钠溶液和0.2%氯己定溶液湿敷，无渗出时用咪康唑霜或克霉唑软膏，口服药物可用氟康唑首剂200mg，第2日起每日

100mg，或用伊曲康唑每日100～200mg，连服2～3周。

（五）念珠菌白斑（oral candidal leukoplakia）

念珠菌白斑又称慢性肥厚型念珠菌病、慢性增殖性念珠菌病，是由念珠菌感染所引起的一种慢性口腔黏膜感染性疾病（图2-1-18，附页彩图2-1-18）。有学者认为该病具有癌变潜能。

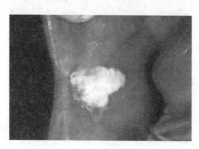

图2-1-18　念珠菌白斑

【诊断要点】

1.发病原因为念珠菌感染，以白念珠菌为主。

2.多见于颊黏膜、舌背及腭部。

3.颊黏膜病损常对称位于口角内侧三角区，呈结节状或颗粒状增生，或为固着紧密的白色角质斑块，类似一般黏膜白斑。

4.腭部损害可由义齿性口炎发展而来，黏膜呈乳头状增生。

5.高龄患者发生念珠菌性白斑，应争取早期活检，以明确诊断。

6.念珠菌镜检及培养阳性，组织病理活检可见菌丝侵入角化不全的斑块，斑块内伴有炎症细胞和渗出物的浸润，显著的棘层增生及上皮下慢性炎症改变可以确诊。

【鉴别诊断】

念珠菌性白斑、口腔白斑和口腔白色角化症的鉴别诊断见表2-1-14。

表2-1-14　念珠菌性白斑、口腔白斑和口腔白色角化症的鉴别诊断

鉴别项目	念珠菌性白斑	口腔白斑	口腔白色角化症
病因	念珠菌感染	病因不明，常见致病因素为刺激因素与内部因素	局部刺激
好发部位	颊黏膜、舌背及腭部	颊黏膜最多见，唇、舌也较多见	局部刺激部位
临床特征	增厚的白色斑块，可出现结节状、颗粒状增生	白色角化斑块，也可出现颗粒状、皱纹纸状、溃疡状损害	白色边界不清的斑块，柔软无结节
真菌检查	阳性	阴性	阴性

续表

鉴别项目	念珠菌性白斑	口腔白斑	口腔白色角化症
组织病理	可见上皮异常增生	可见异常增生	无异常增生
治疗	抗真菌治疗	抗角化药物，手术治疗	去除刺激

【防治】

分析发病的原因，对于滥用抗生素、激素者应当及时停药，积极治疗全身性疾病；佩戴义齿者给予卫生指导，义齿修复时间过长或本身为不良修复体者应尽早更换。

局部药物治疗包括2% ～ 4%碳酸氢钠溶液、0.2%氯己定溶液、制霉菌素混悬液等。全身抗真菌药物包括氟康唑、伊曲康唑、酮康唑等。支持治疗包括免疫增强剂及复合维生素等。

（六）念珠菌性女阴阴道炎（vulvovaginal candidiasis）

念珠菌性女阴阴道炎是由念珠菌感染引起的一种常见多发的外阴阴道炎症性疾病（图2-1-19，附页彩图2-1-19）。

【诊断要点】

1.多累及育龄期妇女，可通过性接触传播。

2.阴道分泌物增多呈黏稠状、奶酪状或豆渣样，味道臭，检查可见阴道壁黏膜上有白色假膜，阴道壁充血水肿，皮损可扩展至肛周、外阴和整个会阴部。

3.外阴部剧烈瘙痒和烧灼感，可有阴道疼痛及性交痛。

4.真菌镜检或培养检查阳性，直接镜检找到较多假菌丝，说明念珠菌处于致病阶段。

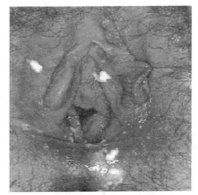

图2-1-19 念珠菌性女阴阴道炎

【鉴别诊断】

念珠菌性女阴阴道炎、滴虫性阴道炎和细菌性阴道炎的鉴别诊断见表2-1-15。

表2-1-15 念珠菌性女阴阴道炎、滴虫性阴道炎和细菌性阴道炎的鉴别诊断

鉴别项目	念珠菌性女阴阴道炎	滴虫性阴道炎	细菌性阴道炎
病因	白念珠菌和其他酵母菌	阴道毛滴虫	加特纳菌和多种厌氧菌
症状	外阴瘙痒和刺激，分泌物增多有臭味	分泌物常有气味	鱼腥臭味的分泌物
阴道分泌物	稠厚呈凝乳或豆渣样	黄色泡沫状	灰白色的稀薄均质状
外阴炎	偶有	常有	极少
阴道检查	阴道黏膜充血水肿并可见白色假膜	阴道黏膜充血，散在充血点	阴道黏膜无充血的炎症表现
阴道pH	<4.5	>5.0	>4.5
湿片，革兰氏染色	酵母菌或假菌丝	毛滴虫	大量革兰氏阴性短杆菌

【防治】

积极治疗易诱发本病的发病原因，如糖尿病及其他慢性消耗性疾病等；合理使用抗生素、糖皮质激素、免疫抑制剂及长期避孕药等，用药期间严密观察发生念珠菌病的征兆并及时处理；保持外阴部清洁，经常清洗，勤换内衣，保持局部干燥，避免外用糖皮质激素，洗澡应用淋浴，避免盆浴；对患者的配偶或性伴应一同检查治疗，治疗期间避免性生活。

1. 局部治疗　可应用2%～4%碳酸氢钠溶液做阴道冲洗或坐浴，每晚1次，共10次；阴道塞片或栓剂，常用的是咪康唑、克霉唑及制霉菌素及他康唑和特康唑的阴道制剂；外阴炎症可外用抗真菌的软膏。

2. 系统治疗　口服氟康唑150mg，单剂量一次口服；伊曲康唑200mg，每日一次，连服3日；对于复发性女阴阴道念珠菌病患者，可采用氟康唑或伊曲康唑维持治疗方案防止复发。

（七）念珠菌性龟头炎（candidal balanoposthitis）

念珠菌性龟头炎是念珠菌感染引起的阴茎包皮和龟头的炎症，多来自患念珠菌性阴道炎的性伴侣的感染，好发于包皮长而未做环切者，青年男性高发，夏秋季高发（图2-1-20，附页彩图2-1-20）。

【诊断要点】

1. 好发部位为龟头和冠状沟。

2. 表现为弥散性潮红，龟头有丘疹，包皮内侧及冠状沟处附有白色奶酪样斑片。

3. 若累及尿道可引起尿频、尿痛的前尿道炎症状。

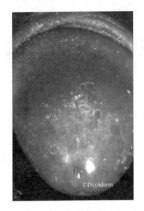

图2-1-20　念珠菌性龟头炎

4.局部可有烧灼感及瘙痒。

5.真菌镜检或培养检查阳性，直接镜检找到较多假菌丝，说明念珠菌处于致病阶段。

【鉴别诊断】

念珠菌性龟头炎、淋病性包皮龟头炎和急性浅表性龟头炎的鉴别诊断见表2-1-16。

表2-1-16　念珠菌性龟头炎、淋病性包皮龟头炎和急性浅表性龟头炎的鉴别诊断

鉴别项目	念珠菌性龟头炎	淋病性包皮龟头炎	急性浅表性龟头炎
病因	念珠菌感染	淋病奈瑟菌感染	局部物理刺激
症状	包皮龟头潮红，龟头有丘疹，包皮内侧或龟头冠状沟有奶酪样斑片	龟头包皮水肿，有黄白色稠性脓汁	局部水肿红斑、糜烂、渗液及出血
尿痛	常无	有	常无
湿片，革兰氏染色	酵母菌或假菌丝	细胞内革兰氏阴性双球菌	常为阴性

【防治】

注意局部卫生，经常清洗龟头和包皮，保持包皮腔内清洁干燥，如有包皮过长，感染治愈后尽早行包皮环切术；日常生活中，要勤换内裤，固定个人的浴盆与毛巾，并定期进行消毒；身体其他部位患有真菌感染（如足癣、手癣）时，要积极治疗，切勿在接触病灶后又直接接触生殖器，同时注意内裤不要与

袜子在一起洗涤；积极治疗全身性疾病，如糖尿病及其他慢性消耗性疾病等；女方如果患有念珠菌性阴道炎，最好暂停性生活，男女双方同时及时治疗；合理使用抗生素、糖皮质激素、免疫抑制剂等，用药期间严密观察发生念珠菌病的征兆并及时处理；避免不洁性交，洁身自好。

　　治疗：以外用药物治疗为主，反复发作或合并尿道炎者可口服抗真菌药物治疗。可以应用生理盐水或0.1%依沙吖啶（雷佛奴尔）溶液清洗，外用咪唑类霜剂如咪康唑、克霉唑、酮康唑等，包皮过长者治愈后应做包皮环切术以防复发，并发尿道炎者可内服酮康唑、氟康唑或伊曲康唑。

（郝宏艺　朱　敏）

第二节　皮肤浅部真菌感染的防治

一、概述

　　中医古籍对癣的病因病机有诸多记载。其中，最早可见于隋代巢元方的《诸病源候论》，里面记载"癣病之状，皮肉隐胗，如钱文……痒痛有，郭里生虫，搔之有汁"。《外科正宗·顽癣》阐述了癣病的发生与热、湿、风、虫等因素相关。《医宗金鉴·外科心法要诀》云："癣，此证总由风热湿邪……郁久风盛，则化为虫……瘙痒无休也。"真菌病是由致病真菌引起的感染性疾病，致病真菌侵犯皮肤的角质层、毛发和甲板所导致的感染称为浅部真菌感染，世界范围内人群患病率为20%～25%。随着广谱抗生素与糖皮质激素的广泛应用、诊疗水平的不断提高、人员流动及环境变化，浅部真菌病仍保持较高的患（发）病率。

二、临床特点

　　1.头癣　头癣中医称"秃疮"，系由真菌感染头皮及毛发组织所致，根据致病菌和临床表现的不同，大致可分为黄癣、白癣、黑点癣及脓癣。近年来头癣的发病率逐渐降低，与居民生活水平的提高和医疗水平的提高有关。

　　（1）白癣：头部皮损呈灰白色鳞屑性斑片，圆形或不规则地覆盖灰白鳞屑的斑片。患区头发一般距头皮2～4 mm处折断，外围白色菌鞘。一般无自觉症状，偶有轻度瘙痒。损害一般发展至6个月后不再扩大增多，处于相对静止状态，至青春期因皮脂腺的发育，皮脂分泌增多，长链脂肪酸抑制真菌生长而趋向自愈。若无继发感染，不留瘢痕和秃发。

（2）黑点癣：头皮损害面积较白癣小但数目较多，一般无炎症反应。病发出头皮即折断，其残留端留在毛囊口，呈黑色小点状。无自觉症状或轻微瘙痒。病程久者治愈后可留有瘢痕，引起局灶性秃发。

（3）黄癣：初起为毛囊口的脓疱或水疱，逐渐形成碟样硫磺色结痂（黄癣痂）。痂的基底紧黏在毛囊口周围，中间有毛发贯穿。剥去痂皮，其下为红色稍凹陷的糜烂面，常伴鼠尿样臭味。病发干枯无光泽，参差不齐。一般无明显自觉症状或伴轻度痒感。好发于儿童，病程长者，毛囊及头皮萎缩，形成大片瘢痕及永久性秃发。

（4）脓癣：由于机体反应强烈，引起明显的感染性肉芽肿反应，典型表现为一个至数个圆形暗红色、浸润性或隆起性炎性肿块，表面群集毛囊性小脓疱，毛囊孔呈蜂窝状，挤压可排出少量脓液。患区毛发松动易拔出。可有程度不同的疼痛和压痛，附近淋巴结常肿大。愈后常有瘢痕形成，可导致永久性秃发。

2. 体股癣　中医称体癣为"圆癣"，股癣为"阴癣"，体癣原发损害为丘疹、水疱或丘疱疹，由中心逐渐向周围扩展蔓延，形成环形或多环形红斑并伴脱屑，其边缘微隆起，炎症明显，而中央炎症较轻或看似正常，伴不同程度瘙痒；发于股胯、外阴等处者，称为股癣，可单侧或双侧发生，基本损害与体癣相同，由股内侧向外发展的边界清楚、炎症明显的半环形红斑，上覆鳞屑，自觉瘙痒。

3. 手足癣　中医称手癣为"鹅掌风"，足癣为"臭田螺"，手癣皮损以皮肤起丘疹、丘疱疹、水疱、脱皮、皲裂、瘙痒并反复发作为临床特征，病程长时可见角化增厚。损害多限于一侧，常始于掌心而后累及整个手掌。自觉症状不明显。一些单侧受累的手癣病例伴有鳞屑角化型足癣，呈现特殊的"两足一手型"表现，"一手"常为挠抓足部及趾甲的所用手，或是日常习惯用的优势侧手。致病菌主要为红色毛癣菌；足癣与手癣临床表现大致相同，以皮下水疱，趾间浸渍糜烂、瘙痒为特征。分为水疱型、间擦糜烂型、鳞屑角化型等，在临床不同阶段几种类型可以同时存在。

4. 甲癣　中医称甲真菌病为"灰指甲"。甲真菌病累及甲板和甲床时，可以出现甲下角化过度、甲下碎屑、甲分离及甲纵行条带等；病变累及甲母质时，可以出现近端甲变色、甲生长缓慢等。糖尿病、外周血管病变、神经病变、肥胖、吸烟、足部潮湿多汗等都是甲真菌病的危险因素，系统研究表明甲银屑病可能会增加甲真菌感染的风险。

5. 花斑癣　中医上称花斑癣为"紫白癜风"，为糠秕马拉色菌所致的皮肤浅表慢性真菌感染，夏季多发，好发于身体富含脂类的部位如头、躯干和上背部，故俗称"汗斑"。花斑癣通常由许多形状不规则的斑点和斑块扩展形成，覆盖身体大部面积和分离跳过正常的皮肤区域。

6.糠秕孢子菌性毛囊炎 中医称"胸背红痘疮"，本病是由圆形或卵圆形糠秕孢子菌引起的毛囊性皮肤真菌病，好发于皮脂腺丰富部位，皮疹为圆顶状毛囊红色小丘疹，间有毛囊性小脓疱，可挤出粉状物。

7.特殊类型癣 难辨认癣临床表现多样，常表现为鳞屑较少，界线不清，无边缘隆起，中央可见脓疱、水疱，无自愈倾向，部分患者瘙痒明显。

（1）阴囊癣：阴囊单纯性感染多由石膏样小孢子菌所致，表现为特征性的上覆黄白色痂皮的斑片，而由红色毛癣菌引起阴囊及其邻近部位感染的临床表现与股癣相似。

（2）叠瓦癣：表现为泛发性同心圆样或者板层样鳞屑性斑片，一般不累及毛囊，少有瘙痒等自觉症状。

三、辅助检查

根据临床表现及真菌学检查一般不难诊断，真菌学检查是诊断真菌病的根本依据。临床用于真菌检测的方法包括直接镜检、真菌分离培养和免疫学检查等方法。

四、鉴别诊断

头癣常需与其他原因所致的脱屑或脱发相鉴别，如慢性葡萄球菌性毛囊炎、头虱、银屑病、脂溢性皮炎、二期梅毒、拔毛癣、斑秃和各种炎症性毛囊疾病等。

体癣需与其他原因的红斑、鳞屑性皮损相鉴别，如接触性皮炎、湿疹、玫瑰糠疹、银屑病、脓疱疮、二期与三期梅毒疹等；股癣常与其他原因的腹股沟红斑损害相鉴别，如湿疹、脂溢性皮炎、增殖性天疱疮、屈侧银屑病、家族性慢性良性天疱疮等。

手足癣常与其他原因的指（趾）蹼间擦烂感染如细菌感染相鉴别，以及与类似手足癣的非感染性疾病如接触性皮炎、湿疹、银屑病、掌跖脓疱病等相鉴别。

甲癣需与类似的非感染性甲疾病相鉴别，如甲营养不良、银屑病甲、慢性湿疹甲、扁平苔藓甲等。

花斑癣其色素沉着的皮损需与红癣、痣、脂溢性皮炎、玫瑰糠疹、体癣等相鉴别；色素减退的皮损需与白色糠疹及白癜风相鉴别。

五、 治疗

本病以杀虫止痒为主要治疗方法。癣病以外治为主，若皮损广泛、自觉症状较重，或抓破染毒者，则宜内外兼治，抗真菌西药治疗具有一定优势，可中西药联合使用。

1. 辨证论治　中医学认为皮肤浅表真菌感染多由外感湿热虫毒郁阻于皮肤所致。风湿毒聚多见于肥疮、鹅掌风、脚湿气，以祛风除湿、杀虫止痒为治法，可选用消风散加地肤子、白鲜皮、威灵仙；或苦参汤加白鲜皮、威灵仙。湿热下注多见于脚湿气伴抓破染毒表现，以清热化湿、解毒消肿为治法，湿重于热者用萆薢渗湿汤；湿热兼瘀者用五神汤；湿热并重选用龙胆泻肝汤。

2. 外治疗法　以清热燥湿，杀虫止痒，祛风解毒为主。用药多选苦参、黄柏、地榆、石榴皮和白鲜皮等清热燥湿药和百部、蛇床子、白矾等杀虫止痒药。中医对皮肤浅部真菌感染多选用中药熏洗或中药泡洗等方法，将诸药放入砂锅中熬煮，过滤取汁，浸泡皮损部位，每次15分钟，每日2次。

3. 其他疗法

（1）系统治疗：系统服药常用于慢性感染及甲癣。传统抗真菌药物包括多唑类、丙烯胺类、吡酮类、吗啉衍生物及其他。①唑类是浅部真菌感染临床应用最为广泛的一类药物，代表品种为酮康唑和伊曲康唑等；②丙烯胺类代表品种为特比萘芬；③吡酮类环吡酮能穿透指甲，目前主要用于治疗甲真菌病。

（2）局部治疗：甲真菌病局部治疗药物主要有5%阿莫罗芬涂膜剂、8%环吡酮涂剂或28%噻康唑溶液。研究表明，5%阿莫罗芬涂膜剂和8%环吡酮涂剂以渗透的形式到达甲床，对引起甲真菌病的大部分真菌具有抑菌和杀菌作用。体股癣的局部治疗首选咪唑类乳膏，如酮康唑、益康唑等，其他抗真菌药物如环吡酮胺和特比萘芬等软膏也有很好疗效。每日1～2次，连续使用2～4周。手足癣通常选择益康唑、酮康唑、联苯苄唑、环吡酮胺、特比萘芬和布替萘芬等外用制剂，依据不同的皮损类型选用正确剂型，常规推荐每日1～2次，连续使用4～6周。头癣多选用2%酮康唑或2.5%硫化硒香波洗头，一周至少2～3次，每次在头皮停留5分钟。

（3）由于部分特殊患者具有系统使用抗真菌药物的禁忌证，近期研究显示激光治疗、光动力治疗以及物理辅助治疗，均取得了一定疗效。

六、 预防与调护

1.加强皮肤浅部真菌的基本知识宣教，对预防和治疗要有正确的认识。

2.注意个人、家庭及集体卫生。对幼儿园、学校、浴室、酒店等公共场所需加强卫生管理。

3.对已经确诊患者应早发现、早治疗，并坚持治疗以巩固疗效。

4.要针对不同癣病传染途径做好消毒灭菌工作，比如个人衣帽、枕巾、床单等用品。

（刘焕强）

第3章

深部真菌病

第一节 皮肤毛孢子菌病

毛孢子菌病（trichosporonosis）是由毛孢子菌感染引起的一种局部或系统播散性真菌病。毛孢子菌可在人体不同部位定植、繁殖，包括胃肠道、呼吸道和皮肤，在某些条件下可致病，故毛孢子菌病为条件致病性真菌感染。该病大多发生在免疫功能低下患者，如恶性肿瘤患者、器官移植者、AIDS患者等，在这类免疫抑制（缺陷）者中，毛孢子菌通常为内源性感染，经由消化道或呼吸道损伤进入体内，发生播散性毛孢子菌病。该病亦可见于非免疫功能低下的白内障摘除术患者、心脏瓣膜置换者、长期应用静脉导管或长期腹膜透析患者等，此类患者多以外源性感染为主，如环境中的真菌污染创面等引起。早期认为白吉利毛孢子菌（*T. beigelii*）是唯一的毛孢子菌，近年来发现毛孢子菌可分为多个种，其中阿萨希毛孢子菌（*T. asahii*）是毛孢子菌病最常见的致病菌。

研究发现毛孢子菌感染主要分布在热带和温带地区，如南美洲、中东、印度、东南亚、非洲、欧洲、日本和美国东南部部分地区。近年来毛孢子菌病的发病率呈上升趋势，2001年杨蓉娅等报道了国内首例播散性毛孢子菌病。

【临床特点】

1.浅表感染 又称为白毛结节病，本型为真菌感染毛干所致。特征为白色至淡棕色小结节，包围毛干，有时可融合成团块。真菌生长处的毛干粗糙质脆易于折断，但结节质地较柔软，易于从毛干上擦去，受累部位偶有瘙痒或疼痛。该型可以累及身体各处有毛发的部位。

2.侵袭性感染 侵袭性毛孢子菌感染主要包括真菌血症、单个器官感染和播散性毛孢子菌病，播散性感染可分急性和慢性两种。

（1）急性播散性毛孢子菌病：发病急骤，进展迅速，表现为真菌血症，可发展至多脏器损害及衰竭，出现血压下降、昏迷、休克，患者可在发病数天或1个月左右死亡。

（2）慢性播散性毛孢子菌病：病程可持续数月至数年，出现间断或持续性发热、肝脾肿大、肝功能异常和进行性器官衰竭等表现。心血管系统是真菌最先并侵犯最多的部位，临床上出现毒血症及受累脏器的相应表现。累及肾脏时，可发生血尿、红细胞管型、甚至引起肾衰竭，尿液培养可检出病原菌。累及肺部时可引起肺部炎症性病变，可有咳嗽、咳痰、痰中带血，多次查痰有时可检出病原菌。累及消化道时可出现厌食、腹痛、腹胀、稀便、腹泻、便中带血等症状，粪便偶可检出病原菌。皮肤感染可见于面部、前臂、股部、肛周等，皮疹表现为红斑、丘疹、结节及紫癜样损害，可出现坏死、溃疡、结痂（图3-1-1，附页彩图3-1-1）。若感染中枢神经系统则可有不规则发热、头痛、脑膜刺激症状，脑脊液培养可见病原菌。

有文献记载毛孢子菌病还可引起腹膜炎、起搏器相关性心内膜炎和肺炎。

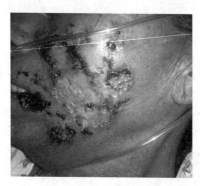

图3-1-1　毛孢子菌病的皮肤感染表现。巨大、坏死的面部溃疡，累及颊部及口腔黏膜

引自 Robles-Tenorio A，Rivas-López RA，Bonifaz A，et al. Disseminated mucocutaneous trichosporonosis in a patient with histiocytic sarcoma［J］. An Bras Dermatol，2021，96（5）：595-597. doi：10.1016/j.abd.2021.01.003.

【诊断要点】

浅表感染的诊断主要基于临床表现，并经真菌镜检和培养确证。

深部感染的侵袭性毛孢子菌病需要结合临床特点、真菌学、组织病理、生理生化特点、血清学检查和分子生物学等检查化验明确诊断。

1. 真菌学　对标本直接镜检可见分隔菌丝，圆形或卵圆形孢子，特别有较多关节孢子，有时可见少量芽生孢子（图3-1-2，附页彩图3-1-2）。

毛孢子菌培养的形态学主要表现为酵母样菌落。将阿萨希毛孢子菌接种于沙氏葡萄糖琼脂培养基，菌落形态可呈脑回状，乳白色至淡黄色，表面皱褶，暗淡，边缘有菌丝生长，菌落早期较湿润，后渐干燥、灰暗，表面皱褶更加明显。亦有报道菌落可呈现4种形态：白色粉状、白色脓疱状、浅黄白色绒毛状、白色脑回状。阿萨希毛孢子菌镜检镜下主要为大量关节菌丝，完全或不完全断裂后形成的关节孢子，多呈筒状（图3-1-3，附页彩图3-1-3）。

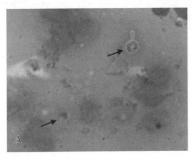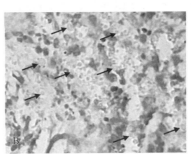

图3-1-2　面部溃疡组织病理学检查。A.芽殖酵母细胞（革兰氏染色涂片）；B.分生孢子（组织病理PAS染色）

引自 Robles-Tenorio A，Rivas-López RA，Bonifaz A，et al. Disseminated mucocutaneous trichosporonosis in a patient with histiocytic sarcoma［J］. An Bras Dermatol，2021，96（5）：595-597. doi：10.1016/j.abd.2021.01.003.

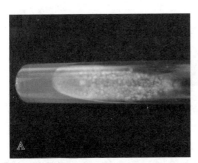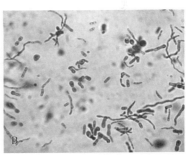

图3-1-3　面部溃疡标本真菌培养。A.在沙氏培养基上，毛孢子菌菌落呈凸起的蜡状外观，带有放射状沟纹；B.培养菌落涂片经棉蓝染色显示菌丝、芽生孢子和关节孢子

引自 Robles-Tenorio A，Rivas-López RA，Bonifaz A，et al. Disseminated mucocutaneous trichosporonosis in a patient with histiocytic sarcoma［J］. An Bras Dermatol，2021，96（5）：595-597. doi：10.1016/j.abd.2021.01.003.

2.组织病理学　毛孢子菌感染的皮肤及脏器组织病理改变主要表现为感染性肉芽肿，可有明显的血管改变，包括栓塞性血管炎、血管周围炎。PAS染色或六胺银染色在感染组织中可见形态各异的菌丝及圆形或卵圆形真菌孢子堆积，也可见到芽生孢子、关节孢子和假菌丝，酵母细胞呈圆形或卵圆形。在镜下发现分隔菌丝、关节孢子、假菌丝及芽生孢子4种真菌形态，有利于诊断，但多数情况下仅见分隔菌丝、圆形或卵圆形孢子及芽生孢子。

3.生理生化特点　常用的鉴定方法是碳源同化试验，主要是通过测定真菌在有氧情况下利用不同糖类作为唯一碳源的能力来鉴定真菌。

4.血清学检查　血清学方法评估如乳胶凝集试验和酶联免疫吸附试验，有助于侵袭性毛孢子菌病的早期诊断。

5.分子生物学　分子生物学方法在毛孢子菌病的诊断方面具有灵敏性高、特异性强等特点，但易受实验室条件等因素的限制。目前常用PCR、巢式PCR、实时荧光定量PCR法对毛孢子菌病进行诊断。

此外，根据受累器官的不同，可行影像学检查。对于有播散性毛孢子菌病患者，要进行胸部X线以及胸部、腹部和骨盆的CT扫描。对疑似心内膜炎的患者要进行超声心动图检查。如怀疑肺受累，建议行支气管镜检查及肺泡灌洗。

【鉴别诊断】

播散性毛孢子菌病需与播散性念珠菌病、曲霉败血症、隐球菌败血症及播散性毛霉病等疾病相鉴别，毛孢子菌病的皮肤组织病理改变需与念珠菌病、曲霉病、地霉病相鉴别。

【防治】

对于白毛结节病，彻底去除结节和感染的毛发是最简便的治疗。一线抗真菌治疗方案为咪康唑或酮康唑外用，每日4次，持续2周。对于拒绝剃除毛发的患者，可口服伊曲康唑100mg，每日1次，疗程3～4周。

侵袭性毛孢子菌病的治疗困难，免疫受损患者的死亡率较高。目前主要以抗真菌药物、免疫因子及联合治疗等方法为主。抗真菌药物主要包括唑类、棘白菌素类及两性霉素B等；免疫因子包括巨噬细胞集落刺激因子（M-CSF）、粒细胞集落刺激因子（G-CSF）、肿瘤坏死因子α（TNF-α）等。伏立康唑被证实是对抗毛孢子菌的有效药物，可作为中心粒细胞减少和侵袭性毛孢子菌病患者的一线治疗。二线治疗可用伊曲康唑、氟康唑。两性霉素B也是治疗本病应用较多的药物，有专家建议使用两性霉素B和伏立康唑/氟胞嘧啶联合治疗。

（王　斌　张国强）

第二节　着色芽生菌病

着色芽生菌病（chromoblastomycosis，CBM）是由暗色孢科中的一组致病性着色真菌引起的皮肤和皮下组织的真菌感染。着色真菌又称暗色真菌（dematiaceous fungi），包括一大组细胞壁含有黑色素样物质的真菌，是一种自然界的腐生菌，广泛存在于土壤、杂草、腐物、农作物的杆叶等处，近年根据多基因测序后联合建树分析，认为着色真菌感染是由疣状瓶霉复合体引起的皮肤和皮下组织的真菌感染。该复合体包括以下7个种：疣状瓶霉（*P. rerrucosa*）、*P. chinensis*、*P. tard*、*P. ellipsoidia*、*P. macrospora*、*P. americana*和扩展瓶霉（*Phialophora expanda*）。其中，扩展瓶霉是黄晨等在国内外首报。[首报*Phialophora expanda*致着色芽生菌病伴*CARD9*缺陷1例《中国真菌学杂志》，2020，14（4）：230-232]

本病为全球性分布，自1911年Redrso在巴西首次发现本病至今世界各大洲均有报道，以热带和亚热带多见。我国1952年尤家俊报道首例病例后，全国各地陆续有报道，迄今已超过500余例，以山东、河南、广东等地多见。1977年，山东省人民医院曾对该病进行流行病学调查，发现该地区的发病率高达0.023%。本病好发于男性，男女之比约为4:1。本病可发生于任何年龄，病程慢性，一般为数年至数十年。发病以农民和户外工作者为主，约占80%，本病的误诊率为44.2%。

【临床特点】

本病有多种分型方法，目前将CBM分为五型：①鳞屑角化样斑块型：表现为轻度隆起的斑块，表面有少量脱屑或皲裂；②结节样型：表现为稍隆起的黄豆大小结节，表面光滑，疣状或有脱屑，质地柔软；③疣状增生型：皮损为豆大或指头大丘疹或斑块的表面粗糙，呈干性疣状突起，常发生在手足暴露部位；④瘤样增生型：呈乳头瘤状或菜花样，表面覆以渗出物形成的浆痂或血痂，可伴有脓肿和溃疡；⑤瘢痕性皮肤萎缩：皮损不隆起，周围呈萎缩样瘢痕，可呈环形、弓形，或广泛蔓延的倾向，本型的早期往往伴有脓肿或溃疡。

山东省人民医院根据该病的病变范围分三型。①原发型：损害局限在原发部位，周围无卫星灶；②淋巴管扩散型：原有病变沿淋巴管扩散，多处病灶呈线状分布；③泛发型：病灶面积很大或呈多发性，并波及一侧肢体。此种分型对治疗及预后评价具有指导意义。Remoero等将各种表现归纳为两型：①干燥疣状型；②湿性增殖型。但临床上多种类型的皮损及不同阶段的表现常可混杂并存。

临床表现见图3-2-1～图3-2-4，附页彩图3-2-1～彩图3-2-4。

【诊断要点】

1.发生于四肢暴露部位的慢性疣状增殖型斑块和结节，可伴有脓肿或溃疡。

2.在皮损的分泌物中或活检组织中可查到暗色分隔厚壁的硬壳小体，直径5～12μm。

3.真菌培养有致病性暗色真菌生长。一般在超过40℃不能生长，不能液化明胶。

【鉴别诊断】

1.皮损呈疣状损害应与寻常疣、疣状皮肤结核、角化棘皮瘤相鉴别。

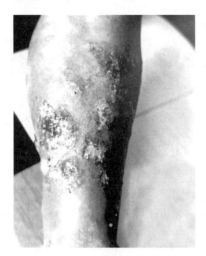

图 3-2-1　下肢着色芽生菌病

引自吴绍熙，潘卫利，廖万清，等，2001. 中国常见皮肤性病彩色图谱. 北京：中国协和医科大学出版社

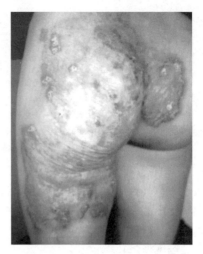

图 3-2-2　臀部及左下肢着色芽生菌病

引自吴绍熙，潘卫利，廖万清，等，2001. 中国常见皮肤性病彩色图谱. 北京：中国协和医科大学出版社

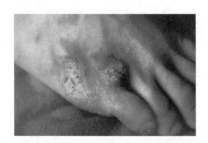

图 3-2-3　足部着色芽生菌病：裴氏着色真菌感染

引自吴绍熙，潘卫利，廖万清，等，2001. 中国常见皮肤性病彩色图谱. 北京：中国协和医科大学出版社

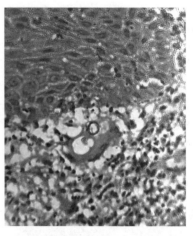

图 3-2-4　着色真菌病病理片：异物巨细胞内厚壁孢子（×200）

引自吴志华，王正文，林元珠，等，1993.皮肤性病学.广州：广东科技出版社

2.结节、溃疡性损害应与结节病、梅毒、肿瘤、皮炎芽生菌病相鉴别。

3.皮损沿淋巴管扩散时，应与孢子丝菌病相鉴别，上述疾病的鉴别要点为组织病理学上可见硬壳小体及真菌培养可见暗色真菌生长。

【防治】

本病不能自愈，治疗疗程长，治愈率仅在15%～80%。其治疗方法包括手术治疗、物理治疗及药物治疗三部分，而且早期诊治、长期治疗十分重要。

【手术治疗】

1.对于直径小于2cm者，可行广泛深部切除术，直接缝合切口。

2.直径大于2cm者，应首先应用抗真菌药物1～2个疗程，然后行大面积切除及植皮术。

3.如皮损面积超过体表面积的15%，可采用异体皮或异种皮网眼、自体皮镶嵌植皮法解决自身取皮面积过大的难题。

手术成功的关键包括术前充分准备、严格无菌操作、彻底清创病灶及局部用中药液清洗或涂搽，用2%～5%碘酊清洁创面，术中应以2%碘酊纱布垫覆盖并缝合于皮损表面，覆盖范围应超出病灶边缘1～1.5cm，防止术中皮损内真菌孢子的医源性接种；切除范围与纱布垫覆盖范围相同，深度应达到深筋膜层。病灶切除术后，局部创面用生理盐水冲洗2遍，然后直接缝合或根据创面大小采用不同的植皮方法；术后应继续应用抗真菌药物或抗生素2周左右。

【物理治疗】

可采用温热疗法，包括蜡疗、电热、红外线、温水浸泡，使病变局部温度升高达到50～60℃，持续30～60分钟，3次/日，由于暗色真菌不耐高温，局部热疗可抑制其生长繁殖。

【药物治疗】

1.系统性抗真菌药物　包括10%碘化钾、氟尿嘧啶（5-FU）、伊曲康唑、氟康唑、酮康唑或两性霉素B联合应用。

（1）碘化钾：10%碘化钾溶液，每天3次，每次10ml。

（2）伊曲康唑：对致病菌尤其是卡氏枝孢霉具有很好的抑制作用，近年取代其他药物而成为着色真菌感染的首选用药。剂量为200～600mg/d，疗程12～36月。部分患者可产生不可逆性耐药。因此，在治疗开始或治疗过程中，应做药敏试验。氟康唑初始剂量为200～400mg/d，静脉滴注，病情控制后改为口服100～300mg/d，疗程6个月以上。

（3）特比萘芬：0.5g/d，疗程6～12个月，通常推荐伊曲康唑和特比萘芬两者联合治疗。

（4）沙泊康唑和伏立康唑：对着色芽生菌病疗效佳，但疗程长达34个月，价格高昂，限制了其使用范围。

2.局部抗真菌药物　常选用0.25%两性霉素B溶液进行皮损内注射，或应用高浓度（30%～50%）冰醋酸溶液外涂。山东省人民医院应用该方法治疗185例患者，治愈56例，治愈率为30.3%，对于面积较大或有播散倾向和已发生播散的患者，不宜应用此疗法。

【预防】

户外工作者和农民，到农田和野外工作时，要注意穿好防护的长筒靴。万一发生外伤应及时用清水冲洗伤口，并局部外涂0.25%碘酊。在本病的高发地区，应及时发现可疑病例，早诊断、早治疗是提高治愈率、改善患者预后的关键。

（林元珠　王立博）

第三节　念珠菌病

【概述】

念珠菌病（candidiasis）是由各种致病性念珠菌引起的局部或全身感染性疾病，好发于免疫功能低下患者，可侵犯局部皮肤、黏膜以及全身各组织、器官，临床表现多样，轻重不一。

念珠菌广泛分布于自然界及社会环境中，目前发现的致病性念珠菌已超过15种，其中白念珠菌、光滑念珠菌、热带念珠菌、近平滑念珠菌和克柔念珠菌是主要的致病菌，超过90%的念珠菌病是由上述5种念珠菌引起的。根据吴绍熙等调查全国25个省市1986～1996年和2006年的致病真菌分布情况，结果1986年居第5位的白念珠菌到1996年已上升至第2位，而1986年较少见的近平滑念珠菌所占比例已明显上升并跃居第8位，2006年的白念珠菌占2/3，其他光滑念珠菌、热带念珠菌、克柔念珠菌和季也蒙念珠菌复合群等占比有所上升。2016年文献统计的念珠菌感染中，菌群的变迁以非白念珠菌为主。念珠菌引起的感染是导致人类生病和死亡的主要原因之一。2017年，一项全球性的研究发现，每年约有700 000人感染侵袭性念珠菌病。

念珠菌是一种条件致病菌，大多是在全身或局部抵抗力降低时致病。侵袭性念珠菌病可危及生命，其中念珠菌血流感染（BSI）占医院获得性念珠菌血流感染的第4位，其粗病死率可高达39.2%（ICU 47.1%）。

念珠菌病的主要传染源为念珠菌病患者及念珠菌污染的食物与水等，其感染分内源性和外源性两种途径。内源性途径多由于滥用抗生素、糖皮质激素、免疫抑制剂等，致使皮肤黏膜菌群失调，或因营养缺乏、HIV/AIDS等导致念珠菌大量繁殖，由孢子相转变为菌丝相而导致发病。外源性途径为患者本身不携带该菌，接触其他人带有的念珠菌或家中养宠物或呼吸道定植繁殖后，由于念珠菌本身的毒力而致病。

本节主要介绍念珠菌侵犯器官所引起的真菌病，表现为急性、亚急性或慢性感染。值得注意的是，这些病变的血行播散可引起念珠菌败血症乃至死亡。

【临床特点】

1.皮肤、黏膜念珠菌病

（1）皮肤念珠菌病

1）念珠菌性间擦疹：发生在腋窝、腹股沟、乳房下、会阴部及肛门周围处，和周围组织界线清晰的皮肤红斑及糜烂，散在丘疹、水疱和脓疱，常表现为中心区域密集、周围疏松，伴有瘙痒感。

2）念珠菌性甲沟炎和甲床炎：甲沟化脓、红肿，常伴有糜烂和渗出，指（趾）甲变厚并呈现淡褐色。

3）念珠菌性肉芽肿：表层覆盖有黄棕色痂，内含丰富血管的丘疹。

4）慢性皮肤黏膜念珠菌病：患者的皮肤、黏膜和甲沟的慢性、复发性、持久性念珠菌感染，一般常发生于伴有多种全身疾病或免疫功能障碍的患者。

（2）黏膜念珠菌病

1）口腔念珠菌病：俗称鹅口疮，常发生于舌、牙龈、软腭及颊黏膜，严重者可累及气管、食管等，常表现为口腔黏膜上附有灰白色薄膜，边界清晰，周围有红晕。刮去假膜后可见红色的湿润面，出现轻度的出血或糜烂，严重时可致黏膜溃疡、坏死。

2）念珠菌性唇炎：分为糜烂性念珠菌性唇炎和颗粒性念珠菌性唇炎。前者表现为唇红中央为鲜红糜烂状，周围过度角化，表面脱屑，呈现黏膜白斑；后者表现为下唇呈现弥漫性肿胀，唇红以及皮肤的交界处边缘有小颗粒并微微凸起。

3）念珠菌性口角炎：唇部单侧或者两侧口角浸渍呈白色、糜烂或者结痂。

4）念珠菌性阴道炎：外阴部红肿、剧烈瘙痒伴有灼烧感，阴道壁红肿，阴道黏膜附有鹅口疮样的灰色假膜。呈红斑、轻度湿疹样反应、脓包、糜烂或者溃疡，皮损可扩展至外阴及肛门。阴道白带会呈现黄白色凝乳状或乳酪状，有时可呈现豆腐渣样，无恶臭味。

5）念珠菌性包皮炎：包皮处出现轻度潮红，冠状沟处出现附有白色乳酪样斑片和鳞屑性丘疹，严重时局部会出现红肿、糜烂、渗出、尿频和刺痛等症状。

2.深部器官念珠菌病

（1）念珠菌性食管炎：常由口腔念珠菌病发展而来。最常见的症状为吞咽疼痛、吞咽困难，吞咽食物时胸骨后疼痛或烧灼感，常伴鹅口疮、恶心、呕吐、食欲缺乏、体重减轻，而全身毒血症症状相对较轻。内镜检查多见下段食管壁局部黏膜充血水肿，假性白斑或表浅溃疡。X线可见黏膜破坏粗糙，但其纵行折叠依然存在，钡餐检查可见毛糙的黏膜，不规则性和结节性充盈缺损，对诊断有帮助。

（2）念珠菌性肠炎：儿童较成人发病率高，突出症状是腹泻，便次每日最多10～20次，最少2～3次。初起轻度腹泻，表现为泡沫样或黏液样便，也可为水样或豆腐渣样，偶有便中带血，后期为脓血便，出血多时为暗红色糊状黏血便。多数患者伴有腹胀，累及直肠和肛门可引起肛周不适。粪便镜检可见大量菌丝和芽孢，培养有念珠菌生长。

（3）支气管-肺念珠菌病：主要包括气管-支气管炎型和肺炎型两种类型，亦是病程发展中的两个阶段。

1）气管-支气管炎型：表现为阵发性刺激性咳嗽，咳多量似白色泡沫塑料状稀痰，偶带血丝，随病情进展，痰稠如糨糊状。喘憋、气短，尤以夜间为甚。乏力、盗汗，多无发热。X线影像仅示两肺中下野纹理增粗。支气管镜检查可发现气道管腔内较多黏膜白斑、充血、水肿，严重者可出现糜烂、溃疡、出血，甚至可以引起气道阻塞。

2）肺炎型：表现为畏寒、高热，咳白色泡沫黏痰，有酵臭味，痰或呈胶冻状，有时咯血，临床酷似急性细菌性肺炎。胸部X线检查显示双下肺纹理增多，有纤维条索影，伴散在的大小不等、形状不一的结节状阴影，边缘不清，呈支气管肺炎表现，病灶部位经常变换；或融合的均匀大片浸润，自肺门向周边扩展，可形成空洞。多为双肺或多肺叶病变，但肺尖较少受累。偶可并发胸膜炎。

诊断此型念珠菌病，要求合格的痰或支气管分泌物标本2次显微镜检酵母假菌丝或菌丝阳性，以及真菌培养有念珠菌生长且2次培养为同一菌种（血行播散者除外）。另外，血清1,3-β-D-葡聚糖抗原检测（G试验）连续2次阳性。但确诊仍需组织病理学的证据。

（4）肾念珠菌病：本病常可因其他部位的病灶血行播散而波及肾皮质及髓质，病灶内可找到大量念珠菌菌丝及孢子，如后者为主时提示为近期感染。

肾感染常导致脓肿形成，其症状包括发热、寒战、腹痛、腰痛、菌尿，尿中可出现胶样物，呈黄色或白色的组织碎片。念珠菌性肾盂肾炎可致肾功能损伤。

尿常规检查可见红细胞、白细胞，直接镜检可发现念珠菌菌丝和芽孢，脓肿穿刺培养可获阳性结果，但尿培养阳性很难界定污染、定植或感染。同样，尿念珠菌菌落计数对于留置导尿管的患者也不能鉴别定植或感染。泌尿道超声或CT检查有助于发现泌尿系统结构异常、肾积水、脓肿、气性肾盂肾炎及真菌球（肾盂和输尿管的真菌球可表现为放射线透明性的不规则充盈缺损）。

（5）念珠菌性心内膜炎：包括心脏天然瓣膜、人工瓣膜和心脏电子置入装

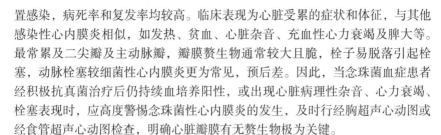

置感染，病死率和复发率均较高。临床表现为心脏受累的症状和体征，与其他感染性心内膜炎相似，如发热、贫血、心脏杂音、充血性心力衰竭及脾大等。最常累及二尖瓣及主动脉瓣，瓣膜赘生物通常较大且脆，栓子易脱落引起栓塞，动脉栓塞较细菌性心内膜炎更为常见，预后差。因此，当念珠菌血症患者经积极抗真菌治疗后仍持续血培养阳性，或出现心脏病理性杂音、心力衰竭、栓塞表现时，应高度警惕念珠菌性心内膜炎的发生，及时行经胸超声心动图或经食管超声心动图检查，明确心脏瓣膜有无赘生物极为关键。

（6）念珠菌脑膜炎：较少见，常由呼吸系统及消化系统病灶播散而来。症状与一般脑膜炎相同，常有发热、头痛和不同程度的意识障碍（如谵妄、昏迷等），可有脑膜刺激征、脑积水，局灶神经系统症状如失语、偏瘫等。亦可出现颅内压升高、视盘水肿等少见症状，甚至有复视、耳鸣、眩晕、痴呆等症状。脑脊液中细胞数量轻度增多，糖含量正常或偏低，蛋白含量明显升高。确诊有赖于在脑组织或脑脊液标本中找到真菌，但脑脊液检查早期不易发现真菌，需多次脑脊液真菌涂片和培养，脑脊液真菌G试验检测有一定的参考价值。早期诊断和积极治疗可显著降低病死率。

（7）念珠菌血症/播散性念珠菌病

1）念珠菌血症：念珠菌血症是指血培养一次或数次念珠菌阳性，为最常见的血流感染之一，是最常见的侵袭性念珠菌病，即使应用了抗真菌药，死亡率仍超过40%。早期全身毒血症状较轻，临床症状和体征无特异性，进展常缓慢，易被原发基础疾病和伴发的其他感染表现所掩盖，严重者可发生多器官功能障碍或衰竭，甚或感染性休克。高危患者感染后易播散至全身各器官，出现如感染性心内膜炎、内源性眼内炎、骨髓炎、肝脾脓肿等。确诊有赖于血培养，但血培养阳性率不及50%，故明确局部感染灶、真菌G试验动态监测均有助于临床诊断。血培养一旦呈阳性，在获得药敏试验结果前，应尽早行抗真菌治疗以降低病死率。建议治疗过程中每周至少行2次血培养（即使体温正常也需进行）。如果积极抗真菌治疗中出现2次或2次以上血培养阳性，且均为同一种念珠菌，即可明确为持续血流感染，其发生率达8%～15%。持续血流感染者需：①查寻和处理原发感染灶；②重复菌株药敏试验，确定有无耐药菌株；③仔细排查是否发生播散性感染。

2）播散性念珠菌病：播散性念珠菌病是指念珠菌侵入血液循环，并在血液中生长繁殖后，进一步播散至2个或2个以上不相邻器官，引起相应器官感染。根据临床表现不同分为急性播散性念珠菌病和慢性播散性念珠菌病。①急性播散性念珠菌病：呈急性起病，在念珠菌血症急性期可同时出现肝脾多发脓肿、皮肤或皮下软组织脓肿，或表现为感染性心内膜炎、骨髓炎、眼内炎、肺炎等。临床表现为寒战、高热，血培养持续阳性，全身各脏器、组织可有多发性小脓肿，病情常会迅速恶化，出现神志淡漠、嗜睡，多器官功能障碍或衰竭、感染性休克，预后极差。因此，对于念珠菌血症患者需要警惕是否累及其他器官。②慢性播散性念珠菌病：是侵袭性念珠菌病的一种独特表现形式，主要累及肝脏和脾脏，偶可累及肾脏等其他器官，故又称为肝脾念珠菌病。好发于急性白血病或干细胞移植患者粒细胞缺乏恢复期，当患者中性粒细胞缺乏恢复，却仍持续发热时应考虑该病可能，影像学检查可发现肝、脾，甚至双肾多发感染灶，肝脏增强MRI的敏感性最高，其次为增强CT和超声检查。病灶组织穿刺活检及新鲜组织标本真菌培养有助于确诊。组织病理急性期表现为脓肿，病变中心是坏死物，周围有中性粒细胞浸润，PAS、GMS及HE染色显示在坏死中心可见念珠菌芽孢和假菌丝或真菌丝。慢性期表现为肉芽肿，病变逐步被栅栏状的组织细胞代替，被纤维性包裹，病变中仅有少量念珠菌芽孢和假菌丝或真菌丝，难以发现，所以肝组织病理和培养结果阴性不能排除诊断。

【鉴别诊断】

1.曲霉病　真菌检查可见曲霉的分生孢子头，未见假菌丝；组织病理检查菌丝在组织内呈锐角分支成放射状，菌丝比念珠菌粗，可以鉴别。

2.接合菌病　常累及血管、眼、肺部或脑部，一旦感染发展迅速，直接镜检菌丝粗、不分隔，在组织病理中菌丝与主干呈直角分支等可以鉴别。

3.隐球菌病　早期诊断需要临床医师的高度警惕，遇有可疑脑病时，即应做脑脊液检查如直接墨汁涂片检查有无厚荚膜的菌体，同时做培养。阳性者即可确定诊断。双夹心酶联免疫吸附试验（ELISA）抗原抗体反应常有助于诊断。

此外，还需与结核、肿瘤以及其他慢性细菌感染相鉴别。

【治疗】

治疗深部念珠菌病首先要去除各种诱发因素。加强营养，增加机体抵抗力，给予大量B族维生素，尽可能停止或者减少抗生素的应用，尤其是广谱抗生素。

治疗的基本原则：选择抗真菌药物时应主要基于以下两方面考虑。其一，应尽可能寻找和明确感染部位，积极开展与其相关的临床合格标本的收集、真菌涂片、培养、真菌G试验等，以期获得微生物学证据，一旦明确致病菌即可根据感染部位、感染严重程度、患者基础情况、病原菌种类及其药敏试验结果等确定个体化治疗方案。其二，对于严重感染患者，在病原菌未明确前，可根据患者所在病区病原菌及其耐药流行情况，给予经验性抗真菌治疗，一旦明确病原菌，再根据经验性治疗的效果及体外药敏试验结果调整给药方案。

目前常用于治疗侵袭性念珠菌病的抗真菌药物有三唑类药物（氟康唑、伊曲康唑、伏立康唑、泊沙康唑），棘白菌素类药物（卡泊芬净、米卡芬净），多烯类药物（两性霉素B及其脂质制剂）及嘧啶类药物（氟胞嘧啶）。

1.**皮肤念珠菌病** 局部外用抗真菌药为主，包括咪康唑、克霉唑、酮康唑、联苯苄唑、舍他康唑、阿莫罗芬、环吡酮胺、制霉菌素等，每天外用1～2次，疗程2～4周。患者皮损广泛或损害波及毛发及甲板单用外用药难以控制者，也可系统性使用三唑类抗真菌药。对播散性新生儿皮肤念珠菌病的低出生体重早产儿，有高度危险进展为播散念珠菌病者，推荐应用两性霉素B每日0.5～1mg/kg，总剂量为10～25mg/kg。对于口咽部念珠菌病患者可以使用制霉菌素混悬液（4～6ml，每日4次，浓度10万U/ml）或制霉菌素锭剂（1～2片，每日4次，20万U/片）或克霉唑锭剂（每次10mg，每日5次）。中、重度感染者推荐首选氟康唑口服（每日100～200mg，3mg/kg）。

2.**念珠菌性食管炎** 首选氟康唑口服，每日200～400mg，疗程为14～21天；口服不能耐受时，可静脉滴注氟康唑400mg/d，或棘白菌素类药物，也可给予两性霉素B［0.3～0.7mg/（kg·d）］（高等级，强推荐）。氟康唑治疗无效者，可选用伊曲康唑口服液、伏立康唑、棘白菌素类药物、两性霉素B、泊沙康唑混悬液治疗。建议复发患者口服氟康唑每周3次，每次100～200mg。

3.**念珠菌性肠炎** 通常以对症和支持治疗为主，亦可口服制霉菌素50万～100万U，每日3次，严重或全身播散者治疗方案参照播散性念珠菌病。

4.**支气管-肺念珠菌病** 轻症患者在消除诱因后，病情常能逐渐好转，病情严重者则应及时应用抗真菌药物。可根据药敏试验结果选择氟康唑、伊曲康唑、伏立康唑或泊沙康唑。氟康唑每日200mg，首剂加倍，病情重者可用400mg/d，甚或更高剂量［6～12mg/（kg·d）］。两性霉素B亦可用于重症病例，剂量为0.5～1.0mg/（kg·d），但毒性反应较大。棘白菌素类抗真菌药如卡泊芬净、米卡芬净等多用于重症念珠菌下呼吸道感染。临床上应根据患者的状态和真菌药敏结果选用。

5.**肾念珠菌病** 氟康唑因其以原型经尿排出，为治疗敏感菌株感染的首选。念珠菌肾盂肾炎患者可口服氟康唑200～400mg/d，疗程为2周；对氟康唑耐药菌株，两性霉素B 0.3～0.6mg/（kg·d）治疗1～7天（需动态监测肾功能），也可联合氟胞嘧啶治疗。泌尿系统真菌球可通过外科手术或内镜摘除，同时予以抗真菌治疗。对于有肾造瘘管和支架置入患者，条件允许时建议予以拔除或置换，可通过肾造瘘管给予两性霉素B冲洗（25～50mg，以200～500ml注射用水稀释）。对于同时并发念珠菌血症患者，初始治疗也可选用棘白菌素类抗真菌药物。

6.**念珠菌性心内膜炎** 治疗主要分为两个阶段，即急性期的感染控制和巩固期的长疗程维持治疗。在急性期需抗真菌药物和心脏手术联合治疗，首选棘白菌素类药物单用或联合氟胞嘧啶治疗6周以上，次选两性霉素B脂质体/两性霉素B联合氟胞嘧啶治疗6周以上。心脏手术治疗主要是清除赘生物及感染组织，以及心脏成形术（包括感染瓣膜的修补或置换手术）。对于不接受心脏手术治疗患者，也可单用抗真菌药物治疗，但疗程需足够长，且存在心力衰竭、死亡等风险。急性期治疗病情稳定、血培养阴性后，若为氟康唑敏感菌株，可长期给予氟康唑维持治疗，疗程6个月以上，尤其是不能接受手术治疗或瓣膜置换术后感染患者，维持治疗时间应更长，建议治疗2年以上，但需注意尽量避免与华法林同时使用。对于少数氟康唑耐药菌株，如天然耐药的克柔念珠菌，可给予伏立康唑或棘白菌素类药物维持治疗。在数年内均应长期随访。

7.念珠菌脑膜炎　中枢神经系统念珠菌病有多种治疗方案，目前推荐两性霉素B［0.5～0.7mg/（kg·d）］或两性霉素B脂质体单用或联合氟胞嘧啶治疗。氟康唑每日400～800mg（6～12mg/kg）单用或联合氟胞嘧啶作为次选方案，适用于两性霉素B不能耐受或病情相对较轻的患者。另外，两性霉素B与氟康唑联合可用于补救治疗。由于伏立康唑在脑脊液中有较高浓度，对于光滑念珠菌或克柔念珠菌所致中枢神经系统感染患者，可考虑初始治疗应用两性霉素B联合氟胞嘧啶，病情稳定后改用伏立康唑维持治疗。建议治疗数周后待患者症状和体征消失，脑脊液常规、生化恢复，以及颅脑炎性病灶均消失后停药。

8.念珠菌菌血症　在获得药敏试验结果前，首选棘白菌素类抗真菌药物，对于病情相对较轻、无唑类抗真菌药物暴露史，且对念珠菌耐药可能性较小的患者，可选用氟康唑。两性霉素B适用于可能对唑类或棘白菌素类耐药者，伏立康唑适用于粒细胞缺乏并需要额外覆盖曲霉感染者。获得菌种鉴定和药敏试验结果后，应根据药敏试验结果调整用药；敏感菌株推荐首选棘白菌素类药物，尤其是光滑念珠菌感染，次选氟康唑或伏立康唑。两性霉素B更多用于唑类或棘白菌素类耐药菌株感染者，并须监测其不良反应。在初始治疗病情稳定、血培养转阴5～7天后（初始治疗至少10天以上），可采用降阶梯治疗策略，即改用静脉或口服唑类药物治疗。需要在患者感染相关症状和体征消失、血培养转阴性2周后停药，若有其他器官累及，抗真菌治疗疗程也应相应延长。

9.播散性念珠菌病　不论急性还是慢性播散性念珠菌病，均推荐初始治疗和维持治疗两个阶段。

急性播散性念珠菌病建议根据感染部位、菌种、药物敏感性、药物PK/PD、患者肝肾功能等因素进行选择，如为皮肤软组织、心、肝、脾、腹腔、骨髓等部位感染，急性期初始治疗首选棘白菌素类药物单用或联合氟胞嘧啶，亦可选择两性霉素B或其脂质体。恢复期维持治疗多选用氟康唑或伏立康唑，具体治疗方案与疗程可参照所累及器官感染的推荐。

慢性播散性念珠菌病初始治疗首选棘白菌素类药物或两性霉素B脂质体，或两性霉素B 0.5～0.7mg/（kg·d）治疗；对于病情较轻且为氟康唑敏感菌株，也可采用氟康唑（400～800mg/d）治疗。初始治疗数周病情稳定后，推荐长期口服氟康唑400～800mg/d［6～12mg/（kg·d）］治疗，疗程提倡个体化，需影像学随访至病灶吸收或者钙化，通常6个月以上。伏立康唑作为备选药物，主要用于治疗对氟康唑天然耐药的克柔念珠菌病。

【预防】

1.勿滥用广谱抗生素。

2.长期应用抗生素、糖皮质激素等免疫抑制剂者，应仔细观察有无念珠菌感染，定期检查粪便、尿、痰等。

3.对必须长期应用抗生素及糖皮质激素患者，可间歇给予抗真菌药，如制霉菌素等，以预防念珠菌感染。

（崔　瑜　苗国英　范志霞）

第四节　曲　霉　病

曲霉病（aspergillosis）是由各种曲霉所致，可侵犯皮肤、黏膜、肺、脑、眼等全身各部位，但以肺和鼻窦最为常见。其中，侵袭性曲霉病好发于免疫功能低下患者，病情严重，病死率高，而早期诊断和积极治疗可显著降低病死率。

【流行病学】

人群普遍易感，可发生于任何年龄，尤以农民、建筑工人、园艺工人及免疫功能低下患者多见。随着干细胞移植、实体器官移植、肿瘤化疗、大剂量广谱抗菌药物的长期应用，以及糖皮质激素、免疫抑制剂的广泛应用等因素的增加，侵袭性曲霉病的患病率和病死率均呈显著上升趋势。近年来慢性肺曲霉病也有明显增多，尤其是亚洲地区。

【诊断与鉴别诊断要点】

（一）肺曲霉病

1.侵袭性肺曲霉病　根据宿主高危因素（如持续粒细胞缺乏、实体器官移植等）、临床症状、体征，结合痰、支气管肺泡灌洗液等标本真菌涂片、培养、血清或支气管肺泡灌洗液曲霉特异性抗原检测结果，以及影像学特征性改变（CT影像上表现为结节样改变，其周边见密度略低于结节，又高于肺实质的磨玻璃样改变，称为晕征；病程中可见病灶组织出血、梗死、液化，坏死组织随呼吸道排出体外而形成的新月形空腔，称为空气新月征）进行综合判断，还需与肺部细菌、结核或其他真菌感染，以及恶性肿瘤等相鉴别，条件许可时尽可能行病灶组织病理和培养来确诊。

2.慢性肺曲霉病　患者常有肺结核等慢性肺部基础疾病，免疫功能正常或轻度低下，病程进展缓慢，通常3个月以上。临床类型主要包括以下4种，并可多种类型并存。痰培养可分离到曲霉，或血清曲霉特异性IgG抗体阳性有助于诊断，确诊有赖于组织病理。

（1）肺曲霉球：发生于已有肺空腔病变内，如肺结核空腔、癌性空腔等。多为单个曲霉球寄植空腔内，影像学见肺内空腔含致密团块状阴影，可随体位的改变而变动。

（2）慢性空腔性肺曲霉病：临床表现无特异性，轻重不一，可伴有发热、体重下降、乏力、慢性咳嗽、咯血、气促。早期肺内并无空腔性病变，以后可逐渐形成单个或多发空腔，约50%的患者可有曲霉球。未经治疗空腔会逐渐增大或形成新的空腔。影像学可见空腔周围组织炎性浸润和局部胸膜增厚常见。

（3）慢性纤维化性肺曲霉病：常发生在慢性空腔性肺曲霉病基础上，肺组织广泛纤维化，影像学显示单侧或双侧磨玻璃样改变。肺功能显著下降是其突出表现。

（4）曲霉结节：少见，单个或多个结节，直径小于3cm，可有空洞，但无侵袭性。

3.变应性支气管肺曲霉病　有哮喘、支气管扩张、慢性阻塞性肺气肿等相关疾病，同时血清总IgE水平高于1000U/ml，烟曲霉特异性IgE水平高于1000U/ml，以及血嗜酸性粒细胞大于$0.5×10^9$/L，或影像学有其特征性肺部阴影（如一过性、反复游走性、指套样黏液嵌塞、支气管扩张、小叶中心性结节等），或血清烟曲霉特异IgG抗体阳性。

（二）鼻-鼻窦曲霉病

1.急性侵袭性鼻-鼻窦曲霉病　主要见于异基因造血干细胞移植等极度免疫功能低下患者。急性起病，常有发热、流涕、头面部肿痛，30%～50%的患者出现硬腭和鼻甲坏死性损害，向上蔓延至眼眶，累及眼球，导致突眼、视力丧失，并可进入脑内，导致患者迅速昏迷。向外可造成面组织的毁形性破坏，临床酷似鼻毛霉病。

2.慢性侵袭性鼻-鼻窦曲霉病　多见于免疫功能正常或轻度低下者，病变进展缓慢。早期症状类似于慢性鼻-鼻窦炎，常伴有单侧面部不适、头痛等，数月或几年后才出现严重侵袭性病变，并可侵犯眼眶和颅脑。

3.肉芽肿性侵袭性鼻-鼻窦曲霉病　与慢性侵袭性鼻-鼻窦曲霉临床表现非常相似，主要差别在于组织病理可见肉芽肿性慢性炎症改变。

4.变应性鼻-鼻窦曲霉病　好发于具有特异性变应性体质的青壮年，常有反复发作的鼻窦炎、鼻息肉或哮喘史。通常间歇性单侧或双侧鼻塞、头痛；鼻腔、鼻窦内见黄绿色极其黏稠分泌物，真菌涂片或培养阳性。CT影像示鼻窦中央密度增高影。病变波及眼眶出现突眼症状，波及颅脑引起相应定位体征。

（三）其他

1. **脑曲霉病**　主要经鼻-鼻窦曲霉病直接蔓延、肺曲霉病血行播散所致，少数患者由颅脑外伤或手术直接侵入所致，形成脑膜炎、脑炎、脑脓肿等临床类型，主要有头痛、癫痫发作、偏瘫或意识障碍等表现，病初甚至无发热或仅有低热，约1/4的患者可迅速深昏迷。

2. **曲霉感染性心内膜炎**　病死率极高。常以发热首发，由于曲霉多累及主动脉瓣和二尖瓣，赘生物通常大而质脆，故大多数患者会出现大动脉栓塞，包括肺、脑、肾等脏器的血管栓塞。心脏超声检查有助于早期发现，而血培养阳性率仅在8%左右。

3. **皮肤、外耳道、眼、肝、骨骼等曲霉病**　既可原发，也可为全身播散性感染的一部分，可有局部感染症状、体征，但无特异性，确诊有赖于组织病理学或组织培养。

【治疗】

（一）肺曲霉病

1. *侵袭性肺曲霉病*

（1）预防治疗：主要适用于极其高危患者，由于一旦发生感染，病死率极高，而早期诊断又非常困难，预防用药能大大降低患病率和病死率，首选泊沙康唑治疗。

（2）经验性治疗：持续粒细胞缺乏、严重免疫缺陷等高危患者，出现不明原因发热，广谱抗菌药物治疗无效者，应高度怀疑真菌感染，在积极寻找病因的同时，采取经验性抗真菌药物治疗。

（3）诊断驱动治疗：是指高危患者分泌物或体液曲霉涂片、培养阳性，或血、支气管肺泡灌洗液GM试验阳性，但尚无无菌体液或组织病理学确诊证据时所采取的治疗策略。

（4）确诊治疗：根据患者的机体免疫力、病情轻重、感染病原菌及其药物敏感性等因素来确立具体治疗方案，首选伏立康唑治疗。

2. *慢性肺曲霉病*

（1）肺曲霉球：有症状者可采取抗菌药物治疗，对于诊断不明确或治疗效果不佳者，可考虑手术治疗。

（2）慢性空腔性肺曲霉病：可选用伏立康唑、伊曲康唑、泊沙康唑长期治疗，效果不佳者给予卡泊芬净、米卡芬净、两性霉素B治疗。外科手术治疗因易引起严重并发症，不常规推荐，但对危及生命或严重咯血者主张支气管动脉栓塞治疗或手术治疗，术前、术后给予抗真菌治疗，以防胸膜曲霉病或支气管胸膜瘘等并发症发生。

（3）慢性纤维化性肺曲霉病：治疗与慢性空腔性肺曲霉病治疗相似。

3. *变应性支气管肺曲霉病*　伊曲康唑或伏立康唑口服抗真菌治疗4～6个

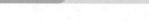

月，同时可联合口服泼尼松6个月以上，抑制过度免疫反应，减轻肺损伤。

（二）鼻–鼻窦曲霉病

急性侵袭性鼻–鼻窦曲霉病积极抗真菌治疗，条件许可时联合手术治疗。慢性侵袭性鼻–鼻窦曲霉病抗真菌治疗应在6个月以上，并应用鼻内镜手术彻底清除所有坏死和肉芽组织。变应性鼻–鼻窦曲霉病应用鼻内镜术切除鼻息肉，彻底清除变应性黏蛋白和病变鼻窦黏膜，可联合抗真菌药物治疗。

（三）其他曲霉病

原则上需积极抗真菌药物治疗，如脑曲霉病首选伏立康唑药物治疗，并联合手术切除病灶或清除鼻窦等邻近部位的感染灶。曲霉感染性心内膜炎在积极抗真菌药物治疗的基础上，行心脏瓣膜置换术。肝曲霉病首选抗真菌药物内科保守治疗，手术治疗适合于肝内外胆管阻塞或内科保守治疗失败者。骨关节曲霉病抗真菌药物联合外科手术去除病灶疗效更佳。

（朱利平）

第五节　地　霉　病

地霉病由Benett于1982年首次报道。地霉病（geotrichosis）是一种由条件致病菌白地霉（*Geotrichum candidum*）、头状地霉（*Geotrichum capitatum*）感染引起的霉菌病。此两种致病菌均属地霉菌属，常寄生于土壤、蔬菜及各种水果中。白地霉是一种酵母样真菌，可作为正常菌群寄生于人体的口腔及胃肠道。该病常伴发或继发于糖尿病、结核、白血病等消耗性疾病或患有艾滋病、长期应用糖皮质激素等免疫抑制剂的严重免疫抑制状态患者。

【临床特点】

地霉病病变范围广，可涉及浅表及深部组织，包括皮肤、口腔、肺部、支气管及胃肠道，严重免疫缺陷者可出现真菌血症。

地霉病致病菌多为白地霉。皮肤病变包括浅表感染及深部感染两种类型。浅表感染在临床上很难与念珠菌性间擦疹相鉴别。病变最常波及皮肤褶皱处，包括乳房下、腹股沟、肛周和指间褶皱（图3-5-1A，附页彩图3-5-1）。这些病变还需与毛孢子菌所致感染相鉴别。典型的皮损表现为红斑鳞屑以及带有卫星灶的浸润性斑块，足部可出现浸渍及发红，间擦部位可有剧烈瘙痒。伴发肿瘤或者当面部、手部及下肢的溃疡性病变进展时可造成深部组织的感染。

白地霉所致甲真菌病与念珠菌所致甲真菌病类似，病变起始于近端甲皱襞并伴甲沟炎，表现为甲板污浊、脆性增加及横纹，偶见远端甲裂（图3-5-1B，附页彩图3-5-1）。

口腔地霉病通常出现于糖尿病、血液系统恶性肿瘤和长期抗生素治疗的患者。临床表现与口腔念珠菌病类似。口腔地霉病有两种表现形式。第一种表现形式是假膜型，病变特征为边界清楚的奶酪样斑、凝乳状白色假膜，揭除此假膜，遗留红斑性基底，伴烧灼感，咽、喉及其联合处可波及。该病变偶见于口角。第二种表现形式较少见，与硬腭溃疡相关，呈进行性发展，表现如毛霉病或曲霉病。

胃肠道地霉病如肠胃炎，伴胃痛及腹泻，可与念珠菌性或阿米巴痢疾相混淆。

【诊断要点】

1.实验室检查 痰、粪、渗出液、鳞屑等标本经10%的KOH涂片及棉蓝染色后，直接镜检可见细的分隔菌丝及关节孢子（图3-5-1C，附页彩图3-5-1）。当镜下出现圆形孢子时需要与芽生分生孢子相鉴别。在萨布罗德葡萄糖琼脂上重复培养后进行生化鉴定是必要的（图3-5-1D，附页彩图3-5-1）。

2.组织病理 组织病理学检查只适用于深部病变。通常可见由朗汉斯巨细胞、上皮样细胞、淋巴细胞、浆细胞、嗜酸性粒细胞等形成的混合细胞性肉芽肿。真菌、孢子结构可见于PAS或Grocott六胺银染色。

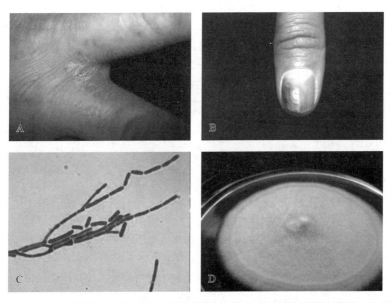

图3-5-1 地霉病。A.糖尿病患者指缝间地霉病；B.白地霉甲真菌病；C.细胞学：关节孢子（棉蓝染色，40×）；D.宏观形态学：白地霉（萨布罗德葡萄糖琼脂）

引自 Vázquez-González D，Perusquía-Ortiz A M，Hundeiker M，et al. Opportunistic yeast infections：candidiasis，cryptococcosis，trichosporonosis and geotrichosis. JDDG，2013，11（5）：381-394.

【鉴别诊断】

浅表地霉病需要与念珠菌病、体癣、红癣、皮肤毛孢子菌感染及银屑病等相鉴别。深部组织感染中，需要与皮肤癣菌和念珠菌性肉芽肿相鉴别；如果有指（趾）甲受累，则需要与念珠菌、其他酵母菌、皮肤癣菌及镰刀菌等引起的甲真菌病相鉴别。

【防治】

1. 局部治疗　1%甲紫（龙胆紫）、制霉菌素霜或凝胶适合治疗皮肤地霉病或口腔地霉病。对于耳地霉病可用5%醋酸铝溶液清洗外耳道后再外涂制霉菌素或三唑类药物。

2. 系统治疗　地霉病的系统药物治疗包括唑类、制霉菌素及两性霉素B等抗真菌药。唑类药物如伏立康唑、伊曲康唑等适用于胃肠道及皮肤地霉病。制霉菌素对白地霉非常有效，可用于肺、支气管、胃肠道及口腔白地霉病。两性霉素B可用于治疗深部组织病变。体外研究报道了伏立康唑的良好抗真菌谱，而临床病例研究中的结果不尽相同。

（赵家晴　张国强）

第六节　毛霉菌病

毛霉菌病（mucormycosis），亦称毛霉病，是一种由毛霉菌引起的严重机会性感染，虽然发病率不高，但大多诊断较为困难，且病情凶险，死亡率高。因此，早发现、早诊治至关重要。

（一）病因及发病机制

全球最常见的致病物种是根霉属、毛霉属、横梗霉属。我国已报道多见的是毛霉目中的少根根霉，亦称米根霉，其他致病物种还有不规则毛霉、冻土毛霉、卷枝毛霉、印度毛霉、小孢根霉、寡孢根霉、葡茎根霉、微小根毛霉、黄梗霉等。毛霉菌病的患者多合并有糖尿病、伴或不伴酮症酸中毒、血液系统恶性肿瘤、其他恶性肿瘤、器官移植、白细胞减少症、应用皮质类固醇等免疫抑制剂、创伤、铁负荷、吸毒、新生儿早产和营养不良等。真菌孢子可通过吸入、食入或直接接种进入人体。当真菌的孢子由于外伤或烧伤而直接接种在皮肤上时，也有可能导致免疫功能异常的患者受到感染。

（二）临床表现

毛霉菌病的临床表现缺乏特异性，毛霉菌病的特点是由血管浸润和血栓形成引起的组织坏死，但是没有坏死性焦痂并不排除该病。

1. 鼻-脑型毛霉菌病（rhino-orbital-cerebral mucormycosis）　此型为毛霉菌感染最常见类型之一，多数患者伴有糖尿病，伴或不伴酮症酸中毒。临床表现为发热、头痛、昏睡、面部或眼眶疼痛、脑神经麻痹、蜂窝织炎、鼻腭部焦痂、坏死。严重者可出现脑神经麻痹、复视、窦痛、上睑下垂、眶周肿胀、眶尖综合征或腭部溃疡。

2.肺型毛霉菌病（pulmonary mucormycosis） 肺部也是最常见的毛霉菌感染部位之一，最常发生在中性粒细胞减少的患者中，临床特征难以与肺曲霉菌病相区别。毛霉菌进入呼吸道后，菌丝可穿透支气管壁，侵袭血管和血管腔，形成血栓和栓塞，导致组织缺血、出血性坏死和坏死性炎症。肺型毛霉菌病常见临床表现包括发热（体温常超过38℃）和干咳，而咯血、胸膜胸痛和呼吸困难则较少见，当累及肺动脉时可引起致命性大咯血。影像学研究在侵入性真菌感染的鉴别中具有重要作用。文献报道胸部CT显示多发性结节和胸膜渗出在毛霉菌病中更常见，出现反向晕征（reverse halo sign，RHS）可充分提示肺毛霉菌病。

3.皮肤型毛霉菌病（cutaneous mucormycosis） 皮肤型毛霉菌病可表现为局限型和弥漫型，可发生在机体免疫功能正常的患者，皮肤屏障功能受损的患者是发生皮肤毛霉菌病的高危人群，如外伤、手术、烧伤、叮咬或接触受污染的土壤等（图3-6-1，附页彩图3-6-1）。皮肤毛霉菌病可发生在病原体入侵的局部，临床表现起始为丘疹、红斑或结节，缓慢扩展后形成斑块并发生溃疡坏死，出现黑痂，也可穿透皮肤和皮下组织到达邻近的脂肪、肌肉、筋膜，甚至骨组织。而一旦侵入血管，可造成血源性播散，从而感染深部器官。

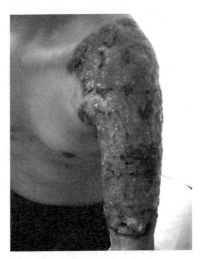

图3-6-1 左上肢皮肤型毛霉菌病。男性，33岁，左上肢红色斑块伴黑痂4年，加重2周，出现糜烂、渗液、出血，真菌培养有根毛霉菌生长，给予两性霉素B脂质体治疗，6周后皮损瘢痕愈合

4.肠胃型毛霉菌病（gastrointestinal mucormycosis） 此型较少见，胃和小肠是常见的受累部位，且可能是致命性的，肝脏受累较少见。临床表现可出现不典型的腹痛、腹胀、恶心、呕吐、发热和便血也可发生。诊断可依赖于手术或内镜检查对可疑部位组织活检。

5.播散型毛霉菌病（disseminated mucormycosis） 有研究指出，播散型毛霉菌病的死亡率可高达96%，中性粒细胞减少症患者的肺型毛霉菌病最易引起毛霉菌播散。消化道、鼻腔和皮肤感染部位较少见引发播散，脑是最常见的播散部位。播散型毛霉菌病中枢神经系统的临床表现多为突发的局部神经性功能障碍或昏迷。播散型毛霉菌病诊断较困难，首先患者常同时存在多种基础疾病，而且血培养多为阴性。如果多器官出现栓塞，就要考虑到播散型毛霉菌病的可能。

（三）诊断要点

毛霉菌病诊断主要依据皮肤表现，有溃疡和出现黑色焦痂，组织病理检查、真菌直接镜检和培养。毛霉菌易侵犯血管，因此镜下可观察到血管内有菌丝侵袭甚至形成血栓，毛霉属的菌丝通常较宽（5～20μm）、无色素、壁薄、无或很少分隔，分支呈直角。

（四）鉴别诊断

毛霉病与地霉病、念珠菌并和曲霉病在组织病理上的鉴别见表3-6-1。

表3-6-1　毛霉病与地霉病、念珠菌并和曲霉病在组织病理上的鉴别

菌丝/孢子	地霉病	念珠菌病	曲霉病	毛霉病
位置	浸润细胞间	病变区	脓疡内炎性细胞周围	血管壁，亦可在真皮炎性细胞区
数目及排列	少，散在	多，成簇或分散	多，成放射状	数根，与血管平行
菌丝宽度	7～10μm	<4μm	平均4μm	10～20μm
分支	少	不规则	多向一个方向或成锐角	少，与主干成直角
分隔	关节状	分隔处变细	较密	无分隔
卷褶	无	无	无	有，可误为分隔
HE染色	淡，均匀	深，均匀	深，不均匀	浅，均匀
孢子	圆形或关节状，2～10μm大小，PAS染色下明显	卵圆形芽孢可排列成链状	可见分生孢子头和瓶梗上分生孢子	一般看不到孢子囊破裂的孢子

（五）防治

早期诊断和治疗至关重要，对感染和坏死的组织早期行外科清创术或切除术，同时治疗原发病。在毛霉菌病的治疗中至关重要。抗真菌药物首选两性霉素B或其脂质体，两性霉素B开始时先试以 0.02～0.1mg/（kg·d）给药，以后根据身体耐受情况每日或隔日增加5mg，当增至一次 0.6～0.7mg/（kg·d）时即可暂停增加剂量，成人最高一日剂量不超过1mg/（kg·d）。此外，选用泊沙康唑静脉制剂和肠溶片剂量为：第1天，300mg，每日2次；第2天及以后，300mg，每日1次。也可选用泊沙康唑口服混悬液，200mg，每日4次或400mg，每日2次，需与餐同服。根据病情可选择单一或两种药物联合治疗。此外，铁螯合剂地拉罗司对部分患者有效，高压氧联合外科治疗可提高疗效。

该病的预防至关重要：①有糖尿病、系统性红斑狼疮、大疱性疾病患者及长期应用激素者，应定期查血、尿、痰等进行真菌镜检，早期发现，早诊断、早治疗；②勿滥用广谱抗生素和糖皮质激素；③住院患者，或有哮喘、咳嗽患者，注意防尘，室内通风，打扫卫生时应戴口罩；④注意个人和家庭环境卫生，勤洗手，勤换内衣内裤。

（程　　毅）

第七节　马尔尼非篮状菌病

马尔尼非篮状菌曾称马尔尼菲青霉菌（*Penicillium marneffei*）。广义的青霉属包括正青霉属（*Eupenicillium*）和篮状菌属（*Talaromyces*）（目前认为是双轮亚属的有性阶段）。菌落形态：一种双相型真菌，在37℃培养条件下或组织中为酵母相，在25℃沙氏培养基培养条件下为丝状真菌，2天即可见菌落形成，菌落表面可呈细粉末状或绒毛状菌丝，菌落周围可见玫瑰红色或酒红色色素浸润，随着时间的延长，色素逐渐加深，2周即可形成40mm菌落，菌落颜色由白色或淡灰色变成绿色。镜下特点：直接镜检可呈分枝分隔，菌丝无色透明，有典型的扫帚状枝、分生孢子梗等结构，分生孢子为椭圆形或球形，光滑，直径 2～4μm。

【生理学特点】

本菌菌丝生长需要有机氮源，酪蛋白水解物、蛋白胨和天冬酰胺可作为氮源来源。培养时，对放射菌酮敏感。致病性：本菌多累及HIV感染患者或其他免疫抑制患者并可出现多发溃疡、坏死性皮疹和溶骨性损害，主要致马尔尼非篮状菌病。本菌危险度分级为3级危险病原体，实验室操作活菌培养应在生物安全柜和BSL-3实验室内进行操作。

马尔尼菲篮状菌病（*Talaromyces marneffei* infection），曾称为马尔尼菲青霉病。本病为马尔尼菲篮状菌感染引起的系统性真菌病。我国于1982年发现了首例马尔尼菲青霉感染者，以后陆续有病例报道，主要集中在南方的广西、广东。患者多为免疫功能低下，AIDS患者或长期应用糖皮质激素的患者和器官移植患者，近年来江西、云南、四川、上海、福建、中国香港及台湾等地不断有散发病例报告，且患者多有东南亚旅游史。

【临床特点】

1.潜伏期未明，发病年龄最小者为3个月。

2.AIDS伴发此病以男性居多，非AIDS者发生此病以女性居多。

3.皮疹为常见的早期表现，典型皮疹为中央坏死性软疣样丘疹、结节。

4.临床上分两型：

（1）局限性马尔尼菲青霉病和全身播散性马尔尼菲青霉病。局限性马尔尼菲青霉病，如肺部感染表现为间质性肺炎或渗出性胸膜炎，皮肤或软组织受累，表现为脂溢性皮炎、软疣样丘疹或结节及多发性脓肿，口腔黏膜受累时表现为口腔水疱、溃疡和假性疣样丘疹。

（2）全身播散性马尔尼菲青霉病：如累及骨关节，表现为受累骨骼疼痛，功能受限；如累及肠道表现为腹痛、腹泻等症状；贫血为常见症状之一。当AIDS患者合并该菌感染时，还会表现出AIDS应有的症状，亦可合并其他机会致病菌更复杂多样化的症状。

【诊断要点】

1.患者来自疫区或到过疫区（包括泰国、越南、印度和国内的云南、广东、广西等地）。

2.临床表现有贫血、黄疸、肝脾肿大、皮肤结节、溃疡和（或）有软疣样皮损，首先应想到此病。

3.实验室真菌直接镜检阳性或培养出马尔尼菲篮状菌。

4.组织病理检查在肉芽肿化脓性炎症或无反应性坏死组织内群集呈桑葚状或腊肠状细胞游离于巨噬细胞外；菌内分隔，横位于变长的菌体中部。

【鉴别诊断】

1.肺结核　播散型马尔尼菲篮状菌病常有咳嗽、咳痰、咯血、胸痛表现，X线检查肺部浸润性病灶及肺门淋巴结肿大，与肺结核相似，通过真菌培养及组织病理学检查可以鉴别。

2.组织胞浆菌病　这两种病临床表现相似，组织病理一般显示为细胞内孢子。但经吉萨姆或瑞氏染色后可呈特征性腊肠型具有横膈的孢子，25℃真菌培养能产生红色色素，镜下可呈典型的青梅帚状枝，而组织胞浆菌镜下可呈棘状厚膜孢子，真菌培养的培养基无色素。

【防治】

治疗原则：早发现、早诊断、早治疗，足量足程。诊疗期间加强支持疗法，并适当应用免疫增强剂。

治疗方案一般主张用二联治疗。美国CDC推荐两性霉素B联合伊曲康唑治疗：静脉滴注两性霉素B 0.6mg/（kg·d），持续2周，好转后，改为口服伊曲康唑400mg/d，维持10周。也有学者主张先用两性霉素B与氟胞嘧啶（5-FC）联合治疗，待症状控制真菌检查结果转阴性后，改为口服伊曲康唑或氟康唑，成人0.4g/d，连用1～3个月，再改为0.2g/d巩固治疗6～12个月。儿童剂量依曲康唑5～10mg/（kg·d），两性霉素B通常剂量为0.1～0.6mg/（kg·d），开始用量宜从0.05～0.1mg/（kg·d）开始，青少年及成人首次1～5mg，以后每日增加5mg（儿童1～2mg），一般数日后10～20mg加入5%的葡萄糖注射液中缓慢静脉滴注，依据患者耐受情况逐渐增加至每日30～40mg，每周3次，连用18～22周，治疗显效后可改用伊曲康唑200～400mg/d或酮康唑400mg/d。

儿童剂量依曲康唑5～10mg/（kg·d），酮康唑3～5mg/（kg·d），若治疗效果不佳，可合用或换用5-FC、伊曲康唑、酮康唑、氟康唑。由于停药后本病易于复发，推荐AIDS患者合并马尔尼菲篮状菌病的青少年与成人，应口服伊曲康唑200mg/d长期维持治疗，儿童维持剂量5～10mg/（kg·d）。

【预防】

马尔尼菲篮状菌为毒力较强的致病菌，于机体免疫功能低下时易感染致病。在疫区避免经呼吸道吸入此菌是理想的预防思路，但实际操作困难，因此增强体质，提高免疫功能是预防本病的关键。

（林元珠）

第八节 组织胞浆菌病

组织胞浆菌病（histoplasmosis）是由荚膜组织胞浆菌（*Histoplasma capsulatum*）引起的以侵犯网状内皮系统或肺部为主的深部真菌病。在美国中西部、非洲及拉丁美洲流行，在中国罕见。根据文献报道，在我国75%的病例发生在南方长江流域，特别是云南、江苏、湖南、湖北、四川。1958年，广州李瑛报道我国首例组织胞浆菌病，其后陆续有散在病例报道，迄今已超过350例（1990年至2021年7月）。赵蓓蕾等通过组织胞浆菌素（HIS）皮试方法，对湖南慈利、江苏南京及新疆乌鲁木齐等地组织胞浆菌病的发病进行流行病学调查，结果显示3个地区正常人群对HIS的皮试阳性率分别为8.9%、15.1%和2.1%，正常人群总阳性率为9.0%，说明国内存在组织胞浆菌的感染人群。

【致病菌】

组织胞浆菌病的致病菌是荚膜组织胞浆菌，又称美洲型组织胞浆菌。

1.菌落形态 30℃在葡萄糖蛋白胨琼脂培养基上培养1周菌落可达10mm，表面平坦，中央堆积，呈絮状至粉末状，白色至浅黄色，背面浅黄褐色。37℃培养可生长出酵母样菌落，表面粗糙，呈奶油色至褐色，背面无色素。

2.镜下特征　30℃培养可见大的有疣状突起的、球形或圆形、直径 10～20μm的大分子生孢子，产于短侧生菌丝上。小分生孢子大小为（2～3）μm×（3～4）μm，卵圆形，37℃条件下在窄基底的侧面短梗上芽植。本菌有两个变种：杜波变种（var. *duboisii*），发现于非洲，为更大的酵母细胞，长 8～15μm，有厚壁，可见疣状突起；腊肠变种（var. *faciminosum*），酵母细胞比荚膜组织胞浆菌杜波变种更小，具有光滑的壁，可见出芽，呈腊肠形。

3.生理学特点　本菌需在营养丰富的培养基如脑心浸液琼脂培养基上37℃条件下向酵母相转化，斜面哺育需至少4周，但酵母相通常存在7～10天。本菌危险度分级为3级病原菌，培养操作应在生物安全柜内进行无菌操作。

4.分子生物学分型　通过多位点测序分型，并利用简约法和邻位相连法建树，该菌分为8个进化支：北美1型、北美2型、拉丁美洲A型、拉丁美洲B型、澳洲进化支、荷兰进化支、欧亚大陆进化支和非洲进化支。

5.致病性　该菌可致急性肺组织胞浆菌病、慢性空洞型肺组织胞浆菌病和播散性组织胞浆菌病。荚膜组织胞浆菌病传染性强，儿童感染大量的病原菌后病死率可达40%～50%，AIDS患者伴发此病的病死率超过30%。

【临床特点】

根据病情的急缓及严重程度将美洲型组织胞浆菌病分为4种类型。

1.无症状型　流行区95%的患者仅为一过性无症状感染。

2.急性肺组织胞浆菌病　一次接触大量组织胞浆菌的患者可在7～21天后出现临床症状，平均潜伏期为2周。该型患者常表现为高热、头痛、干咳、心前区胸痛和寒战，少数表现为全身不适、肌痛、乏力等。患者多可在10天内自愈，但接触大量组织胞浆菌的患者，其临床症状可持续数周。常规胸片可见斑片样阴影、钙化和肺门淋巴结肿大。6%的患者可出现心包炎表现，该型未经治疗死亡率达100%。

3.慢性肺组织胞浆菌病　肺部空洞是该病的主要特征。超过90%的慢性肺组织胞浆菌病的空洞位于肺上叶。临床表现为低热、咳嗽、呼吸困难、体重下降，少数患者可表现为夜间盗汗、胸痛、咯血，影像学可见肺部斑片状浸润影、纤维化、钙化灶和空洞。实验室检查可呈白细胞增多，碱性磷酸酶增高和贫血。

4.播散性组织胞浆菌病　免疫缺陷，尤其是细胞免疫受损、AIDS、器官移植和血液系统恶性肿瘤患者，以及糖皮质激素长期使用者，婴幼儿均易发生。播散性感染常可累及胃肠道，尤以结肠受累多见，表现为间断性腹痛、腹部压痛、腹泻。该型可累及双侧肾上腺，表现为肾上腺皮质功能不全，是该病常见的致死原因。皮肤受累时皮疹表现多样，包括丘疹、脓疱、溃疡和皮下结节。黏膜病变表现为溃疡、结节状肿块和疣状增生。病灶多出现在舌、牙龈、颊黏膜、唇、咽和食管。骨骼感染是另一常见症状。感染可导致骨髓炎，累及肌腱可导致腕管综合征，累及关节可导致化脓性关节炎等。总之，播散性组织胞浆菌病，最常见的症状是发热（89.1%），其次是呼吸道症状（38.1%）和体重减轻（37.4%），最多见体征是脾大（72.0%）和肝大（68.1%）。

【诊断要点】

1.组织胞浆菌病患者血液、骨髓、痰液、皮肤和黏膜受累组织均可作为培养标本，在沙氏培养基或BHI培养基中30℃培养1周（少数应培养3～6周），阳性率可达5%。

2.取患者骨髓或超声引导下取肺组织脓肿或结节的少量组织作病理切片，PAS染色或GMS染色和瑞氏-吉姆萨染色均可见组织胞浆菌。

3.取患者尿液和血清检测组织胞浆菌的多糖抗原，但血清抗原的敏感性仅为86%，慢性肺组织胞浆菌病或病情较轻者的阳性率仅为10%～20%。

4.分子生物学检测：目前已有针对多种不同靶点的组织胞浆菌特异性引物和商品化试剂盒可用来检测及鉴定组织胞浆菌。

【鉴别诊断】

1.肺结核　肺结核的临床症状和X线影像学与组织胞浆菌病相似，通过真菌培养和组织病理学检测可以鉴别。

2.马尔尼菲篮状菌病　详见马尔尼菲篮状菌病章节。

【防治】

1.无症状或轻症组织胞浆菌病患者无需治疗，大部分患者可自愈。

2.急性肺组织胞浆菌病：治疗上可给予两性霉素B脂质体3～5mg/（kg·d）或两性霉素B脱氧胆酸盐0.7～1.0mg/（kg·d）治疗1～2周，继之改用伊曲康唑口服200mg 2次/天巩固治疗，至肺部影像学检查明显好转可停药，免疫正常患者疗程在12周以内，免疫抑制患者需延长疗程。

3.增生性肺组织胞浆病：可仅给予伊曲康唑200mg 2次/天口服治疗，疗程1年，治疗结束后需接受随访，防止复发。合并组织胞浆瘤的患者可接受手术治疗；合并心包炎的患者可给予非甾体抗炎药物治疗。

4.播散性组织胞浆病：可给予两性霉素B脂质体3～5mg/（kg·d）或两性霉素B脱氧胆酸盐0.7～1.0mg/（kg·d）治疗2周，临床症状好转后改用伊曲康唑口服200mg，2次/天巩固治疗1年，部分患者需延长疗程。部分轻症患者可给予伊曲康唑200mg，2次/天口服治疗。伏立康唑和泊沙康唑对该病亦有一定疗效，仅用于对伊曲康唑耐药患者。

5.中枢神经系统感染患者需延长抗真菌治疗时间，两性霉素B治疗4～6周，伊曲康唑治疗1年以上。

6.心内膜炎患者可接受抗真菌治疗和心脏换瓣治疗，需要给予伊曲康唑治疗。有基础疾病的患者还应注意对于基础疾病的治疗。

【预防】

从事可能暴露于组织胞浆菌的工作或活动（如拆迁、鸡窝打扫、洞穴探险或到疫区诊治组织胞浆菌病的医护人员）均要注意呼吸道的保护，佩戴口罩或穿防护服，减少与直接接触致病孢子的机会，是预防本病的关键。新冠肺炎疫情防控期间，戴口罩、勤洗手、一米线、少聚集等预防策略，也同样适用于该病的预防。

（林元珠）

第九节　球孢子菌病

球孢子菌病又名"沙漠热"（desert fever）和"山谷热"（valley fever）。球孢子菌病（coccidioidomycosis）是由粗球孢子菌（*Coccidioides immitis*）引起的一种局限性或播散性深部真菌病。世界首例患者在阿根廷由 Posadas 和 Wernicke 于 1891 年报道，以后在美国西部沙漠地带发生大流行。本病主要流行于中美洲、南美洲部分地区和美国的西南各州。据统计，美国每年有 1 万余人感染此病，2017 年报道病例 1.43 万。随着国际交流日益频繁，北京、上海、广州、深圳等地已有输入性病例 16 例报告，且有上升趋势，值得重视。

【致病菌】

球孢子菌病的致病菌为粗球孢子菌（*Coccidioide immitis*），是一种双相型真菌。

1. 菌落形态　在 25℃或室温条件下为菌丝相。在沙氏葡萄糖琼脂培养基（SDA）上，每周生长 10～20mm，呈表面平坦、边缘完整或不规则的白色至浅灰色、淡黄色或淡棕色膜状菌落，背面无色或褐色。在鸡胚胎或球囊培养基上，37℃呈酵母相，呈潮湿状薄膜，白色或肉桂色或黄色。后期菌落为棕褐色细颗粒状。

2. 镜下特征　菌丝相呈丝状直角或锐角分枝的由关节孢子连接形成的条形菌丝，末端明显有突起的痕。关节孢子的壁厚、桶状，大小为 4.5μm×（3～8）μm。菌丝和孢子均可破裂形成单个桶状孢子。各种分泌物还可查到球囊，内含大量内孢子。

3. 生理学特点　诱发转化为酵母相的调控机制和主要途径如下：

（1）双向分信号传导，通过二态性调节组氨酸激酶 I（DRK1）进行调节，以及异三聚体 G 蛋白和 Ras 信号传导及 cAMP 信号传导。

（2）热休克蛋白（HSP）的调控、雌激素的作用及其他物质的调节，如糖脂类物及 Cps I 基因的调控等。总之，其转换的机制相当复杂，还包括免疫和细胞因子的作用，尚需进一步深入研究。

4.致病性　约5%以上的人吸入此菌可无症状或症状轻微可自愈。此外，仅皮肤黏膜出现丘疹、结节或溃疡或支气管炎，类似流感或社区性肺炎的症状，表现为头痛、发热、咳嗽、胸痛、乏力等；仅有0.5%的吸入该菌的患者出现肺外播散性感染，可表现为单一或多个器官受累及。本菌的毒力强，为三级危险病原菌，HIV感染和艾滋病等免疫缺陷患者，仅吸入一个该菌孢子即可致病。区别球孢子菌属的两个种需要分子生物学试验，该菌的实验室设备要求高，一般的真菌实验室不宜做此菌的分离培养，应在相应生物安全水平的安全柜内操作。我国对本病的诊断主要靠组织病理检查，可见大小不一球囊结构，内含内孢子。目前该菌分布于美国西南部的加利福尼亚州、得克萨斯州、亚利桑那州及北美洲的墨西哥和南美洲的圭亚那、委内瑞拉、巴拉圭、阿根廷和哥伦比亚等地。

【临床特点】

本病可分4种类型。

1.原发性球孢子菌感染　约50%以上患者感染球孢子菌可无症状或症状轻微，无须去医院就诊和治疗；约40%的患者，从接触该菌到出现临床症状需7～28天，临床表现为发热、头痛、咳嗽（多为干咳）、胸痛、乏力等，持续时间可短于3周，疾病初期可有结节红斑或瘙痒性红斑、多形红斑，主要见于女性白种人，非洲裔和美国人很少出现类似症状。影像学表现多种多样，有单侧片状浸润、肺不张、肺门、纵隔淋巴结肿大，胸腔积液，肺部结节，钙化，空洞等。

2.原发性皮肤球孢子菌感染　本型少见，多发生于皮肤暴露部位，皮肤外伤后植入本菌孢子而致病。初发为外伤部位出现无痛性结节或结节性斑块，以后中央发生溃疡，类似梅毒样下疳或孢子丝菌病初疮。如机体免疫力正常，皮损可于数周后自行消退或遗留萎缩性瘢痕。

3.慢性型球孢子菌感染　由于原发性球孢子菌感染迁延不愈而致患者发热、咳嗽、咯脓痰、消瘦、乏力、胸痛等，X线可见结节和空洞形成，大小一般为2～4cm，大者可达14cm，如空洞涉及支气管，可继发支气管扩张、脓胸、气胸等并出现咯血。

4.播散性球孢子菌感染　由吸入大量球孢子菌引起或虽然吸入菌量不多，但患者有免疫力低下情况，如患白血病、艾滋病，器官移植等基础疾病或长期应用糖皮质激素的患者，临床表现为病变迅速扩展全身，发生脑膜炎、胸膜炎、腹膜炎、心肌炎、心包炎，以及肝、脾、淋巴结肿大，皮肤及皮下组织脓肿溃疡等，患者可出现高热、乏力、食欲缺乏、贫血、消瘦、呼吸困难、发绀等症状，死亡率较高。

【诊断要点】

1.患者有流行区逗留或居住史。

2.临床表现有原发性球孢菌感染的一系列症状，如经7～28天的潜伏期后，出现肺部感染的多种症状。

3.痰、脓液、脑脊液、尿液等，可查到球孢子菌病原体，活组织病理检查鉴别孢子囊和内孢子。

4.球孢子菌素皮肤试验阳性。

5.血清学检查包括补体结合试验（对IgM的检测）和乳胶凝集试验等，免疫扩散试验对IgM的检测阳性。

6. X线检查对疾病有辅助诊断作用。X线检查显示急性进行性肺病变或左肺尖下部出现结核样浸润，伴模糊的斑点、纤维化空洞、纵隔淋巴结肿大及骨关节累及。

【鉴别诊断】

1.本病应与流感、上呼吸道感染、支气管肺炎、气管炎、肺炎、结核、恶性肿瘤、脑膜炎、脑脓肿、骨髓炎及皮肤肿痛鉴别，主要根据各自临床表现，真菌学、病理及血清学检查结果。

2.本病与孢子丝菌病、放线菌感染、皮肤利什曼病，用组织病理学检查及病原学检查可资鉴别。

3.本病与隐球菌、组织胞浆菌病、皮炎芽生菌病、鼻孢子菌病和足菌肿病鉴别，主要依据真菌学检查查到孢子囊和内孢子的病原体。

【防治】

1.原发性球孢子菌病经适当休息、支持疗法，大部分可以自愈，不需要抗真菌治疗。

2.如果病情超过6周，肺部病变广泛、肺门或纵隔淋巴结肿大，IgM抗体滴度大于1:16，球孢子菌素皮试阴性者，应进行抗真菌治疗。治疗方法：两性霉素B 0.6～1mg/（kg·d），隔日一次，总量达0.5～1.5g，也可应用伊曲康唑200mg/d，氟康唑200～400mg/d，持续3～6个月，已证明氟胞嘧啶无效。对于慢性肺孢子菌感染，常选择两性霉素B 0.4～0.6mg/（kg·d）或氟康唑200～400mg/d，治疗期间可有效地控制病情，但难以治愈，停药后常复发。

3.播散型球孢子菌病的治疗：根据美国感染学会（IDSA）的《球孢子菌治疗指南》需针对不同病例特点给出不同的治疗策略，倡导结合实际情况，实施个体化治疗。从药物治疗上，首选两性霉素B，剂量为1.0～1.5mg/（kg·d），总量达2.5～3.0g，对两性霉素B不耐受者也可选择伊曲康唑，用量为400mg/d，或氟康唑400mg/d，但均不能避免停药后复发，尤其对于免疫功能低下者，建议终身用药。对于球孢子菌脑膜炎，在上述治疗基础上，可同时应用两性霉素B鞘内注射，合并脑膜炎或脑血管炎者需加服糖皮质激素1年，而且治疗后2年内每6周随访脑脊液一次。

4.手术治疗：当球孢子菌性肺空洞引起支气管瘘，反复咯血，反复合并细菌感染或有可能形成脓胸或脓气胸时，应选择手术切除，治疗前后2周应使用两性霉素B治疗，总量0.5g左右。

5.球孢子菌性脊髓炎也是手术清创的适应证，为防止复发，应做到彻底清创，同时口服抗真菌药物，剂量同前。

6.球孢子菌引起的皮下组织或椎旁脓肿，应切开引流。

【预防】

1.避免进入流行区，是最基本的预防措施。对来自流行区的人员，应高度警惕。早诊断、早治疗。实验室工作人员，在操作过程中应始终严密防护，保持通风，少聚集，定期对空气和实验室器具进行消毒灭菌。

2.球孢子菌疫苗的出现，可降低本菌感染的发生率，具有不良反应小、安全性高的优点，应用方法为反复、多次的肌内注射。

（林元珠）

第十节　副球孢子菌病

副球孢子菌病（paracoccidioidomycosis）又称南美芽生菌病或巴西芽生菌病（blastomycosis South-American or brasiliansis），是由双相型真菌副球孢子菌（*Paracocoiodioidesde*, Almio, 1930）或巴西（南美）芽生菌引起的皮肤、黏膜、淋巴系统及内脏器官慢性化脓性肉芽肿病变。其发病多系病原菌经皮肤黏膜侵入人体，或通过呼吸道或胃肠道进入人体，再由淋巴或血液循环播散至全身，引起内脏器官的病变。副球孢子菌病是一种地方性真菌病，多见于南美洲国家如巴西、阿根廷、委内瑞拉、厄瓜多尔和哥伦比亚，我国尚未见正式报道。本病多见于中年男性，尚未见人与人直接传染。

【致病菌】

副球孢子菌病的致病菌为副球孢子菌。

1.同义名　巴西副球孢子菌（*Paracoccidioides*）、巴西芽生菌（*Blastomyces braciliensis*）。

2.菌落形态　20～24℃培养在SDA上呈菌丝相，生长缓慢，第3周开始长出膜状、有皱褶的白色或棕色菌丝，呈绒毛状。35℃培养在血琼脂蛋白胨或脑心葡萄糖血琼脂上呈酵母相，生长缓慢，表面脑回状，酵母和孢子都可以产生黑色素，在营养差的条件下培养形成关节孢子或小分生孢子，单个孢子直径<5μm。

3.镜下特征　37℃培养在沙氏培养基上，镜检可见"水手轮状"母细胞与子细胞相连。19～28℃培养时，15～30日才可形成白色至棕色短毛状菌落，边缘不规则，镜下可见菌丝，两侧有无蒂的圆形或椭圆形上分生孢子，直径3～6μm，老的菌落可见厚膜孢子。

4. 生理学特点　本病男性患者明显高于女性，动物实验也证明雄鼠较雌鼠对副球孢子菌更易感，其机制可能是雌激素可抑制致病菌的菌丝体向酵母型转化有关。以1:10浓度的副球孢子菌素0.1ml做皮试，局部在24～48小时后发生红斑，即为阳性，提示过去或现在有过本菌的感染，但局部反应轻者也可为阳性，而重症者又可能因免疫力低下而呈阴性。琼脂免疫扩散试验在活动性感染的早期即可出现阳性，沉淀带在有效治疗数年后仍可保留数年，特异性较高，补体结合试验用于评价治疗反应，当定期检测滴度由强变弱时，表示病情好转。目前采用ELISA、对流免疫电泳（IE）和血蓝蛋白检测43kDa和70kDa的糖蛋白抗原及其抗体，其特异性和敏感性分别为91%和100%。

5. 致病性　可致皮肤型副球孢子菌病，可见明显的黏膜溃疡持久不愈，同时伴淋巴结肿大和肝、脾、肠、肺等病变；播散型副球孢子菌病的治疗比较困难，如口服磺胺类药，两性霉素B静脉滴注，伊曲康唑、酮康唑口服等均有效，但用药疗程为6～12个月，或更长时间。患者依从性差，本病如不治疗，患者几乎全部死亡。

【临床特点】

根据临床表现，可将副球孢子菌病分为以下三型。

1. 皮肤黏膜淋巴系统副球孢子菌病　病原菌常由口腔黏膜或皮肤进入人体，该型常起病于口腔，口腔损害初发为丘疹或大疱，并逐渐扩大形成脓肿，继以溃疡，在其苍白渗出的基底上有出血点，称为"桑葚样口腔炎"。牙龈损害常见，其次是舌和唇。随时间推移，邻近组织受累，严重者其广泛的溃疡可破坏口鼻咽喉及其附近组织而发生穿孔、瘢痕，由此引发剧痛和吞咽困难。皮肤损害多由黏膜损害扩展而来，表现为溃疡、假性上皮瘤样增生和微脓肿，典型皮损可呈溃烂结痂性肉芽肿。附近淋巴结迅即波及为本型的常见特征之一，口腔损害初期即有附近淋巴结增大，颈部淋巴结往往最早波及，可发展到锁骨上和腋下。淋巴结增大、发生炎症后可与皮肤粘连，继而局部可发生破溃，穿破皮肤形成窦道及渗出物外渗。

2. 肺副球孢子菌病　肺部感染多为原发性的，多由吸入孢子引起。大部分患者无症状或仅有亚临床症状，少部分出现乏力、发热、咳嗽、痰中带血丝、胸痛和呼吸困难。X线检查可见小结节浸润，时有融合区。慢性感染者可伴有化脓性病变，继而发生广泛的纤维化而影响肺功能。损害可呈结节状、浸润性或条纹状。结节可以分散，也可融合。浸润可以局限，也可弥散，并常有广泛的纤维化，约1/3的病例可形成空洞。

3. 系统性副球孢子菌病　或称播散性副球孢子菌病，原发感染可经血行播散至淋巴系统、肝脏、脾脏、肠道、肾上腺等，偶可波及泌尿生殖系统、中枢神经系统、骨骼、关节等。根据累及脏器的不同，临床表现多样。如波及肠道，可有腹痛、厌食、呕吐、发热、肝脾肿大、腹水等症状，腹腔内淋巴结可见肿大。肾上腺被累及时，患者可出现艾迪生病（Addison disease）样症状。骨损害较少见。波及中枢神经系统时可有头痛、恶心、抽搐、偏瘫等症状。

亦有学者将该病进行如下分类：

1.副球孢子菌感染 亚临床性感染，大多数患者无症状，表现为无症状的肺部感染，仅皮肤试验阳性。

2.副球孢子菌病

（1）青少年型（急性/亚急性副球孢子菌病）：多为年轻患者，真菌对网状内皮系统具有趋向性。约10%的患者属于此型，多见于儿童、青少年和30岁以下的成人。临床表现包括发热、体重减轻、皮肤损害、淋巴结病变、肝脾肿大、骨髓功能障碍。此型黏膜和呼吸道表现不常见。此型进展快、病情重。

（2）慢性型（再活化型副球孢子菌病）：成年型（慢性型）占该病的80%～90%，多见于成年男性。临床表现主要与肺部感染有关，包括发热、不适、咳嗽和呼吸困难。1/3的患者会出现肺纤维化、肺大疱、肺动脉高压等肺部后遗症。此型被认为是一种再激活，可在初次感染后的数月至数年发生。多数病例有血行播散并累及黏膜，咽喉受累可导致发音困难、吞咽困难，可见口周肉芽肿样皮损，牙龈常受累并可导致牙齿脱落，典型的口腔"桑葚样糜烂"（图3-10-1，附页彩图3-10-1），可见颈部慢性淋巴结肿大（图3-10-2，附页彩图3-10-2），以及腋窝及腹股沟淋巴结肿大。随着腹腔内淋巴结受累，患者可有

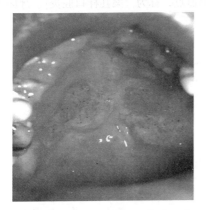

图3-10-1 副球孢子菌病：上腭大而浅的溃疡，呈颗粒状，有出血点

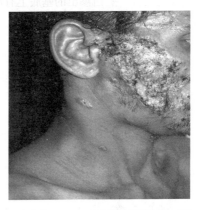

图3-10-2 副球孢子菌病：面部大面积溃疡，边界浸润，有出血点。颈部可见炎性淋巴结肿大和孤立的结节性病变

引自 Marques S A. Paracoccidioidomycosis［J］. Clin Dermatol, 2012, 30（6）: 610-615.

腹痛。25%的病例可有皮肤损害，典型皮损包括溃疡、结痂性丘疹、结节、斑块和疣状皮损。一般来说，皮肤病变由血行播散引起，在极少数情况下，皮损可由直接接种引起。

3.副球孢子菌病后遗症　通常包括慢性阻塞性肺疾病、发音困难、咽喉部瘢痕。

【诊断要点】

根据临床表现、真菌检查、组织病理检查等可确诊。诊断的金标准是在临床标本或组织中发现副球孢子菌。

对化脓性皮损、痰标本或活检标本进行KOH直接镜检可见大小不一的圆形或卵圆形厚壁酵母细胞，外观似舵轮状。可用沙氏葡萄糖琼脂进行真菌培养，但生长较缓慢。

PAS染色或六胺银染色可用于识别组织样本中的真菌成分，组织病理学检查可见假性上皮瘤样增生、表皮内脓肿形成、化脓性肉芽肿性炎症浸润，可见上皮样细胞和巨细胞，伴有多形核白细胞、单核细胞和巨噬细胞浸润，巨细胞内外可见单芽或多芽性真菌孢子，直径10～60μm，似舵轮状。

血清学检查可以帮助确诊，且为评估治疗反应和疾病复发的工具。定量免疫扩散试验是在疾病流行地区最广泛应用的方法，其次还有对流免疫电泳法，多数严重病例补体结合试验为阳性，其滴度可随病情加重而升高。

皮肤试验可在疾病流行地区的健康人群中呈阳性，但此法不能用于诊断活动性疾病。

【鉴别诊断】

鉴别诊断包括其他肉芽肿性疾病和地方性真菌病，包括皮肤结核、皮肤利什曼病、雅司病、韦格纳肉芽肿病，以及芽生菌病、放线菌病、球孢子菌病、组织胞浆菌病、孢子丝菌病等。

【防治】

避免进入流行区是预防副球孢子菌病的有效措施之一，在流行区劳动工作者要避免吸入球孢子。

伊曲康唑被认为是治疗轻中度副球孢子菌病的最佳选择，伊曲康唑200mg/d，连用12个月，是常采用的治疗方法。对于严重病例，首选两性霉素B，每日剂量0.75mg/kg，总累积剂量须相当于30mg/kg。酮康唑和磺胺类药物也常用于治疗该病。氟康唑可用于治疗中枢神经系统受累的患者。

（林元珠　王　斌　张国强）

第十一节　鼻孢子菌病

鼻孢子菌病（rhinosporidiosis）是由希伯鼻孢子菌（*Rhinosporidum*

seeberii)引起的主要侵犯鼻及鼻黏膜的良性、慢性肉芽肿性真菌病。本病好发于热带及亚热带，大多数病例发生于印度和斯里兰卡；其他则见于南美洲的巴西和阿根廷。国内于1979年首次报道本病。本病可发生于任何性别和年龄，多见于青年男性，渔民、农民及潜水员易感染本病，多因接触受该菌污染的水或土壤而引起。

【临床特点】

文献报道近70%的病例累及鼻部和鼻咽部，通常为单侧受累，15%的病例累及眼部，特别是结膜和泪囊。其他部位相对少见。

临床上可分为四型：

1.鼻型 常起于鼻中隔等黏膜，呈息肉样生长，由无蒂变为有蒂，逐渐增大可致鼻腔堵塞，最终可呈球状带蒂息肉，呈暗红或鲜红色，病变可扩大至唇或鼻咽部。鼻部皮疹初起可为乳头状，表面皱缩如疣，渐增大，基底有蒂或呈瘤状，瘤内有黏液状物积聚，如黏液囊肿（图3-11-1，附页彩图3-11-1）。

2.眼型 大多波及睑结膜，也可侵犯球结膜、泪囊和其他眼部附属器。呈小而扁的息肉，或小的淡红色、乳头样结节，可变大并有分叶。

3.皮肤型 较少见，常发生于皮肤黏膜交界区。初起为小丘疹样疣状，可逐渐融合成浸润斑块，可有溃疡和继发感染。

4.其他型 阴茎的损害可能类似于尖锐湿疣或息肉。直肠和阴道的损害可呈红色带蒂的肿块。其余报道的罕见部位包括唇、上腭、会厌、气管、支气管、耳部。

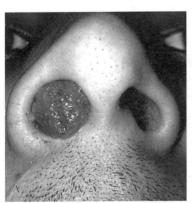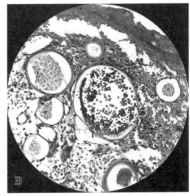

图3-11-1 鼻孢子菌病。A.右鼻腔红色带蒂无搏动性肿块，触之出血；B.组织病理学示多个厚壁孢子囊在不同的成熟阶段，周围密集的炎症浸润

引自 Singh CA, Sakthivel P. Rhinosporidiosis［J］. N Engl J Med, 2019, 380（14）：1359. doi：10.1056/NEJMicm1811820.

【诊断要点】

本病可由临床症状、组织病理和真菌学检查而确诊。鼻孢子菌表现为球形、直径7～10μm的孢子，包含在大的囊状结构内，即孢子囊，直径最大可达300μm。本菌常存在于一个息肉样损害内。多数病例可见肉芽肿性反应，巨大的异物巨细胞偶尔含有该菌。取息肉样物行组织病理学检查，其表面灰白斑点为大的孢子囊，其上可覆有表皮，HE染色可见这种孢子囊中充满无数内生孢子，有时见破裂或不成熟的各阶段孢子囊，当内生孢子脱离孢子囊进入组织，可引起周围组织中性粒细胞浸润，并有组织坏死而形成脓肿。亦可见浆细胞和淋巴细胞浸润。希伯鼻孢子菌在HE和PAS染色病理切片中常易找到。

【鉴别诊断】

本病应与血管瘤、黏液囊肿、皮肤肿瘤、肉芽肿性疾病、尖锐湿疣相鉴别。病原菌亦应与其他引起鼻真菌病的致病菌如球孢子菌、隐球菌等相鉴别。

【防治】

避免进入流行区是预防该病的有效措施之一。在流行区劳动，或通过该菌生物剂污染区时，应戴上口罩或防毒面具，以防吸入鼻孢子。

孢子囊常经上皮排出。通过切除或电外科术破坏受累组织是最常用的治疗方法。抗真菌药几乎无效。单个损害可做手术切除，但多见有复发者，故宜同时两性霉素B局部浸润注射或内服酮康唑、静脉滴注氟康唑等以防复发。

（王　斌　张国强）

第十二节　透明丝孢霉病

透明丝孢霉病（hyalohyphomycosis）是指由多种无色菌丝的霉菌引起的机会性真菌感染，与暗色孢科真菌引起的暗色丝孢霉病相对应。目前透明丝孢霉病的致病菌种类繁多，包括27个属的近70个菌种，临床上最常见的种属包括镰刀菌属、丝孢菌属、支顶孢属、帚霉属、拟青霉属及淡紫紫孢菌等。曲霉在组织中也表现为无色的菌丝，但因曲霉是一个很大的属，病原菌多，已有专门的名称命名为曲霉病，故曲霉病不再归入无色丝孢霉病的范畴。这些微生物作为腐物寄生菌存在于土壤或水中，或在分解的有机物碎屑上生长，除免疫功能受损的患者外，它们一般不致病，但茄病镰刀菌（*Fusarium solani*，引起角膜真菌病）和尖孢镰刀菌（*F. oxysporum*，引起白色浅表甲真菌病）是例外。随着外伤性植入，局限性透明丝孢霉病也可发生于免疫功能正常的患者。

【临床特点】

透明丝孢霉病的病变范围从局部定植到慢性局限性病变再到急性侵袭性

及播散性病变。健康人受到穿透性创伤之后可发生局部感染，播散性病变通常发生在免疫功能低下的人群中，病情严重程度与免疫抑制的程度和持续性密切相关。

本病没有典型的临床形态学损害，但是角化性肿块、溃疡、坏疽性臁疮样损害、红斑性小结节、暗色痂和播散性红斑已见报道（图3-12-1，附页彩图3-12-1）。

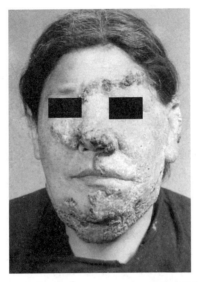

图3-12-1　透明丝孢霉病-顶孢霉属引起

引自吴绍熙，廖万清.临床真菌病学彩色图谱.广州：广东科技出版社，1999.

【诊断要点】

透明丝孢霉病血清学、影像学检查和临床表现并不具有特异性，明确诊断该种疾病需从病变部位分离出病原菌。真菌通用引物PCR和种属特异性PCR检测一般作为研究工具应用。

【防治】

透明丝孢霉病中镰刀菌病预后不良，局部病变应早期、及时治疗，这对于防止进展为更具侵袭性或播散性的感染很重要。治疗应包括系统应用伏立康唑和局部手术清创或应用泊沙康唑作为挽救性治疗。丝孢菌属感染的一线治疗手段是应用伏立康唑，对于支顶孢属、帚霉属、拟青霉属及淡紫紫孢菌，最佳的治疗方法尚不明确，通常根据具体临床表现采取手术和抗真菌治疗。

（赵家晴　张国强）

第十三节 暗色丝孢霉病

暗色丝孢霉病（phaeohyphomycosis）又称暗色孢子丝菌病（phaeospor-trichosis）、暗色真菌囊肿（phaeomycotic cyst）、脑着色真菌病（cerebral chromomycosis）等，是暗色孢科真菌引起的皮下组织和系统性感染。感染的共同特点为致病菌在组织内形成暗色分隔菌丝。病原真菌常在土壤或植物中腐生，孢子和菌丝可在空气中飘浮。

暗色孢科真菌是条件致病菌，其导致的感染全世界散在分布，但一些病原体具有有限的地理分布特点，对于皮下和全身性的暗色丝孢霉病，男性和女性同样受到影响，发病率在生命的第3年至第3个十年之间最高。这些机会性疾病的重要诱发原因是器官移植中的免疫抑制、长期使用糖皮质激素、白血病等，当机体处于免疫功能低下的状态时，致病菌可通过皮肤伤口、肺或其他途径进入人体引起感染，并经血液循环播散至全身。

近年来，在一些免疫抑制患者（如长期使用化疗药物、HIV感染者等）中，暗色丝孢霉病的发病率逐渐增加，进而新的病原菌种类也不断被发现，到目前已发现的病原菌有100余种，分布于60多个属，临床上常见的病原菌主要有外瓶霉（Exophiala）、瓶霉（Phialophora）、链互隔孢（Alternaria）、枝孢霉（Cladosporium）、尾孢霉（Cercospora）、弯孢霉（Curvularia）、茎点霉（Phoma）、长蠕孢（Helminthosporium）、德勒霉（Drechslera）、离蠕孢（Bipolaris）、明脐霉（Exserohilum）、支孢瓶霉（Cladophialophora）、暗色环痕霉（Phaeoannellomyces）、短梗霉属（Aureobasidium）等。

【临床表现】

根据病原菌侵犯部位不同，临床可分为以下类型。

1.皮肤和皮下组织暗色丝孢霉病　是最常见的分型，最常见的病原真菌为外瓶霉和瓶霉，受累部位为皮肤和皮下组织，患者常有切割伤、竹木刺伤等外伤史，临床上皮损形态各异，可为丘疹、结节、囊肿等，主要表现为孤立而深在的皮下或肌肉脓肿，脓肿内有稀薄脓液，常不破溃，有时也为皮下囊肿（图3-13-1A，附页彩图3-13-1），囊肿内有渗出物，可伴有局部淋巴结肿大；脓肿或囊肿破溃后形成窦道；少数病例呈现肉芽肿性损害，可伴有疼痛，通过对脓液或渗出物的镜检可发现棕色菌丝；皮下结节状播散型（图3-13-1B，附页彩图3-13-1），主要发生在免疫抑制患者中，表现为从上肢或下肢开始，蔓延至体表，后融合成疣状斑块，部分形成溃疡继发感染。

2.系统性暗色丝孢霉病　随着血行播散，致病菌可侵犯脑、心、肺、骨等部位，表现为化脓性肉芽肿性改变，临床症状根据累及器官不同而有相应表现，严重时出现真菌性脓毒症导致死亡。

3. 鼻旁窦暗色丝孢霉病 该病在过敏性鼻炎、细菌性鼻窦炎等患者中，感染率有所增加。该病最常累及筛窦，也可累及蝶窦、上颌窦，常表现为鼻塞或面部疼痛，病情严重时可出现眼球突出、鼻梁增宽。检查时可以发现鼻窦中充满黑色黏稠物，同时伴有鼻黏膜的坏死。

4. 暗色丝孢霉性角膜炎 甄氏外瓶霉和枝孢霉是主要的致病菌，发病前多有角膜外伤或异物侵入史，早期表现为角膜刺激症状，如畏光、流泪等，病情进展可能会出现角膜溃疡、角膜穿孔，最终导致失明。

5. 中枢神经系统暗色丝孢霉病 该病多由鼻窦感染或经肺部感染的血行播散而发生，常见的致病菌为斑氏孢霉菌，该菌具有亲神经性，可以引起脑暗色丝孢霉病，主要症状为头痛、恶心、呕吐、嗜睡、神志不清等，受累部位不同，临床会出现不同的神经系统体征，如偏瘫、癫痫等，病情进展可出现惊厥、昏迷。

【诊断要点】

1. 病史 有切割伤、竹木刺伤等外伤史，或与暗色丝孢霉病患者有接触史。

2. 真菌镜检和培养 取脓肿或脓肿抽取物以及刮取物加 10% KOH 直接镜检，可见到棕色或暗色分枝状分隔菌丝。将上述标本接种于沙氏葡萄糖琼脂重复培养后进行温度试验、生化试验等可鉴定菌种（图3-13-1D，附页彩图3-13-1）。由于暗色丝孢霉多是常见的环境气生污染物，无菌部位标本中培养分离出的棕色分枝状分隔菌丝有诊断意义，如所取标本与外界相通，分离出的真菌并不一定有临床意义，需反复多次培养并且鉴定为同一菌种，还应结合病史、临床表现、镜检及组织病理检查综合判断。

3. 组织病理 因受累部位不同进而产生不同的病理表现。皮下型主要累及真皮与皮下组织，早期呈结核样肉芽肿性损害，继而发生散在坏死灶。系统型为混合性化脓性肉芽肿性炎症，伴单个或多个脓肿形成，两种类型组织内都可见到棕色分隔菌丝（图3-13-1C，附页彩图3-13-1）。

【鉴别诊断】

①皮肤及皮下型暗色丝孢霉病主要和聚合性痤疮、穿掘性毛囊炎等疾病导致的囊肿、脓肿等进行鉴别；②鼻旁窦暗色丝孢霉病可通过X线、CT、MRI等检查和鼻旁窦息肉、鼻旁窦肿瘤等疾病进行鉴别；③暗色丝孢霉性角膜炎可通过真菌检查与其他原因引起的角膜炎进行鉴别；④脑暗色丝孢霉病可与脑肿瘤、弓形体病、隐球菌病等疾病进行鉴别。

【治疗】

对于局限于皮肤或皮下的暗色丝孢霉及脑、鼻窦的暗色丝孢霉，在充分抗真菌治疗后，彻底手术切除；暗色丝孢霉性角膜炎在全身应用抗真菌药物的同时，可外用0.1%两性霉素B溶液冲洗眼部，尽早治疗，避免角膜溃疡的形成。

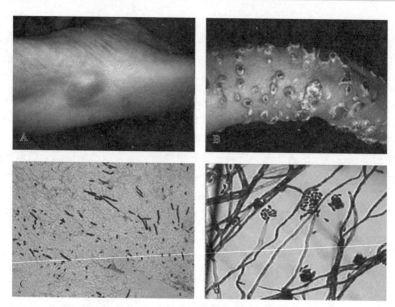

图3-13-1 A.棕丝孢菌囊肿；B.结节状播散型褐色霉病；C.皮肤病理：多个带芽生孢子的分隔菌丝（格罗科特染色，10×）；D.微形态学：棘外瓶霉（棉蓝染色，10×）

系统药物治疗可采用：①两性霉素B和5-FC联合治疗，每日用量为两性霉素B 0.5～1mg/（kg·d）联合5-FC 100～200mg/（kg·d），疗程视病情而定，至少1个月；②伊曲康唑，用量为0.2～0.6g/d，疗程为6～18个月，疗效与宿主的免疫状态、致病菌、受累的部位、皮损的严重程度等有关。

（赵宏业　林元珠）

第十四节　虫　霉　病

虫霉病（entomophthoromycosis）是一种少见的深部真菌病，多发生在热带或亚热带。主要由蛙粪霉（固孢、林和裂孢蛙粪霉）、耳霉（冠状耳霉和异孢耳霉）两属致病菌引起。它们可存在于土壤、腐烂的植物及活组织中，推测是由于皮肤微小的外伤后直接接触病原菌或昆虫叮咬而致病。本病主要侵犯鼻部和面部。

【临床表现】

1.耳霉病　好发于成年男性（平均20～40岁），女性及儿童少见。主要表现为鼻肿，多以单侧鼻塞、下鼻甲肥大为首发症状，也可为双侧，继以皮肤组织红肿、坚硬，与下方组织粘连紧密，逐渐累及前额、全鼻部、颊、上唇，呈连续肿块，造成以面中部为中心的奇特毁容外观。肿块无明显疼痛，附近淋巴结无肿大，无全身发热等症状，免疫功能正常。周边骨质不受累，损害界线清楚，皮肤表面结构完整，病程慢性。也可引起婴儿眼眶周围蜂窝织炎。在免疫抑制个体（如肾移植病患者），两种致病耳霉均可引起致死性播散性感染。

2.蛙粪霉病 多见于儿童，少发于青少年。而成人更少见，男性多于女性。好发部位通常在臀部和四肢近端，极少发生在面部。损害为限局性皮肤和皮下组织肉芽肿，质地硬而无触痛的肿块，极少有深部肌肉受累，而骨骼和关节不受侵犯。皮肤表面颜色可正常、红色或紫色，偶有溃疡形成。局部组织肿胀可造成淋巴回流受阻而形成象皮肿。少部分还可引起胃肠道蛙粪霉病，临床可有胃部不适、腹痛、腹泻、腹部包块及瘘管等，易与局限性肠炎（Crohn病）相混淆。

【诊断要点】

临床上如有面部、臀部、大腿等部位出现无痛性毁容性肿块或常规难治的胃肠道疾病，患者居住在热带或亚热带，应高度警惕本病，立即做组织直接镜检、真菌培养和组织病理查找病原体。若在病变组织中多次培养出形态特征符合蛙粪霉或耳霉菌特点的真菌并得到病理证实才能确诊。组织病理呈肉芽肿改变，多为嗜酸性粒细胞浸润，偶有小片灶状坏死，经常在多核巨细胞内见到不规则分枝、壁薄、偶尔有隔的宽菌丝，并在其周围有（PAS染色）厚的嗜酸性结构呈袖套状环绕（Splendore-Höeppli现象）。

【鉴别诊断】

临床上易与深部硬皮病和皮下恶性淋巴瘤相混淆。虫霉病引起的淋巴水肿常边界不清，如象皮肿，而淋巴瘤的生长速度明显快于虫霉病。胃肠性蛙粪霉病易与Crohn病和胃肠肿瘤相混淆。蛙粪霉病肉眼可见胃肠壁显著增厚和纤维化，偶有发热。而Crohn病常以间断发热为主，间隔时间不等，发热没有规律，低到中等度热；可侵犯肠道任何部位；病变呈跳跃式或节段性分布，可有匐行性和裂隙状溃疡，部分区域溃疡可深达浆肌层，若穿透肠壁，可形成肠瘘、穿孔、脓肿等；肠黏膜高度充血水肿，可见鹅卵石样改变；炎症常累及肠壁全层。其最终区别均可通过病理和真菌培养得到验证。CT和MRI对于鉴别组织增厚、浸润或肿瘤团块更具有辅助意义。

【治疗】

在过去的10年中，使用最广泛的治疗方法是手术和伊曲康唑［10～28mg/（kg·d）］，其次是两性霉素B，10%～20%碘化钾［约20mg/（kg·d）］，持续3个月，但有报道药物联合治疗效果更好，如两性霉素B和伊曲康唑联合高压氧及手术治疗。此外，有文献报道伏立康唑、氟康唑、酮康唑、复方磺胺甲噁唑、泊沙康唑单一药物可成功治疗该病，但每种药同样都有耐药的病例报道，治疗疗程从3个月至24个月不等。

（程 毅）

第十五节 蛙粪霉病

蛙粪霉病（basidiobolomycosis），原称皮下组织藻菌病（subcutaneous phycomycosis），系由固孢蛙粪霉通过接触感染引起的主要皮肤病变。有时波及其他组织和器官。1956年首次在印度尼西亚被发现，以后亚洲各国尤其是印度以及非洲国家均有报道，欧美少见。我国于1972年和1975年由华山医院皮肤科秦启贤首次从上海发现2例，1995年薛筑云在南京报告了第3例。根据我国的地理和气候条件，并且随着社会和生活环境的发展，本病发病率还会有所增加，需要医务人员提高认识。与本病临床表现类似，但由不同真菌，如冠状虫霉（*Entomo phthora coronata*）引起的鼻面部肿块，又称虫霉病（entomophthoromycosis），迄今国内尚无正式报告，仍需警惕。

【病原菌】

本病的病原菌为固孢蛙粪霉（*Basidiobolus haptosporus* Drechsler，1947 & 1956），属接合菌纲、虫霉目、蛙粪霉科、蛙粪霉属。进行有性和无性生殖。有性生殖为接合孢子，无性生殖为分生孢子（图3-15-1）。本菌不耐低温。

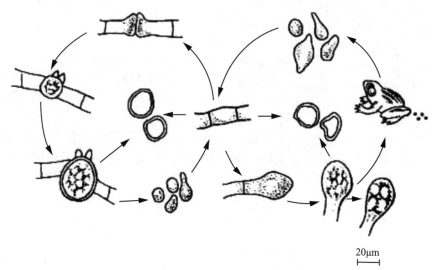

20μm

图3-15-1 固孢蛙粪霉有性和无性生殖示意图

【流行病学】

蛙粪霉存在于土壤、腐败植物以及两栖和爬行动物如青蛙、蟾蜍、壁虎和蜥蜴的肠道内，昆虫亦可成为带菌者。在江西患者住宅附近，从青蛙和蟾蜍肠道内分离出蛙粪霉。本病好发于四肢近端，特别是臀部和大腿部，可因席地而坐接触沾有病原菌的泥土、蛙粪、树叶等，甚至被虫咬、敷贴蟾蜍皮而引起感染，但人与人直接感染尚无报道。我国报告的3例均无家属或近邻感染史。本病好发于热带及亚热带，男多女少，儿童及青壮年占多数。感染与卫生习惯及气候环境因素有关。

【临床表现】

本病的临床表现有相当特殊的规律性，有利于诊断。

1.皮损特征　原发损害为皮下结节，随结节增多、扩大和融合，形成斑块，边缘清楚，中央稍高，呈典型的半球形。斑块一般不红，不破，无水肿，无波动，压痛不明显，但如口服肾上腺皮质激素，斑块随后化脓、溃破、流脓，对真菌检查极为有利。斑块质硬如象皮，可与其上皮肤粘连，此时皮肤颜色可以加深，但斑块下不与肌腱粘连，手指可将两者分开，并可推动。病程一般为慢性，病期常以月或年计。我国报告的3例患者从感染发病至确诊分别是15个月、13个月和8个月；国外Krishnan报告的8例时间间隔最长24个月，最短2个月。斑块一般占大腿或上臂的2/3或臀部的1/2。

2.发病部位　本病好发于四肢和臀部，特别是下肢，近端3倍于远端。手足发病尚无报道，但颈、胸、背亦可发生。我国报告的3例中，发生在下肢者2例，上肢1例。Krishnan报告的8例中，下肢5例，包括臀部2例，上肢1例，胸、腹各1例（图3-15-2，图3-15-3，附页彩图3-15-3）。

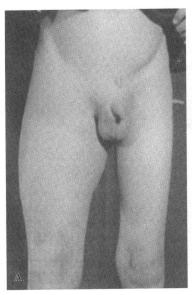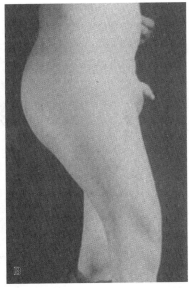

图3-15-2　蛙粪霉病（右臀）

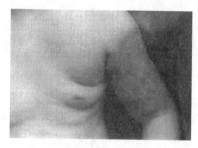

图3-15-3　蛙粪霉病（附超微结构观察）

皮肤以外其他部位病变包括：①附近淋巴结肿，但不痛，不破，不化脓。Krishnan报道的5例阳性，3例阴性。②回盲部慢性炎症。我国报告的第2例主观有腹痛、腹泻、低热，下肢有2cm×4cm条状肿块，钡餐检查显示回盲部慢性炎症，治疗后症状和体征消失。③肾盂积水。Krishnan报告1例腹部肿块压迫左输尿管，引起左肾盂积水，治疗后消退。④肌肉和骨感染。⑤可能通过血源传播，故皮下组织藻菌病名不符实。

3.主观症状　病变如仅限于皮肤，一般无症状或仅局部皮疹，压痛不明显，不发热。如并发内脏感染，可有不同程度的全身性或局部不适，一般较轻。

【诊断】

1.临床诊断　根据皮损特征和发病部位结合患者的生活环境、性别、年龄及职业，首先考虑本病的可能性，随后通过组织病理证实。

2.真菌诊断　直接镜检结合培养，阳性即可确诊。由于斑块大，既不红，又不破，采取标本检查尚有一定困难。

3.病理诊断　本病组织病理有诊断价值，但也存在采取标本不易准确的问题。

【鉴别诊断】

1.虫霉病　皮损特征与本病基本相同，但发病部位为鼻面部，病原菌为冠状虫霉。

2.皮肤毛霉病　皮损易化脓，好侵犯血管，真菌培养和组织病理检查可供鉴别。

3.淋巴水肿或淋巴瘤　损害特征和组织病理可资鉴别。

4.蜂窝织炎　皮肤化脓溃破，有时怀疑蜂窝织炎或细菌性脓肿，但主观症状、皮损急性炎症反应、细菌培养等均可鉴别。

【防治】

保护皮肤，预防一切可能的包括肉眼看不见的轻度损伤，特别是在农村，环境中有青蛙、蟾蜍及爬行动物的地方。早期诊断和早期治疗可达事半功倍之效。

【治疗】

本病特效药：①10%碘化钾，水溶液口服，成人每次10ml，每天3次，儿童酌减，直至痊愈；②咪唑类药物，如酮康唑、伏立康唑、伊曲康唑等。灰黄霉素无效。

（秦立模）

第十六节　骨关节真菌感染

骨关节真菌感染分为真菌性骨髓炎和真菌化脓性关节炎，是真菌感染引起的骨病变，感染途径包括直接侵袭、感染播散、血源性播种等。该种疾病在临床中较为少见，文献报道其发病病理生理机制和治疗等较少，对此类疾病的治疗经验尚缺乏，特别是在免疫缺陷或者需要行免疫抑制治疗的患者中。最为常见的病原真菌是假丝酵母菌和黄曲霉菌，其他相对少见的病原真菌包括非曲霉丝状及非念珠菌酵母类感染。

【临床特点】

多数病例表现为慢性无痛性关节炎。关节部位的不适、肿胀、活动范围减少、少量积液等症状常被忽略，有时直到关节内的骨和软骨出现不可逆损害时，才被注意到。受累关节多为单关节，好发于踝关节、膝关节以及腕、肘关节。组织病理显示化脓和肉芽肿相互交替出现。临床表现与其他肉芽肿性关节炎相似。主要表现为关节疼痛、肿胀；X线摄片除软组织肿胀外无明显改变；少数有关节间隙狭窄；半数有邻近关节骨骼骨髓炎。关节损坏过程缓慢，若不治疗，最终也可造成关节永久性损坏。年龄≥65岁、穿刺次数≥3次、抗菌药物种类≥3种是发生真菌感染的独立危险因素。

【诊断要点】

早期症状往往不能很好地提示真菌感染可能，常被误诊为滑膜炎、细菌感染等诊治。有化脓性关节炎的患者，通常可表现为发热、寒战、精神差、关节疼痛、肿胀等。体格检查可发现关节触痛，并有关节积液和关节活动度受限。关节穿刺可见关节液浑浊或者清亮。这类患者炎性指标可以升高。常规微生物培养结果可出现阳性。在真菌化脓性关节炎清创手术中可发现滑膜增厚和纤维化、软骨侵蚀、化脓渗出等。对于有关节炎、关节感染症状，常规方法治疗效果不佳的患者，临床医师在抽取关节液进行细菌学检查时，也应同时进行真菌涂片、培养。

【鉴别诊断】

1.急性血源性骨髓炎　反应性关节积液较少；穿刺液中白细胞较少；无脓

细胞及细菌。

2.类风湿关节炎 全身多关节对称发病，且常累及小关节；类风湿因子（＋）。

3.关节结核 起病缓慢；低热；周围血白细胞不高；中性粒细胞比例正常或降低；关节穿刺液中可找到抗酸杆菌。

4.痛风性关节炎 夜间发病；多发关节肿痛；常累及跖趾关节；血尿酸升高；关节液中可见尿酸盐结晶。

5.一过性滑膜炎 常累及髋关节，少有全身症状；红细胞沉降率、白细胞计数、C反应蛋白多正常；关节穿刺液镜检及细菌培养不能发现细菌。

【治疗与预防】

骨关节真菌感染的治疗方式主要为手术及药物治疗。手术清除窦道，坏死骨组织和软组织的清创，在局部应用抗真菌骨水泥。此外，由于真菌常合并细菌感染，可在骨水泥中加入氨基糖苷类药物以治疗继发的细菌感染。抗真菌药物治疗多用两性霉素B、酮康唑、氟康唑、棘白霉素等，疗程一般为6～12周或更长。药物剂量应根据疾病类型、病变程度及患者全身情况而定。

增强机体抵抗力，防止真菌感染是预防的关键。医务人员在关节炎症、感染，以及邻近部位疾病的诊治过程中，大到手术，小至局部注射等操作过程，要严格注意局部的消毒，减少继发性真菌感染的风险。同时，要科学正确地使用抗生素，防止机体正常菌群紊乱，减少静脉内插管以及其他导管留置时间，防止真菌大量繁殖。

（王东来）

第十七节　恶性肿瘤患者的真菌感染

真菌感染的发病率正在以惊人的速度增长，究其主要原因在于患有自身免疫性疾病、癌症和移植患者等免疫功能低下的人群大量增加，可引起浅表、皮下或全身感染，但由于真菌疾病表现为非特异性症状，且经常被忽视，全身性侵袭性真菌感染可危及生命，与高发病率和死亡率相关，相关死亡率超过50%。

恶性肿瘤真菌感染是指恶性肿瘤患者在发病及诊治过程中发生的致病菌为真菌的感染。侵袭性真菌感染是指真菌侵入人体，在组织、器官或血液中生长繁殖，导致炎症反应和组织器官损伤的病理过程。一般来说，恶性肿瘤真菌感染分为原发性和继发性两种。①原发性真菌感染多见于原发性免疫抑制疾病所致的免疫功能低下人群，多见于艾滋病、器官移植、糖尿病和其他免疫抑制性疾病患者；②继发性真菌感染多见于恶性肿瘤患者。长期应用放化疗药物和新型抗肿瘤药物、免疫抑制剂或大量广谱抗生素，以及接受各种导管操作等诊疗过程，恶性肿瘤患者自身免疫功能减退，增加机体感染的风险，其中恶性肿瘤患者继发性真菌感染最为多见，侵袭性真菌感染是恶性肿瘤严重并发症之一，严重威胁恶性肿瘤患者的生命。最常见的病原体是白念珠菌和曲霉属。部分真菌可在人体正常存在，如念珠菌是呼吸道、肠道及泌尿生殖道常驻菌群的一部分，马拉色菌多定植于皮肤表面。真菌感染在健康人群中少有原发致病，多为机会致病，当机体免疫功能失调时，健康状态下存在的条件致病菌真菌菌群过度增殖引起感染，严重的深部真菌感染可致侵袭性真菌病而危及生命。

恶性肿瘤真菌感染按发生部位及严重程度可分为浅部真菌感染和深部真菌感染。本节就恶性肿瘤患者真菌感染的流行病学、发病机制、临床特点、诊断要点、鉴别诊断以及治疗和预防等几个方面作一介绍。

【流行病学】

随着恶性肿瘤发病率的升高及患者生存期的延长，恶性肿瘤患者真菌感染发生率上升。血流真菌病原体的调查和识别不断变化的流行病学趋势具有重要意义。近年来我国恶性肿瘤患者真菌感染发生率为10%～30%，可能与地区、检测诊断手段的差异等有关。真菌感染的病死率很高，有研究显示侵袭性曲霉病的总体病死率为58%。粒细胞减少性发热是恶性肿瘤患者最常见治疗相关性死亡原因，与肠道真菌感染相关的粒细胞减少性发热死亡率高达81.8%，并且逐年升高。与实体肿瘤患者相比，恶性血液肿瘤患者真菌感染的发病率更高。男性高发于女性，老年患者和小儿患者高发于中青年患者。

从感染菌种分布上，常见真菌感染是由机会性真菌念珠菌属和曲霉属以及致病性真菌新型隐球菌、荚膜组织胞浆菌、球孢子菌等引起的；较少见的是由皮芽孢杆菌引起。在一项对癌症患者的国际尸检调查中，念珠菌属占所有真菌感染的58%。但不同区域报道不同，Yeh等和Mahallawy等研究显示致病菌主要为念珠菌，其次为霉菌。而Licvio等和Mitsutoshi等的研究结果提示霉菌属多于念珠菌属。这种比例变化可能与唑类抗真菌药物的广泛使用导致白念珠菌的发病率降低有关。我国恶性肿瘤患者真菌感染以念珠菌属，尤其是白念珠菌为主。

从感染部位上，真菌感染分为浅部感染、皮下组织感染和深部感染3种，浅部真菌感染通常发生在皮肤褶皱、指甲、毛发和黏膜的最外层，例如腋窝、臀部及足趾之间，累及皮肤、黏膜、皮肤表层及皮下。也可能扩散到身体其他部位，发展成为侵入性的形式，在大多数患者中，症状很轻微，不危及生命，但对患者的生活质量的影响可能是严重的。深部真菌感染侵袭性强，危害大，又统称为侵袭性真菌感染（invasive fungal infection，IFI）。深部真菌感染可累及全身组织及各个系统，多发生于呼吸系统，其次为泌尿系统及消化系统，国内外研究结果一致。免疫功能低下患者的全身性真菌感染，与高死亡率相关。

不同医疗机构诊疗科室真菌感染发生率也不相同，其中急诊科发生率最高，其次是内科、外科、ICU、RICU等科室。恶性肿瘤患者真菌感染的主要危险因素为严重的粒细胞减少症，其他危险因素包括侵入性操作、广谱抗生素的使用、化疗破坏口腔及消化道黏膜、糖皮质激素的应用、医院空气及供水环境暴露。

【真菌感染的过程、危害及可能的机制】

1.真菌感染的过程　真菌对人体的感染主要通过黏附、侵入、损害3个阶段。

（1）黏附：是真菌感染的基础。真菌细胞壁上含有某些蛋白，如念珠菌细胞壁表面的糖基磷脂酰肌醇蛋白可与宿主细胞锚定连接，有些真菌细胞可分泌多种物质如黏附素、整合素等，诱导真菌产生菌丝，加深黏附。

（2）侵入：是真正致病阶段的开始。真菌侵入宿主细胞大多均由菌丝介导，有两种途径：一种为宿主驱动的诱导型内吞，由宿主细胞上的受体和真菌表面侵入因子结合，诱发内吞作用；另一种为真菌驱动的渗透作用，不仅与侵入宿主细胞相关，还与对组织的深入侵袭有关。

（3）损害：是发病的关键，患者的症状及体征在这个阶段产生。有些真菌可以分泌宿主细胞损坏物质，如念珠菌和马拉色菌分泌的磷脂酶，能够破坏宿主机体屏障。真菌还可以分泌毒素，部分阻碍电子传递影响宿主细胞呼吸作用，部分阻碍肝糖原合成、影响脂类代谢，还有毒素可以阻碍核酸合成，可多途径破坏宿主细胞组织器官功能。

2.真菌感染的危险因素和对机体的危害　真菌具有生长迅速、繁殖能力强的特点，在皮肤聚集可形成皮肤真菌感染，感染机体后迅速扩散，聚集性生长堵塞血管、支气管等可致继发感染。侵入机体后真菌还可以通过改变自身形态逃避免疫识别受体识别、影响免疫细胞释放不同的因子干扰后续免疫应答、改变结构诱导吞噬细胞凋亡等手段逃脱人体免疫应答。

恶性肿瘤患者是真菌感染的高危人群。恶性肿瘤患者在发病过程中，长期自我消耗，多器官功能，尤其是免疫系统功能衰退增加了真菌感染风险。吞噬细胞在保护宿主先天免疫反应和控制适应性抗真菌免疫发展中具有核心作用，中性粒细胞减少或吞噬细胞缺陷会增强真菌感染易感性，而放化疗最常见副反应即为中性粒细胞减少。许多生物制剂具有直接或间接的免疫抑制和免疫调节作用，这些作用和真菌机会性感染有关。体外研究表明，酪氨酸激酶抑制会影响细胞介导的免疫反应，可为机会性感染创造一个允许的微环境。

部分患者在输血治疗中可造成铁过载，由铁过载引起的游离铁增加是侵袭性真菌感染的公认危险因素，同时铁过载还可抑制IFN-γ、TNF-α、IL-12的形成，损伤巨噬细胞、嗜中性粒细胞和T细胞功能。

糖皮质激素可以通过下调γ干扰素的产生和抑制1型辅助T细胞、CD8$^+$ T细胞和自然杀伤细胞的发育、诱导Th1/Th2失调来削弱细胞毒性免疫反应，增加真菌感染易感性。此外，局部糖皮质激素浓度改变还可以使真菌细胞黏附力改变，导致真菌移位。抗生素的不当应用也会打破机体菌群平衡，使部分真菌异常繁殖，形成条件致病。

3.真菌感染的机制

（1）顽强的繁殖使机体受损：某些真菌感染主要靠顽强的生长繁殖，使机体细胞受损伤，生长速度快，繁殖力强，营养条件要求不严格，侵犯组织快。

（2）产生破坏机体组织细胞的物质：某些真菌在机体组织内生长繁殖期间，向菌体外产生一种酶，增强该菌侵入组织内生长繁殖的能力。

（3）真菌毒素中毒：某些真菌通过分泌的毒素及其代谢产物影响宿主细胞线粒体呼吸、糖代谢、脂质代谢，以及核酸或蛋白质的合成。

【临床特点】

1.症状和体征 恶性肿瘤患者真菌感染的部位不同，临床症状和体征也会有所不同，临床症状缺少特征性，常可伴有终末器官受累，具有很高的死亡率。

（1）浅部真菌感染大多表现为皮肤黏膜病变（表3-17-1）：①皮肤癣菌常仅引起头发、指甲或角质层的浅表感染，几乎从不侵入深层组织，主要表现为脱发、足癣或甲癣。②念珠菌浅层感染皮肤病变通常表现为5～10mm无痛性红斑性斑丘疹，中心一般不会出现坏死或结痂，病变多发生在躯干和四肢近端，较少出现在躯干和面部；黏膜感染多为口腔黏膜感染，表现为鹅口疮，是一种念珠菌感染的特异性表现；其他还有慢性萎缩性口炎、阴道炎等。③毛滴虫孢子菌感染局限于躯干、面部或四肢，表现为红斑或紫癜性丘疹和结节，有时伴有中央坏死或溃疡，严重者也会出现皮下脓肿。④真菌浅部感染常为甲沟炎，表现为压痛、红斑、水肿和甲周皮肤硬结，可进一步扩散累及整个手指/足趾，感染侵及血管严重者可导致组织坏死，皮肤表现为黑色焦痂。⑤真菌侵袭皮下血管和脂肪可能表现为触痛、硬结、红斑或紫癜性斑疹、丘疹或结节，随后会出现出血、溃疡或坏死。⑥与曲霉菌相关的皮肤病变包括：伴有脓液的急性炎症反应、脓肿形成和肿胀，随后出现红斑或紫癜性压痛性斑疹或斑块，继而发展成具有黑色中央焦痂的紫色斑块。⑦多发性红色或灰色斑疹伴中央溃疡或黑色焦痂是镰刀菌感染的特征性表现。然而更多的浅部真菌感染皮肤黏膜病变是不具备特异性表现的，难以单纯通过临床症状和体征鉴别，需要进一步检验检查明确致病菌。

表3-17-1　浅部真菌感染皮肤病变表现

病变或临床表现	致病真菌
丘疹或结节	念珠菌、马拉色菌、隐球菌、毛孢子菌、球孢子菌、组织胞浆菌、芽生菌、毛癣菌、微孢子菌、曲霉菌、镰刀菌、链格孢菌、染色芽生菌
脓疱	马拉色菌、隐球菌、球孢子菌、芽生菌、毛癣菌、微孢子菌、曲霉菌、链格孢菌
溃疡	念珠菌、隐球菌、毛孢子菌、球孢子菌、组织胞浆菌、链格孢菌、染色芽生菌
斑块	马拉色菌、组织胞浆菌、芽生菌、曲霉菌
皮下结节	念珠菌、隐球菌、曲霉菌、弯曲霉菌、链格孢菌
蜂窝织炎	隐球菌、曲霉菌、根霉菌、毛霉菌、根瘤菌、镰刀菌
脓肿	隐球菌、球孢子菌、组织胞浆菌、弯曲菌、链格孢菌
结节性红斑	球孢子菌、组织胞浆菌
疣状病变	芽生菌、染色芽生菌
皮内大疱	念珠菌
坏死性病变	根状芽孢子、根霉菌、毛霉菌、根瘤菌、镰刀菌

（2）鼻窦真菌感染多由霉菌引起：感染早期临床表现是非特异性的上呼吸道感染症状，表现为鼻塞、头痛及发热等，进一步发展可出现流涕、鼻窦压痛及眶周水肿等局灶性症状。真菌性鼻窦炎还可以向周围侵袭扩散，侵及眼部可造成眼球突出、视力下降和眼睑水肿；侵及鼻中隔可造成鼻溃疡、鼻出血和鼻黏膜结痂；扩散至覆盖的皮肤可形成面部蜂窝织炎；向颅脑延伸可引起颅骨基底广泛破坏，侵入脑组织可引起昏迷、癫痫等神经系统症状和精神状态改变。

（3）下呼吸道尤其是肺部也是深部真菌感染高发部位：常见感染菌包括肺隐球菌、曲霉菌、毛霉菌及镰刀菌等。其症状可表现为抗生素耐药性发热、咳嗽、咳痰、胸痛、呼吸困难甚至咯血，胸膜感染者可有呼吸痛，查体可有胸膜摩擦感和胸膜摩擦音。

（4）中枢神经真菌感染常见于隐球菌、霉菌等感染：症状一般较重，除了抗生素耐药性发热外，还包括头痛、恶心呕吐、视盘水肿等颅内压升高症状，癫痫、偏瘫、神经麻痹等局灶性神经症状和体征，以及脑膜刺激征和精神状态改变。

（5）消化道真菌感染一般内源于念珠菌，外源于霉菌：表现为发热、体重减轻以及腹痛、腹泻、恶心呕吐等胃肠道症状，有的患者还可以合并肝脾肿大。

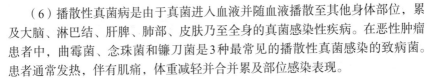

（6）播散性真菌病是由于真菌进入血液并随血液播散至其他身体部位，累及大脑、淋巴结、肝脾、肺部、皮肤乃至全身的真菌感染性疾病。在恶性肿瘤患者中，曲霉菌、念珠菌和镰刀菌是3种最常见的播散性真菌感染的致病菌。患者通常发热，伴有肌痛，体重减轻并合并累及部位感染表现。

2.影像学检查 对侵袭性肺曲霉病诊断的改进包括更多地使用常规的高分辨率计算机断层扫描（CT），还可以提示感染阶段。特征性影像学可表现为肺部致密、边界清楚的病变（伴或不伴晕征）、磨玻璃影、空气新月征、空洞。

合并中性粒细胞减少的曲霉菌肺部感染患者高分辨率CT扫描在早期（＜5天）表现出晕征，在晚期表现出空气新月征。在非中性粒细胞减少的患者中，高分辨率CT呈非特异性表现，包括支气管肺炎、实变、空洞、胸腔积液、磨玻璃影、树芽影和肺不张。但有研究提示曲霉病的典型特征也可以由其他病原体或因素引起，如毛霉菌、其他真菌、细菌和非感染性病因。例如，反向晕征（由实心环包围的磨玻璃衰减）提示毛霉菌病可能。

慢性侵袭性念珠菌病患者CT扫描可显示肝脏或脾脏中的小射线可透性病变，即牛眼征；有些患者检眼镜检查可见炎性渗出，提示眼内炎病变。

真菌性鼻窦感染的影像学表现为从鼻窦侵蚀骨质，或感染延伸至邻近部位，以及露骨基底部位广泛破坏，CT扫描可能具有提示性，但不具有特异性，且无法及时发现颅内扩张；MRI可以更准确地表现颅内扩张情况，提示进展阶段和感染程度。

中枢神经系统隐球菌感染影像学通常表现为脑膜硬化，提示脑膜炎，极少数情况下表现为单个或多个局灶性占位性病变（隐球菌瘤）。

3.实验室检查 参照《抗菌药物临床试验技术指导原则》（2014年版）。

（1）组织病理学检查：真菌感染可见多种组织反应，最常见且最有特征的是肉芽肿性组织反应，一般表现为中性粒细胞形成的微脓肿，微脓肿中可见感染真菌。

（2）真菌直接显微镜检查：取材于病变部位的毛发、皮屑、黏膜、脓液、渗出液、组织、体液等。在低倍镜下观察菌丝和孢子的有无，高倍镜下观察菌丝和孢子的形态、大小、位置及排列情况。不同致病真菌菌丝和孢子形态特点不同。同一种致病真菌致病状态不同，形态特点也会有所不同。直接显微镜检查可能提高初步诊断，但由于存在非典型真菌元素或稀疏的真菌群体，往往难以通过培养来确认。

（3）真菌培养：标本取材于病变部位组织、血液或体液，无菌部位标本培养阳性更具有诊断意义，非无菌部位标本培养阳性需结合临床症状及其他检查结果酌情诊断。

（4）血清学检查：临床常用检测真菌感染的血清学检查有两种，即1,3-β-D-葡聚糖试验（G试验）和半乳甘露聚糖试验（GM试验），G试验检测真菌细胞壁成分，适用于除了接合菌外的各种真菌，具有高度的敏感性和特异性，但容易出现假阳性。GM试验对检测曲霉菌感染具有高敏感性和特异性，但容易出现假阳性和假阴性结果。临床上为了提高血清学检测的准确性，应检测连续样本以确诊。另外，还有血清学抗原检测，可以在血液及体液中检测出真菌表面抗原。但检测抗体的血清学检测的敏感性和特异性较低，因为许多系统性真菌感染的患者免疫功能低下，因此抗体反应受损。

恶性肿瘤患者深部真菌感染一般起病隐匿，多无特异性症状和体征，难以早期发现。临床诊断手段也具有一定局限性，影像学改变大多滞后，血清学检测稳定性尚且不足，活检和真菌培养则耗时过长，种种限制都在一定程度上存在延误治疗的风险。探索更加准确、快速且灵敏的早期筛查手段迫在眉睫。

4.内镜检查　呼吸道、鼻腔、消化道等部位内镜检查虽然更多用于活检，但在检测过程中可直接观测到黏膜病变变化。支气管真菌感染者支气管镜检可见气管支气管溃疡、结节、假膜、斑块或结痂等表现。真菌性鼻窦炎鼻窥镜可见鼻部溃疡伴黑痂或出血、硬腭黑色坏死性损害或穿孔。

5.其他检查　对侵袭性肺曲霉病诊断的改进包括更多地使用常规的高分辨率计算机断层扫描（HRCT）、聚合酶链反应（PCR）；用于检测真菌（RNA或DNA），酶联免疫吸附试验（ELISA）；用于检测血清中的半乳甘露聚糖，曲霉细胞壁的组成成分）。

【诊断要点】

根据真菌侵犯人体的部位和严重程度分为浅部真菌感染和深部真菌感染/侵袭性真菌感染，前者的诊断较后者更容易。

1.浅部真菌感染的诊断　浅部真菌感染如果临床特征明显，通过临床表现即可作出初步诊断。临床表现不具备特异性的，需要进一步行组织病理学或真菌学检查，如病变部位标本直接镜检、组织培养和组织活检阳性可明确诊断。

2.深部真菌感染/侵袭性真菌感染　恶性肿瘤患者深部/侵袭性真菌感染的诊断复杂，根据患者的宿主因素、临床和影像学特点、GM/G试验结果、微生物学培养结果，诊断分为确诊、临床诊断、拟诊和未确定。

（1）确诊：主要通过真菌学结果诊断，包括深部真菌感染和真菌血症（表3-17-2），只要在标本中检测或培养出真菌或真菌相关物质即可确诊。

（2）临床诊断：具有至少1项宿主因素、1项微生物学标准及临床主要标准1项（或次要标准2项）（表3-17-2）。

（3）拟诊：具有至少1项宿主因素、1项微生物学标准或临床主要标准1项（或次要标准2项）（表3-17-3）。

（4）未确定：具有至少1项宿主因素，但临床证据及微生物结果不符合确诊、临床诊断及拟诊标准（表3-17-2、表3-17-3）。

表 3-17-2 确诊诊断标准

	标本	真菌	酵母菌	肺孢子菌
深部真菌感染	无菌部位标本镜检	针吸标本或活检标本、组织病理学、细胞病理学或直接镜检显示真菌菌丝或黑色酵母样菌,伴随组织损害证据	正常无菌部位针吸标本或活检标本,组织病理、细胞病理或直接镜检显示酵母细胞(如隐球菌见夹膜芽生酵母;念珠菌见假菌丝或真菌菌丝)	肺组织标本染色、支气管肺泡灌洗液或痰液中发现肺孢子菌包囊、滋养体或囊内小体
	血清学抗原检测(脑脊液)	不适用	隐球菌抗原阳性	
	培养 无菌标本	从临床及影像学显示的病灶部位(正常无菌部位),通过无菌操作取得标本培养出霉菌或黑色酵母样菌(不包括支气管肺泡灌洗液、头颅窦腔、尿液)	无菌标本(包括24小时内的引流液)培养出酵母菌,并与临床及影像学符合	
真菌血症	血液	血培养(曲霉菌除外)	酵母菌或酵母样菌	

表 3-17-3 临床诊断、拟诊诊断标准

宿主因素	1. 近期发生中性粒细胞缺乏(中性粒细胞计数<500个/μl)并持续10天以上 2. 接受异基因造血干细胞移植/存在移植物抗宿主病的症状和体征,特别是重症(≥2级)或慢性广泛病变 3. 在既往60天内应用糖皮质激素超过3周[0.3mg/(kg·d)以上,变应性支气管肺曲霉菌病除外] 4. 90天内应用过T细胞免疫抑制剂(如环孢素A,肿瘤坏死因子,某些单抗如阿仑单抗)或核苷类似物 5. 使用B细胞免疫抑制剂(如BTK抑制剂) 6. 侵袭性真菌感染病史 7. 患者同时患有艾滋病或遗传性免疫缺陷(如慢性肉芽肿或联合免疫缺陷病)

		8.高危患者持续发热>96小时，经恰当广谱抗菌药治疗无效
		9.体温>38℃，或<36℃，且存在下列任何一种易感因素：①先前60天内粒细胞缺乏时间>10天；②先前30天内曾使用或正使用强效免疫抑制剂；③先前粒细胞缺乏时曾确诊或拟诊为侵袭性真菌感染；④症状性艾滋病患者
临床标准	下呼吸道真菌	主要标准：CT检查至少存在以下任何一项：致密、边界清楚的病变（伴或不伴晕征）、空气新月征、空洞、楔形/节段性或大叶性病灶；其他丝状真菌还包括反晕征
		次要标准：下呼吸道感染的症状（咳嗽、胸痛、咯血、呼吸困难）；体检发现胸膜摩擦音；任何没有达到主要标准的新的浸润
	气管支气管炎	支气管镜检发现以下表现：气管支气管溃疡、结节、假膜、斑块或结痂
	鼻窦感染	主要标准：影像学提示从鼻窦侵蚀骨质，或感染延伸至邻近部位，以及露骨基底部位广泛破坏
		次要标准：上呼吸道症状（流涕、鼻塞等）；局部出现急性疼痛（包括放射至眼部的疼痛）；鼻部溃疡伴黑痂或出血；硬腭黑色坏死性损害或穿孔
	中枢神经系统	主要标准：影像检查提示中枢神经系统感染；MRI/CT检查提示脑膜强化
		次要标准：局灶性神经症状和体征（局灶性癫痫、偏瘫等）；精神改变；脑膜刺激征；脑脊液生化和细胞计数异常
	播散性念珠菌病	此前2周内出现念珠菌血症，并伴有以下至少一项：无法用其他原因解释的丘疹样或结节样皮肤损害；肝/脾牛眼征；眼科检查提示进展性视网膜渗出
微生物标准	直接检查（细胞学、直接镜检或培养）	1.痰液、支气管肺泡灌洗液培养霉菌/新型隐球菌/地方性真菌阳性或经直接镜检/细胞学检查发现霉菌/隐球菌
		2.鼻窦抽取液直接镜检或细胞学检查或培养呈真菌阳性
		3.无菌体液中，经直接镜检或细胞学检查检测出真菌成分（如脑脊液中检测出隐球菌）
		4.未留置导尿管患者，2次尿培养酵母阳性
		5.血培养真菌阳性
	间接检查（检测抗原或细胞壁成分）	1.支气管肺泡灌洗液、脑脊液或2份以上血标本检测半乳甘露聚糖试验（GM试验）抗原阳性
		2.血清$1,3\text{-}\beta\text{-D}$葡聚糖试验（G试验）检测阳性
		3.血液、尿液、脑脊液荚膜组织胞浆菌抗原阳性
		4.未留置导尿管患者，尿检见念珠菌管型

【鉴别诊断】

1.恶性肿瘤患者真菌感染与细菌、肺结核和间质性肺炎感染的鉴别诊断　恶性肿瘤患者容易被多种病原体感染，真菌感染常需与细菌感染相鉴别。真菌感染临床症状非特异性，与细菌和病毒感染相似。浅层感染可从临床表现鉴别，细菌感染多表现为红、肿、热、痛，而真菌感染多为丘疹、皮屑等。深层感染多以发热为唯一症状，需应用临床检验检查相鉴别，如痰培养、尿便培养及血培养直接培养出病原菌，联合C反应蛋白（CRP）、白细胞计数（WBC）检测也可以在发病早期为鉴别诊断提供参考价值。

2.恶性肿瘤患者真菌感染与非感染性肿瘤热的鉴别诊断　非感染性肿瘤热是由肿瘤坏死组织或肿瘤代谢产物自身吸收所引起的，正常为低热，多出现在疾病趋于严重的过程中，可结合现病史诊断，同时非感染性肿瘤热微生物学检测阴性，抗生素及抗真菌药物对其无效。

3.恶性肿瘤患者真菌感染与恶性肿瘤的鉴别诊断　恶性肿瘤患者的真菌感染有时需与肿瘤及肿瘤进展性变化相鉴别。皮肤癌和浅表真菌感染有时难以区分，主要在于两者临床表现特异性不明显，多点多次针吸活检可有助于鉴别两者。肺曲霉病和隐球菌病的临床症状与患者的肺癌症状一致。此外，合并真菌感染的非小细胞肺癌患者在X线和CT中出现肺结节和空洞病变，高度怀疑为癌症复发或进展，即便是PET/CT，两种病变也可显示相似的葡萄糖高代谢，需要微生物学手段如针吸活检或肺泡灌洗液镜检培养等协助辨别，为准确治疗提供指导。

【恶性肿瘤患者真菌感染的治疗】

1.常用治疗方法　目前抗真菌药物治疗主要包括多烯类、棘白菌素类、三唑类、代谢类四种类别。由于部分药物具有肝肾毒性（如多烯类药物）及抗菌谱窄且易耐药（如代谢类药物），临床工作中常用的是三唑类及棘白菌素类。药物用法常用首剂加倍。根据病情调整药物剂量与抗真菌治疗疗程，真菌感染常可伴有终末器官受累及，具有很高的死亡率，治疗上可适当增加用药剂量、延长抗真菌治疗的时间，血培养、体液培养转阴或者局部病灶消失后还可继续用药至少2～3周以防深部真菌感染的复发。

浅部真菌感染患者首选治疗方法是局部抗真菌药。如果局部治疗无效，则需全身性抗真菌治疗。

深部真菌感染的治疗，每一个诊断级别对应相应的治疗类别，分别为预防治疗、经验性治疗、诊断驱动治疗、目标治疗。

（1）预防治疗：包括初级预防和再次预防。初级预防指具有高危因素的患者在出现感染症状之前预先应用抗真菌药物，推荐使用泊沙康唑、氟康唑、伊曲康唑、伏立康唑、米卡芬净和卡泊芬净。再次预防指有既往确诊或临床诊断史的患者，再次接受化疗或造血干细胞移植时，再次应用抗真菌药物预防，首选既往有效药物。预防治疗治疗疗程取决于危险因素的改善。

（2）经验性治疗和诊断驱动治疗：用于持续中性粒细胞缺乏伴发热、应用广谱抗菌药治疗4～7天无效的高危患者，可选择卡泊芬净、两性霉素 B、米卡芬净、伏立康唑、伊曲康唑等。出现影像学或微生物学指标但未达到临床诊断水平的患者应选用诊断驱动治疗，用药选择可参考经验治疗。经验性治疗和诊断驱动治疗疗程应至少应用至体温降至正常、临床状况稳定，影像学或微生物学指标恢复正常。

（3）目标治疗：是指患者达到临床诊断或确诊水平进行的抗真菌治疗。由于感染病原菌较明确，可依据真菌种类、药敏试验、患者具体情况选择用药。疗程长短取决于患者临床严重程度、相关症状及影像、微生物学指标的恢复情况。

2.免疫治疗方法　根据真菌物种对一线三唑类抗真菌药物的耐药性不断增加，以及真菌疾病与免疫功能低下的宿主有关等情况，分为原发性和获得性免疫系统缺陷。易受真菌感染的原发性免疫缺陷包括：CARD9缺陷、STAT3缺陷、慢性肉芽肿疾病等。获得性免疫缺陷的患者包括HIV/AIDS患者、使用免疫抑制剂的患者，如造血干细胞移植受者和实体器官移植受者以及接受过化疗或接受小分子抑制剂的癌症患者。辅助性的宿主指导治疗可为改善患者预后的一个有希望的选择。抗真菌免疫疗法有可能成为临床上可操作的抗真菌治疗方法。抗肿瘤真菌感染的免疫治疗方法包括细胞因子疗法、单克隆抗体和细胞免疫疗法。临床免疫治疗研究的进步为利用新型的治疗方法来解决真菌疾病创造了潜力，同时也需要在精心设计的临床试验中测试真菌免疫疗法的疗效。

【恶性肿瘤患者真菌感染的预防】

随着抗真菌药物的广泛使用，真菌耐药问题也越来越严重，Alexander等研究显示80%的耐药菌感染临床治疗失败，提示恶性肿瘤患者真菌感染临床治疗疗效较差。因此，对恶性肿瘤患者真菌感染的早期预防就显得格外重要。

恶性肿瘤患者真菌感染的预防主要是针对其危险因素的预防。①环境方面可以加强病区的空气、用水消毒管理；②护理方面加强患者及家属手卫生教育，做好口腔护理、及时吸痰，避免患者长时间平卧，进行饮食护理加强营养支持；③临床上规范诊疗程序，减少不必要的侵入性操作，根据用药指征合理使用抗肿瘤药物、抗生素及糖皮质激素，结合患者免疫情况适当减停免疫抑制剂、粒细胞集落刺激因子应用和中性粒细胞输注。

【总结】

恶性肿瘤患者的真菌感染发病率越来越高，严重的真菌感染是恶性肿瘤患者重要致死因素。浅部真菌感染多仅为皮肤黏膜病变，往往因为症状轻而不受重视，而恶性肿瘤患者免疫力低下，若不及时处理，浅部真菌感染极易扩散发展为深部真菌感染，所以在发现患者浅部真菌感染后，应立即予以治疗，并警惕其发展为深部感染。因此，对恶性肿瘤患者真菌感染的早期预防就显得格外重要。在恶性肿瘤患者诊疗过程中，应加强管理，规范流程，预防真菌感染的发生，对真菌感染做到早发现、早治疗，以改善恶性肿瘤患者预后，延长恶性肿瘤患者生命。

（史　健）

第十八节　重症肝病的真菌感染

【概述】

1.定义　侵袭性真菌病（invasive fungal disease，IFD）系指真菌侵入人体，在组织、器官或血液中发生生长、繁殖，并导致炎症反应、组织损害和器官功能障碍的感染性疾病。其发生取决于外界致病因素和人体免疫力的相互作用，是重症肝病患者的严重并发症之一。重症肝病合并IFD的临床表现不典型，病死率高，预后极差，而抗真菌药物又多在肝脏代谢，毒副作用大，临床诊治困难。

2.流行病学　重症肝病患者机体免疫力显著下降，体内菌群紊乱，而真菌属于条件致病菌。随着医疗技术的不断提高，广谱高效抗生素、免疫抑制剂以及糖皮质激素的广泛应用，重症肝病患者预后生存明显延长，但真菌感染的发生率也呈增高趋势。同时，由于临床医师对重症肝病合并真菌感染认识的不断提高，且微生物实验室检测技术不断进步，提高了真菌感染的检出率和诊断率。有文献报道肝衰竭合并IFD的发生率为2%～15%，慢性肝病合并真菌感染的病死率高达37%，远高于未感染者。

【常见致病菌】

1.常见致病真菌　重症肝病合并IFD的常见病原菌为念珠菌属、曲霉菌属和隐球菌。其中，念珠菌属是最常见的致病真菌，而念珠菌属又主要以白念珠菌为主，占50%以上，是肠道、血流、腹腔和泌尿道等的主要致病菌。白念珠菌也是真菌性腹膜炎的主要致病菌。但因耐药基因的产生，最近流行病学研究表明目前非白念珠菌包括光滑念珠菌、近平滑念珠菌、热带念珠菌和克柔念珠菌等真菌的感染比例有逐渐增高趋势。曲霉菌属是侵袭性肺真菌病的主要致病菌，其中烟曲霉最为常见。而隐球菌是中枢神经系统真菌感染的重要致病菌。

2.常见感染部位　IFD在重症肝病患者中最常见的感染部位是肺，其他常见部位分别为消化道、口腔、泌尿道、血流和腹腔，也可见胸腔、胆道和中枢神经系统的真菌感染。IFD多为单部位，也存在2个甚至多个部位播散性感染的情况。

【临床表现】

重症肝病合并IFD的临床表现常不特异,仅有60%的患者出现发热。早期真菌感染容易侵袭黏膜引起口腔炎、肠炎等,病情严重者可出现侵袭性感染的症状如全身中毒症状、脏器感染的症状、体征及影像学表现等。

重症肝病合并肺部IFD报道相对较多,其中侵袭性肺曲霉病(invasive pulmonary aspergillosis, IPA)最常见,常见表现为不同程度的发热、咳嗽咳痰、痰中见血、胸痛、气促及精神症状等。而肺孢子菌肺炎常表现为气促、低热及进行性呼吸困难,罕见胸痛,症状重但体征轻,肺部听诊与临床表现不对称。念珠菌血症是侵袭性念珠菌感染最常见的临床症状,常有高热、寒战、畏寒等,全身症状进行性加重,黄疸加重,皮肤黏膜可见瘀点瘀斑,且部分患者可出现低血压、四肢湿冷等休克表现。泌尿系统真菌感染多为念珠菌感染,临床常表现为念珠菌膀胱炎,出现尿频尿急尿痛等膀胱刺激征,尿道口有水样或白色分泌物,部分还可表现为耻骨上疼痛和血尿。肠道念珠菌多为顽固性腹泻,大便呈泡沫样、黏液样或豆渣样。重症肝病合并中枢神经系统真菌感染,常见于隐球菌性脑膜炎,中枢神经系统真菌感染主要的临床症状为不同程度发热、头痛,且头痛剧烈者常伴有恶心呕吐,部分患者可出现视力下降、复视、精神异常等。脑脊液真菌微生物检查可确诊,影像学检查可见颅内局灶性病变,CT或MRI显示脑膜强化。

【诊断要点】

1.高危因素　重症肝病患者是IFD的高危因素,但合并以下情况是极高危人群:①年龄>65岁;②合并重要脏器功能不全,如合并营养不良、全肠外营养支持、肝硬化、糖尿病、免疫缺陷、慢性阻塞性肺疾病及肾替代治疗等;③长期应用广谱抗菌药物、糖皮质激素治疗等;④入住ICU;⑤接受侵入性诊疗操作,如留置尿管、机械通气或其他引流管等。

2.真菌微生物学检查

(1)真菌抗原检测:主要包括1,3-β-D-葡聚糖试验(G试验)、曲霉半乳甘露聚糖试验(GM试验)、隐球菌荚膜多糖抗原检测。G试验适用于除隐球菌和毛霉菌以外的所有真菌感染的早期诊断,尤其是念珠菌和曲霉菌,但不能确定菌种。GM试验是曲霉特异性筛选试验,肺泡灌洗液比血清的GM试验对IPA的诊断具有更高的灵敏度,但特异度相似。隐球菌荚膜多糖抗原检测(乳胶凝集试验)不仅用于隐球菌性脑膜炎的早期快速诊断,也可用于疗效和预后判断。

(2)体液涂片镜检、真菌培养及鉴定:取患者各种体液标本进行涂片并染色,寻找真菌孢子及菌丝是目前发现真菌感染最快速、简便且较可靠的方法。怀疑隐球菌脑膜炎时,需行脑脊液的印度墨汁染色,镜下未染色的荚膜是隐球菌的特征。

（3）组织病理学检查：感染部位病理组织找到真菌病原体是诊断IFD的金标准。组织反应的基本病理改变常包括急慢性化脓性炎症、非化脓性炎症、干酪样坏死、肉芽肿形成、血管炎等。凝固性坏死常见于曲霉菌和念珠菌感染，而毛霉菌和隐球菌性肺炎多见于楔形梗死灶。当临床怀疑IFD时，应尽量反复多次抽血、无菌腔液进行真菌培养、尽量行组织病理学检查协助诊断。但因重症肝病患者常有凝血功能障碍、血小板减少等因素，获取病理标本相对困难，且真菌培养时间较长，阳性率低，早期诊断存在挑战。

（4）分子检测诊断技术：实时荧光定量PCR技术可用于正常无菌部位标本检测真菌DNA，对于病因不明感染患者采用宏基因组二代测序技术可为临床明确诊断提供线索。但是，由于实验室检测PCR技术尚未标准化，商业检测试剂盒还未得到广泛应用，目前尚不推荐临床常规应用。

3.影像学检查 影像学检查是诊断IFD的重要手段，有利于判断感染部位、病灶数量、大小、局部浸润等，并可在CT引导下行穿刺活检。肺真菌病肺部影像学表现多种多样。典型表现为伴或不伴晕征的结节病灶（＞1cm）或楔形坏死病灶，结节中出现空气新月征和空洞是侵袭性肺曲霉病的特征性表现。此外，曲霉感染还可累及肺泡和细支气管壁，表现为支气管周围实变影、支气管扩张征、小叶中心型微小结节影、树芽征和磨玻璃样改变等。肺毛霉病除上述影像学改变外，还可出现反晕轮征。肺孢子菌病的胸部CT常表现为双侧磨玻璃样变、实变、小结节或单侧浸润、大叶浸润、伴或不伴空洞的结节样浸润、多灶性浸润、粟粒样变等。但重症肝病患者肺部影像学表现常不典型，有时仅表现为非特异性浸润。

4.诊断 IFD目前多采用分层诊断，即确诊、临床诊断、拟诊和未确定4个级别，诊断依据一般由宿主因素、临床特征、微生物学检查、组织病理学四部分组成。

（1）确诊：病变组织、无菌部位标本组织检查或血培养获得真菌病原学阳性结果。

（2）临床诊断：有宿主易感性因素、影像学特征和G/GM试验阳性。

（3）拟诊：有宿主易感因素、影像学特征，尚缺乏其他证据。

（4）未确定：仅有宿主易感性因素，尚需寻找更多证据。

重症肝病合并IFD缺乏特异性表现，目前还没有快速、准确确诊真菌感染的有效方法，出现以下症状时可高度怀疑IFD的可能性，可为临床早期诊断治疗提供参考：①不明原因的长期发热，尤其是使用广谱抗生素治疗48～72小时无效或体温控制后复升；经广谱抗生素治疗腹腔感染＞72小时以上，体温降低后再复升。②外周血白细胞及中性粒细胞升高，应用广谱抗生素治疗无效。③口腔黏膜出现真菌感染伴发热及全身症状。④合并腹水者经积极对症治疗，但病情出现迁延或加重，如腹水再次增加、胆红素再次升高或出现肝性脑病等。⑤影像学上有典型的侵袭性真菌感染的表现,如肺部CT出现晕轮征、空气新月征、肺实变区域出现空洞以及肺浸润性改变而对抗生素治疗无效。⑥痰、便、尿、腹水及咽拭子找到真菌孢子及菌丝;尿真菌培养阳性。⑦患者血清或无菌体液G试验、GM试验结果阳性且动态升高。对于此类患者在积极抗真菌治疗同时,应进一步送检真菌相关检查如血培养、组织培养或PCR分子生物学检测等,寻找真菌感染的病原学证据。

【鉴别诊断】

重症肝病合并IFD的诊断过程中,应尤其重视是否发生感染或重症肝病患者是否合并细菌感染等。后者是指细菌微生物侵入人体,产生毒素和其他代谢产物引起的急性全身性感染,临床上常以寒战、高热、皮疹、关节痛或肝脾肿大等为特征,常有外周血白细胞计数与分类、降钙素原、C反应蛋白等升高,且痰、血、尿、腹水等标本细菌微生物检查结果呈阳性,有时也可呈阴性,但G试验、GM试验常呈阴性。重症肝病合并IFD的临床症状易被疾病本身及其他并发症所覆盖而延误早期诊断。因此,在重症肝病诊治过程中,对于基础肝病治疗恢复不佳或出现反复,伴发热或其他感染症状、体征,规范的抗细菌治疗无效的患者,要高度警惕IFD。

【治疗】

1.抗真菌治疗时机 重症肝病合并IFD的治疗成功与否取决于治疗时机的选择,对于已经确诊的IFD患者,应尽早开始抗真菌治疗。但关于何时进行经验性抗真菌治疗以及是否要预防性抗真菌治疗尚存在争议。

2.常见IFD治疗药物选择 目前临床上用于治疗IFD的抗真菌药物主要有三类。①三唑类:主要包括伏立康唑、氟康唑、伊曲康唑、泊沙康唑等,因部分药物存在肝肾毒性,因此重症肝病患者应用时需根据肝肾功能情况调整药物剂量,并监测血药浓度;②多烯类:包括两性霉素B及其衍生物,因其有一定的肝毒性,对于重症肝病合并IFD的患者须慎用;③棘白菌素类:主要包括米卡芬净、卡泊芬净和阿尼芬净,因其不良反应及肝毒性小,是重症肝病常用的抗真菌药物,但该类抗菌药对隐球菌没有作用。

(1)侵袭性念珠菌感染:对于念珠菌血症患者,无论是否存在临床症状或体征均应进行抗真菌治疗,多数患者在临床诊断时就开始治疗,目前棘白菌素被推荐作为侵袭性念珠菌感染的一线治疗药物。棘白菌素类药物常用给药方案:卡泊芬净负荷剂量70mg,次日维持剂量为50mg,每日1次,因其有肝毒性,在肝功能异常的患者中需要调整药物剂量。在轻度肝损伤(Child-Pugh A级)患者中,剂量无须减量;在中度肝损伤(Child-Pugh B级)患者中,维持剂量应减为35mg/d;不推荐应用于重度肝损伤(Child-Pugh C级)的患者。米卡芬净、阿尼芬净(100mg/d)在肝损伤患者的药代动力学上无明显变化,无须调整剂量。而对于侵袭性念珠菌感染的替代治疗和降阶梯治疗均可选择氟康唑（负荷剂量800mg，每日1次，维持剂量400mg，每日1次），轻中度肝损伤患者可常规剂量治疗，重度肝损伤患者应减量使用。同时，还应注意菌株的药物敏感性，光滑念珠菌和克柔念珠菌不推荐常规使用。对于棘白菌素和三唑类均耐药的念珠菌感染，可选用两性霉素B脂质体［3～5mg/（kg·d）］，但对于肝损伤的患者两性霉素B须慎用。念珠菌血症的疗程为抗真菌治疗首次血培养阴性后14天。对怀疑导管相关的感染，应尽早拔出导管。一般情况下不推荐联合治疗。

（2）侵袭性曲霉菌感染：对于侵袭性曲霉菌感染，伏立康唑是一线治疗药物，首日负荷剂量6mg/kg，静脉滴注，每12小时1次，次日维持剂量4mg/kg，静脉滴注，每12小时1次；或200mg，口服，每12小时1次。由于伏立康唑具有潜在肝毒性，重症肝病患者应用时应警惕，建议轻中度肝损伤（Child-Pugh A、B级）患者负荷剂量不变，维持剂量减半，并不建议重度肝损伤（Child-Pugh C级）患者应用，且重症肝病患者建议有条件者监测血药浓度，其最佳血药浓度为1～5μg/ml，且需监测药物不良反应。无条件者也可采用负荷剂量200mg，每12小时1次，维持剂量100mg，每日1次。替代药物可选用两性霉素B脂质体或卡泊芬净。曲霉菌性腹膜炎推荐伏立康唑作为初始治疗。不常规推荐联合用药作为初始治疗，对于单药治疗失败或疑似不同真菌属混合感染时可考虑联合应用抗真菌药物。侵袭性曲霉菌病的疗程取决于患者的基础疾病和免疫状态、治疗反应等，若药物耐受良好，治疗通常持续12周，至少持续治疗直到所有的临床和影像学改变恢复正常，曲霉菌生物标志物和培养物阴性。

（3）肺孢子菌肺炎：肺孢子菌细胞膜缺乏麦角固醇，对多烯类和氮唑类药物不敏感，目前治疗首选复方磺胺甲噁唑，该复合制剂每片含磺胺甲噁唑（SMZ）0.4g和甲氧苄啶（TMP）0.08g，对于肺孢子菌肺炎推荐剂量SMZ 18.75～25mg/kg和TMP 3.75～5mg/kg，每6小时1次。HIV阳性患者疗程3周，非HIV感染患者通常给予14天治疗。对复方磺胺甲噁唑不耐受者，也可选用克林霉素加伯氨喹啉、阿托喹酮或甲氧苄氨嘧啶/氨苯砜。

（4）隐球菌病：目前缺乏重症肝病合并隐球菌性脑膜炎治疗的高质量相关研究数据，可参考非HIV感染患者的用药方案，诱导期选择低剂量两性霉素B［0.5～0.7mg/（kg·d）］，具有较好的疗效和安全性。若无禁忌，必须联合氟胞嘧啶［100mg/（kg·d），分4次服用］，重症患者多首选两性霉素B脂质体。临床上，控制颅内压是关键。

（5）免疫调节治疗：胸腺素α₁，1.6mg皮下注射，每12小时1次，可改善包括真菌感染在内的重症脓毒症患者的临床预后。且高效价免疫球蛋白提高患者免疫力，相对安全，临床应用可能提高抗真菌疗效。其他免疫疗法，如过继性T细胞疗法、粒细胞输注、嵌合抗原受体T细胞疗法、自然杀伤细胞疗法、树突状细胞疗法、干扰素、细胞因子疗法、肿瘤坏死因子和集落刺激因子等，因免疫治疗费用昂贵、操作复杂，目前还处于临床探索研究阶段。

（6）其他治疗

1）中药：一些中药提取物的主要成分包括萜类酚、百里酚和丁香酚，它们具有抗真菌的活性，对许多抗真菌药物耐药的白念珠菌有抑菌活性，通过导致白念珠菌生物膜广泛损伤从而达到抗真菌作用。同时，氟康唑联合部分中药使用可达到抗真菌疗效，如黄芩苷与氟康唑联用时能抑制耐氟康唑白念珠菌的生长。此外，当这两种药物联合使用时，小檗碱氯能显著降低氟康唑的最低抑菌浓度，从而产生明显的协同作用。目前此类中药大多可逆转抗真菌药物耐药性，对协同抗真菌治疗可能提供临床思维。

2）调节肠道菌群：在重症肝病患者中存在肠道炎症和肠道通透性改变，从而导致肠道菌群紊乱。

使用肠道微生物调节剂及乳果糖，有利于改善肠道菌群易位，从而减少内毒素血症的发生，可达到预防真菌感染的效果。

（李胜棉　刘璐璐）

第十九节　中枢神经系统真菌感染的防治

【概述】

近年来，侵袭性真菌感染的比例在逐年增高，但其中累及中枢神经系统的感染少见，感染率为2.5%～3.2%。多好发于30～50岁人群，HIV感染、长期应用激素和免疫抑制剂、糖尿病、环境因素以及人口老龄化等均是真菌感染的高危因素。最常见的致病菌有隐球菌、念珠菌和侵袭型曲霉菌。感染途径主要有以下3种。①血行播散：如肺部真菌感染血源性播散至颅内；②邻近感染：如颅面部（鼻窦、乳突、眼眶等）真菌感染；③直接播散：创伤、手术、静脉注射药物或受污染的医疗用品直接将真菌接种在中枢神经系统或椎旁组织。本节特针对该疾病的防治进行总结。

【临床特点】

中枢神经系统真菌感染具有三大特点，即病情最为严重、诊断最为困难、治疗最为棘手。其临床表现可分为两大类：一是由脑膜炎、脑膜脑炎等引起的弥漫性中枢神经系统症状，最常见的临床表现是发热和颅内高压；二是由真菌感染后占位性病变所导致的局灶性神经缺损症状。此外，某些真菌病原体，特别是曲霉菌，通常会有一定程度的血管侵袭，可导致脑梗死。

其临床表现不如细菌性脑膜炎典型，起病常隐匿，表现为慢性或亚急性过程。从发病至出现明显的临床表现需4周以上，有的甚至可持续数年，但亦有部分患者可急性起病，尤其是在严重免疫力低下时。患者临床表现并无特异

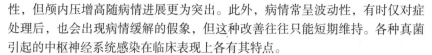

性，但颅内压增高随病情进展更为突出。此外，病情常呈波动性，有时仅对症处理后，也会出现病情缓解的假象，但这种改善往往只能短期维持。各种真菌引起的中枢神经系统感染在临床表现上各有其特点。

【诊断要点】

脑脊液及影像学检查对于诊断至关重要。

1. 脑脊液生化、常规　脑脊液压力、白细胞计数和蛋白增高，糖和氯化物降低。诊断金标准为脑组织或脑脊液标本中找到真菌，但脑脊液培养阳性率只有 1/3 ～ 1/2。

2. 脑脊液免疫学检查　在脑脊液中检测半乳甘露聚糖抗原和 1,3-β-D- 葡聚糖可能有助于早期诊断曲霉菌病或其他真菌感染，如镰刀菌病。

3. 脑脊液抗体检测　脑脊液中抗体的数量远大于抗原本身，且不受经验性抗真菌治疗的影响。

4. 影像学检查　急性起病的真菌性脓肿特征性影像学为 T1 低信号、T2 高信号的占位表现，增强时真菌感染脓肿病灶呈不规则、不连续厚壁环状强化。有学者认为出现颅内特征性的影像后，即可开始经验性抗真菌药物的治疗。

【鉴别诊断】

新型隐球菌性脑膜炎（隐脑）和结核性脑膜炎（结脑）鉴别：①临床特征：二者在临床上都可有颅内高压表现及脑膜刺激征阳性；但隐脑往往以明显的颅内高压和剧烈的头痛为突出表现，多有脑神经损害。②脑脊液：与结脑相比，隐脑脑脊液的平均压力更高，细胞数增加显著。③MRI：隐脑主要表现为弥漫性脑肿胀。④有养鸽或与鸽粪接触者应怀疑隐脑的可能。隐脑的确诊有赖于病原学检查，脑脊液涂片墨汁染色镜检出新型隐球菌或其特异性抗原检测阳性，同时参考 MRI 检查所见。

【防治】

中枢神经系统真菌感染的防治有三块基石：抗真菌治疗、神经外科评估和干预，以及免疫系统和血糖的管理。

1. 抗真菌治疗　治疗原则是选用血脑屏障通透性好且敏感度高的药物。虽然已知两性霉素B对中枢神经系统的渗透性较差，但它仍然是许多中枢神经系统真菌感染的首选治疗方法，而氟胞嘧啶虽然可以很好地穿透中枢神经系统，但由于真菌耐药性的出现，并不进行单药治疗。氟康唑和伏立康唑是最能穿透中枢神经系统的三唑类药物，但它们也很少被单独应用。根据菌种的不同，抗真菌治疗的方案有所不同。

（1）隐球菌：对于非HIV相关的隐球菌性脑膜炎治疗的特异推荐方案为联合应用两性霉素B［0.5mg/（kg·d）］和氟胞嘧啶［100mg/（kg·d）］作为诱导治疗2周，接着采用氟康唑（400mg/d）作为巩固治疗8 ～ 10周。在治疗2周后，建议行脑脊液检查。如果此时患者的脑脊液培养仍为阳性，则需延长诱导治疗时间，也可选择氟康唑（200～400mg/d）继续治疗6～12个月。一般可在2周内清除60%～90%患者脑脊液中的菌体，使脑脊液生化和常规恢复正常。

（2）念珠菌

1）初始治疗推荐。棘白菌素类（卡泊芬净首日70mg，继以每日50mg；米卡芬净每日100mg；阿尼芬净首日200mg，继以每日100mg）。

2）静脉滴注或口服氟康唑。首日800mg（12mg/kg），继以每日400mg（6mg/kg）。可作为棘白菌素类的备选方案，但限于非危重患者。

3）如果分离的念珠菌对氟康唑敏感（如白念珠菌）并且患者病情稳定，初始抗真菌治疗后随访血培养阴性，可以由棘白菌素类改为氟康唑继续治疗（通常5～7天）。

4）如果患者不能耐受或无法获得上述抗真菌药物或耐药，可以选用两性霉素B含脂制剂每日3～5mg/kg。

5）使用两性霉素B含脂制剂治疗5～7天后，对氟康唑敏感的念珠菌感染患者，病情稳定且在抗真菌治疗后随访血培养阴性时，推荐更换为氟康唑继续治疗。

6）对于无明显迁徙病灶的念珠菌血症，建议疗程为念珠菌从血液清除并且念珠菌血症临床症状缓解后2周。

（3）曲霉菌：有研究证实，与两性霉素B相比，伏立康唑对侵袭性曲霉菌的治疗具有更优越的疗效和生存率并可改善患者预后。

2.神经外科评估和干预　手术指征：诊断不明需做脑实质或脑膜活检；急性或慢性颅内压升高需行脑室引流（或分流）术；真菌性脑脓肿需行手术切除，如芽生菌或组织胞浆菌脑脓肿在两性霉素B抗真菌治疗下可行病灶切除；接合菌与曲霉菌感染侵犯脑血管引起脑梗死者可行梗死组织直接切除；颅内真菌性动脉瘤若有间断性出血则应考虑手术切除。

3.免疫系统和血糖的管理　由于自身免疫系统在保护和根除中枢神经系统真菌感染方面发挥着关键作用，所以免疫抑制的逆转对于患者预后至关重要，包括停止或减少糖皮质激素的剂量以及促进患者粒细胞的生成等。此外，高血糖和代谢性酸中毒的纠正也是预防真菌滋生的重要方面。

（赵静霞）

第二十节　糖尿病足的真菌感染

【概述】

世界卫生组织（WHO）将糖尿病足（diabetes foot，DF）定义为与下肢远端神经异常和不同程度的周围血管病变相关的足部（踝关节或踝关节以下的部分）感染、溃疡和（或）深层组织破坏，是截肢、致残的主要原因，花费巨大。临床上真菌感染导致糖尿病足溃烂经久不愈的病例屡见不鲜，常被忽略或漏诊。近年来国内外也报道了2型糖尿病（T2DM）患者足浅部真菌病患病率高于非糖尿病患者群，高糖环境、免疫力下降、下肢微循环障碍等可能是糖尿病足患者真菌易感的主要因素。Papini等研究显示，糖尿病足患者中，足癣患病率46.7%，趾甲真菌感染患病率53.3%，甲癣合并足癣患病率30.7%，均明显高于正常对照组（患病率分别为14.7%、22.7%、12.0%）。糖尿病足合并真菌感染的患者发生足坏疽和（或）溃疡的概率明显高于非真菌感染的糖尿病足患者（12.2% vs 3.8%）。糖尿病患者足癣和趾甲真菌病患病率均与截趾术发生率呈正相关。国内外多项研究显示伴有足真菌感染的糖尿病患者更容易出现糖尿病足，说明足真菌感染在糖尿病足的发生、发展中起到重要作用，同非糖尿病患者相比，同样的足部感染，2型糖尿病患者治疗感染的时间将大大延长。

【临床表现】

糖尿病患者足部浅表真菌感染主要包括足癣及趾甲真菌病。

1.足癣 常见的病原菌有红色毛癣菌、须癣毛癣及絮状表皮癣菌。感染通常由直接接触致病真菌所致，主要表现为瘙痒（96.9%）、脱屑（72.8%）和水疱（55.7%）。足癣根据皮损形态分为水疱型、趾间糜烂型和鳞屑角化型，其特点见表3-20-1。

表3-20-1 足癣分型及临床特点

足癣分型	临床特点
水疱型	趾间及足底针头至粟粒大小的水疱，疱壁厚，散在或密集分布，或融合成蜂窝状，或见大疱，疱液自然吸收后形成鳞屑。初期伴有明显的瘙痒或刺痛感，此型易继发细菌感染，引起癣菌疹
趾间糜烂型	皮疹初起为浸渍，常因瘙痒揉擦致表皮破损、糜烂，可伴渗液，常发出难闻恶臭。易继发细菌感染，引起丹毒或蜂窝织炎
鳞屑角化型	侵犯足底、足侧缘及足浅部的真菌病

2.趾甲真菌病（趾甲癣） 指由各种真菌引起的趾甲板或甲下组织感染。目前分型为远端侧缘甲下型、近端甲下型、浅表白斑型、甲板内型、全趾甲毁损型、其他类型（念珠菌性甲真菌病、继发性甲真菌病）。而糖尿病足患者还可伴发创面深部真菌感染，一项多中心对中国大陆门诊糖尿病患者的调查研究发现，58.6%的糖尿病足合并真菌感染与细菌感染并存。

【诊断标准】

糖尿病足合并真菌感染的诊断主要依靠典型临床表现、真菌学检查（真菌镜检和真菌培养）以及甲病理检查，对于糖尿病足创面感染可进行坏死组织的病理检查辅助诊断。根据临床表现，结合真菌镜检、真菌培养和甲病理、坏死组织病理中任一检查阳性即可作出诊断。糖尿病足坏疽往往是细菌和真菌混合感染，在诊断时需要综合临床表现、真菌镜检、真菌培养、细菌培养，以及必要时的病理检查进一步判断。需要注意的是，在采用荧光染色技术进行真菌镜检后，真菌成分的检出率得到了大大提高，有时样本中可以发现单个或少数孢子，这些孢子很可能是局部定植的酵母类真菌，无致病意义。

【鉴别诊断】

糖尿病足合并真菌感染鉴别诊断的主要依据应以真菌学检查为主，同时需参考患者的临床表现、皮肤镜以及其他辅助检查方法的结果。需要与足部真菌感染鉴别的疾病主要有：扁平苔藓、银屑病、斑秃、湿疹、毛发红糠疹、甲下疣、绿甲综合征、外伤甲、甲肿瘤等。必要时进行组织病理检查。

【治疗】

1.控制血糖　应积极监测血糖的变化，在内分泌医师的指导下制订个体化降糖方案，血糖维持稳定达标。

2.治疗糖尿病下肢血管神经病变　糖尿病患者应定期到医院进行下肢动脉超声、四肢多普勒、神经电生理检查，早期发现糖尿病下肢血管神经病变、早治疗，以改善微循环，预防真菌感染。

3.糖尿病足合并真菌感染的治疗　口服药物治愈率高于外用药物，如患者无口服药物应用禁忌建议采用口服药物治疗，口服药物首选为特比萘芬和伊曲康唑，氟康唑为二线药物。局部外用药物治疗是足部真菌感染的重要治疗手段，目前国内推荐对受损甲板＜50%，受累趾甲数目＜4个，无甲母受累的浅表白斑型或远端侧位甲下型甲真菌病，不能耐受口服药物治疗者应用5%阿莫罗芬搽剂。外用药物与口服药物联合效果更优，还可以作为口服药物停药后的维持治疗手段。对严重创面及病甲，需辅助外科清创及拔甲或病甲清除术、激光治疗等，但一般不单独应用。

【预防】

1.加强宣教　对糖尿病患者进行足真菌感染相关知识的宣教，认识足真菌感染的危害，减少糖尿病足的发生，嘱患者自觉控制血糖，加强足部检查。

2.重视足真菌感染　医护人员应重视足真菌感染，对糖尿病患者足癣及趾甲真菌病的症状进行详细询问和仔细检查，一旦怀疑真菌感染应及时送检，对糖尿病足坏疽创面行真菌培养，提高取样技术水平并多次复查。

3.早诊断早治疗　糖尿病足合并真菌感染临床表现多样，容易被忽略，内分泌科医师需对患者进行仔细查体，标本多次送检，可请皮肤科医师共同诊治以提高诊治水平。

（王富军　丁海霞）

第二十一节　重症监护病房的真菌感染

【概述】

在过去的20年，真菌感染已经成为导致人群发病和死亡的重要原因。据估计30%～40%的医院真菌感染发生在重症医学科（intensive care unit，ICU），最常见的病原菌是以念珠菌为主的酵母样真菌和以曲霉为主的丝状真菌。侵袭性真菌感染（invasive fungal infection，IFI）指真菌侵入人体组织、血液，并在其中生长繁殖导致组织损害、器官功能障碍、炎症反应的病理改变及病理生理过程，与重症患者的高病死率密切相关。其中，侵袭性念珠菌感染的病死率达30%～60%，而念珠菌血症的病死率甚至高达40%～75%。尽管ICU患者侵袭性曲霉菌感染发生率相对较低，但其病死率更高，是免疫抑制患者死亡的主要原因。

与其他科室的患者相比，ICU患者最突出的特点是病情危重且复杂，其解剖生理屏障完整性被破坏。ICU患者往往带有多种体腔和血管内的插管，且消化道难以正常利用，较其他患者具有更多的皮肤、黏膜等解剖生理屏障损害，故使得正常定植于体表皮肤和体腔黏膜表面的条件致病真菌以及环境中的真菌易于侵入原本无菌的深部组织与血液。ICU患者侵袭性真菌感染的其他高危因素包括：①广谱抗菌药物的应用；②常合并糖尿病、慢性阻塞性肺疾病、肿瘤等基础疾病；③糖皮质激素与免疫抑制剂的应用；④器官移植、肿瘤放化疗、HIV感染等导致患者免疫功能低下。

【临床特点】

重症监护病房真菌感染以念珠菌为主，约占侵袭性真菌感染的90%，感染很大程度上是由于宿主防御屏障被破坏。其次为曲霉菌感染，主要发生在患有中性粒细胞减少或其他免疫缺陷的患者。隐球菌病、组织胞浆菌病及肺孢子虫感染相对少见，常发生于严重T淋巴细胞功能障碍的患者，致病力强。罕见的真菌感染包括镰刀菌、赛多孢子菌、酵母菌毛孢子菌属、汉逊酵母属、红酵母属和马拉色菌属，可能在ICU环境中偶尔出现或作为暴发感染的一部分出现。本部分主要讨论念珠菌及曲霉菌感染的临床特点。

1.侵袭性念珠菌病（invasive candidiasis，IC）　念珠菌是作为人体的正常菌群，大多无致病性，只有在机体防御机制受损时才会致病。常见的致病性念珠菌有：白念珠菌、热带念珠菌、近平滑念珠菌、光滑念珠菌、克柔念珠菌、季也蒙念珠菌、葡萄牙念珠菌。虽然白念珠菌为主要致病菌，但近年来在ICU

患者中，非白念珠菌所占比例高于白念珠菌。我国一项67所医院ICU的前瞻性调查研究结果显示，ICU侵袭性念珠菌病的发病率为0.32%，以白念珠菌为主（41.8%），其次为近平滑念珠菌（23.8%）、热带念珠菌（17.6%）和光滑念珠菌（12.3%）。侵袭性念珠菌病包括血液感染（即念珠菌血症）、深层组织感染，或两者兼而有之。研究表明，高达80%的ICU患者可被念珠菌定植；然而，只有10%的患者发展为侵袭性念珠菌病。气道分泌物检测出念珠菌通常被认为是非致病性的定植菌，肺侵袭性念珠菌病非常罕见。如何识别侵袭性念珠菌病高风险的ICU患者非常重要。研究报道，通过对侵袭性念珠菌病相关危险因素进行筛查，临床医师可以安全地排除侵袭性念珠菌病低风险患者，而存在相关危险因素越多的患者发生侵袭性念珠菌病的风险越大。

2.侵袭性曲霉病（invasive aspergillosis，IA）　曲霉菌是另一类常见的条件致病菌，普遍存在于自然界，吸入感染性分生孢子是常见事件，对于免疫力正常的机体无致病性。致病菌往往是烟曲霉、黄曲霉和土曲霉。侵袭性曲霉病是指由曲霉菌引起的变态反应、气道/肺部侵袭、皮肤感染或肺外播散等疾病，组织侵袭不常见，往往见于治疗血液系统恶性肿瘤、造血干细胞移植或实体器官移植相关的免疫抑制患者。据估计，有4%的非血液病ICU患者发展为侵袭性曲霉病。不仅确诊为侵袭性曲霉病的患者病死率高，曲霉菌定植的ICU患者往往也伴有较高的病死率。侵袭性曲霉病典型的危险因素包括：重度和长期中性粒细胞减少，大剂量糖皮质激素，以及其他可致细胞免疫应答长期受损的药物或疾病（如营养不良、糖尿病和肝硬化）。数据显示，免疫抑制程度不太严重的ICU宿主也可发生侵袭性曲霉病，尤其是有基础慢性阻塞性肺疾病且使用糖皮质激素者。此外，侵袭性曲霉病曾被报道于流感、腹部手术，以及腹膜透析的患者。

【诊断要点及鉴别诊断】

ICU患者真菌感染的诊断主要根据宿主高危因素、临床特征和病原学检查进行分层诊断。①拟诊：同时具有宿主危险因素和临床特征者；②临床诊断：拟诊基础上兼有微生物学非确诊检查结果阳性；③确诊：临床诊断基础上无菌体液或组织标本真菌培养为念珠菌和（或）组织病理见侵袭性念珠菌病特征性改变。

1.高危因素

（1）ICU患者发生IC的危险因素包括：中心静脉导管的留置，广谱抗生药物暴露，全胃肠外营养，广谱抗生素应用，糖皮质激素或其他免疫抑制剂的使用，腹部外科手术，多部位定植，胰腺炎，严重脓毒症，腹膜透析。

（2）ICU患者发生IA的危险因素分为3个等级。①高风险因素：中性粒细胞减少症（＜500/mm³），血液系统恶性肿瘤，异基因造血干细胞移植；②中风险因素：入住ICU前长期使用糖皮质激素治疗，自体造血干细胞移植，慢性阻塞性肺疾病，肝硬化，实体器官癌，HIV病毒感染，肺移植，以及全身免疫抑制治疗；③低风险因素：严重烧伤，实体器官移植，类固醇治疗＞7天，ICU住院时间延长（＞21天），营养不良，心脏手术后，溺水。

2. 临床特征

（1）临床表现：具有感染的临床症状、体征，充分的抗细菌治疗无效。

（2）影像学：粒缺患者的肺曲霉病具有典型影像学表现：高密度影，边界清晰的病灶伴或不伴晕轮征；空气新月征；空洞；楔形渗入和肺段/叶的实变。但是在非粒缺患者中，肺曲霉病影像学表现不典型。

3. 病原学检查 包括各种体液真菌涂片、培养，血清真菌G试验、组织病理学真菌特征性改变等。其中，真菌培养是诊断侵袭性真菌感染的主要依据。ICU患者病情危重，任何原因造成的诊治延误都可能导致病死率增加，而真菌培养缺乏敏感性，并且需要一定的时间，往往造成真菌感染的延迟诊断和治疗。真菌G试验和GM试验分别是诊断IC和IA的重要参考指标。G试验诊断IC的敏感性和特异性分别为76.8%和85.3%，其特异性随着检测结果数值的升高而升高，动态监测真菌G试验对于疗效判断也有重要意义。血清GM试验对于长期中性粒细胞减少症和异体干细胞移植患者具有很高的阴性预测价值。对于肺移植和ICU患者，支气管肺泡灌洗液的GM试验具有更高的诊断价值。支气管肺泡灌洗液的PCR联合GM试验灵敏度和特异度均可高达97%，显著优于单独GM试验。

【预防及治疗】

1. 预防

（1）一般预防措施：积极治疗原发病，尽可能保护解剖生理屏障，减少不必要的侵入性操作；对已经留置导管的患者每日评估必要性，尽早拔除；缩短静脉营养的应用时间，早日转为肠内营养；对有免疫抑制的患者，需促进免疫功能的恢复。同时，加强对ICU环境的监控，进行分区管理，建立隔离病房。

（2）预防性药物治疗：对于存在真菌感染高危因素的ICU患者，包括非中性粒细胞减少人群，进行预防性抗真菌治疗可减低IC的发病率，可根据临床情况酌情给予IC预防性治疗，直至风险因素或者感染源消失。主要推荐氟康唑用于念珠菌病高危患者的预防。对于存在真菌感染高危因素的ICU患者，中性粒细胞减少人群可进行预防性侵袭性曲霉病治疗，而非中性粒细胞减少人群不建议进行侵袭性曲霉预防。一般入住ICU患者通常不建议常规抗真菌药物预防。

2. 治疗

（1）药物治疗：目前国内已上市并常用于治疗侵袭性念珠菌病的抗真菌药物有三唑类药物（氟康唑、伊曲康唑、伏立康唑、泊沙康唑）、棘白菌素类药物（卡泊芬净、米卡芬净）、多烯类药物（两性霉素B及其脂质制剂）及嘧啶类药物（氟胞嘧啶）。选择抗真菌药物时应尽可能寻找和明确感染部位，积极微生物学检查。对于重症感染的 ICU 患者，在病原菌未明确前，可根据患者所在病区病原菌及其耐药流行情况，给予经验性抗真菌治疗；一旦致病菌明确，根据经验性治疗效果、致病菌及体外药敏试验结果及时调整给药，制订个体化治疗方案。鉴于 ICU 患者往往均存在多器官功能障碍或衰竭，选择抗菌药物时应考虑患者基础情况、药物肝肾毒性及其他毒副作用。此外，接受血液净化的重症患者进行抗真菌治疗时，应根据药物的清除率来调整药物剂量。由于 ICU 患者真菌感染的复杂性，建议根据上述分级诊断进行分层治疗，包括经验性治疗、抢先治疗及目标性治疗。

1) 经验性治疗：针对的是拟诊侵袭性真菌感染的患者，在未获得病原学结果之前，可考虑进行经验性治疗。药物的选择应综合考虑可能的感染部位、病原真菌、抗真菌药物的抗菌谱、有效性、安全性和效价比等因素。局部感染可以选择口服用药，侵袭性真菌感染选择静脉用药；侵袭性念珠菌病首选药物为棘白菌素，侵袭性曲霉病首选药物为伏立康唑。对于持续发热伴粒细胞缺乏患者，曲霉感染最常见，其次为念珠菌感染，药物选择主要针对曲霉菌，同时也需对念珠菌有效，推荐选用棘白菌素类药物或伏立康唑或两性霉素 B 脂质体。

2) 抢先治疗：针对的是临床诊断侵袭性真菌感染的患者，目的在于尽早控制感染、降低病死率，但仍有可能部分患者因不是侵袭性真菌病而导致过度抗真菌治疗，增加药物耐药性和不良反应的发生，增加医疗费用。

3) 目标性治疗：针对的是确诊侵袭性真菌感染的患者，针对真菌种类及药敏结果进行特异性抗真菌治疗。

（2）外科治疗：有些侵袭性真菌感染需要行外科手术治疗，如曲霉肿，外科摘除是明确的治疗方法；心内膜炎患者应行心脏瓣膜置换手术联合药物治疗；鼻窦感染、腹腔感染、心包炎、中枢神经系统感染引起的颅内脓肿等，外科清创术与引流在治疗中十分重要，治疗应联合药物与外科方法。

（赵聪聪　胡振杰）

第 4 章

眼、耳、鼻、喉真菌病

第一节　眼真菌病

一、真菌性角膜炎

真菌性角膜炎（mycotic keratitis）是一种由致病真菌引起的，致盲率极高的感染性角膜病。好发于炎热潮湿的南方及夏秋农忙季节，长期局部使用广谱抗生素和皮质类固醇，会扰乱细菌和真菌的共生现象，并使角膜组织抵抗力下降，因而促使真菌在角膜增殖。

真菌性角膜炎最常见的致病菌为曲霉菌，其次为镰刀菌和白念珠菌。

【临床表现】

起病缓慢，症状轻，眼睑水肿、畏光、流泪、疼痛、视力障碍。在受伤后数天内出现角膜溃疡，眼部刺激症状明显加重，眼痛伴视物模糊。

角膜溃疡形态与真菌菌丝的生长方式有关。球结膜混合充血，角膜中央部溃疡为灰白或乳白色，表面粗糙，致密，呈牙膏样或苔垢样外观。基质浸润致密，溃疡边缘稍隆起。可出现卫星灶、伪足、免疫环、分界沟、内皮斑。前方积脓灰白色，黏稠或呈糊状。

【实验室检查】

角膜刮片寻找菌丝，或共聚焦显微镜可发现菌丝。

【鉴别诊断】

1.细菌性角膜炎　起病急，发展迅猛，病情严重，预后差。可在角膜上皮损伤后数小时内发病，眼痛、眼红、畏光、流泪、视力下降，伴脓性分泌物。抗生素治疗有效。

2.病毒性角膜炎　常见，易于复发，难于治疗。可造成严重视力障碍。常见单纯疱疹病毒感染。呈浅表树枝状溃疡或地图状溃疡，角膜知觉减退。

【治疗】

本病治疗较困难，有时需联合应用药物及手术等多种疗法方可奏效。

1.药物治疗

（1）抗真菌药物：两性霉素B对念珠菌、隐球菌和曲菌有抑制作用但毒性较大，不宜全身应用。那他霉素为广谱抗真菌药，以5%混悬液滴眼，每日滴用不要多于8次。酮康唑、咪康唑为广谱抗真菌药，可依据病情口服或静脉注射。

丝状真菌感染，首选5%那他霉素；念珠菌感染，首选0.1%～0.25%两性霉素B。

（2）联合用药：睫状体麻痹剂可减少炎症反应。原则上禁止使用糖皮质激素。

2.手术治疗　早期应将溃疡表面发干、易碎的坏死组织，尽可能扫刮清除，并用碘酊烧灼溃疡面。为挽救即将毁坏的眼球，可施行角膜移植术，或行羊膜移植辅助保护角膜，同时须联用抗真菌药。

【预后】

一般在病变局限时就得到及时治疗并控制病情，可获得较好的预后；若出现角膜穿孔或真菌已侵入前房引起真菌性眼内炎，预后将非常差，甚至导致眼球摘除。

【预防】

本病的主要病因为真菌感染，以下措施可有一定预防作用：①积极预防眼角膜外伤，尤其是植物性外伤；②角膜外伤后妥善处理伤口，避免受伤后揉眼，应及时用抗生素及保护角膜上皮眼膏包眼，以促进角膜上皮尽早愈合，可有效防止真菌的侵入；③禁止滥用抗生素及皮质类固醇等激素类药物；④注意个人卫生，积极治疗眼外其他部位的真菌感染，如甲癣、手癣、股癣等，防止交叉感染；⑤及时治疗单纯疱疹性角膜炎（单疱病毒性角膜炎）、干燥性角结膜炎、暴露性角膜炎等慢性眼表疾病。

二、 眼眶真菌病

真菌在自然环境中多存在于腐殖物上，人体正常组织内也有寄生，如鼻窦、结膜囊。通常正常时不致病，但是当机体免疫力下降、外伤、广泛使用大剂量糖皮质激素或广谱抗生素时，可使得寄生的真菌致病。

真菌为条件致病菌。其条件决定于机体组织结构的完整性，以及组织正常的生理状态，即免疫功能状态。眼眶真菌病（orbital mycosis）发病率极低，致病菌常见有毛霉菌、曲霉菌和隐球菌，还有放线菌、青霉菌、孢子丝球菌等。

【临床表现】

病变位于眼眶前部：早期表现为眼眶蜂窝织炎或栓塞性静脉炎。眼眶及面颊部胀痛、流涕或鼻出血。眼睑肿胀、充血，眶内可触及硬性肿物，有压痛。

病变部位较深或眼眶前部病变向深处发展：眼球突出逐渐加重，眼球呈上或外转位，眼球运动受限。病变侵及眶尖部时，出现眶尖综合征即视力下降，眼球轴性突出，眼内外肌麻痹，上睑下垂，面部疼痛。眼底检查可见视盘水肿，后极部视网膜水肿，视网膜静脉扩张，视神经萎缩。毛霉菌感染可见鼻腔内有坏死结痂。

X线检查：显示鼻窦密度增高，眶骨破坏。眶内软组织密度影不易发现。

CT扫描：眶内形状不规则高密度块影，边界不清，密度不均。眼外肌和视神经被肿块遮蔽，不易识别。眼球筋膜囊受累时，病变与眼球呈铸造型。眼球突出。晚期眶骨壁破坏。鼻窦内高密度影与眶内病变连续。还可见眶上裂扩大，病变内沿眶上裂向海绵窦蔓延，病变侵及颅内。

【鉴别诊断】

1.眼眶蜂窝织炎和眶内脓肿　早期临床表现相似，但很少有骨质破坏。抗生素治疗有效。

2.眼眶恶性病变　常侵犯鼻、口咽、鼻窦、眼眶。常累及双眼。组织病理学诊断可作鉴别。

【治疗】

有效药物较少，病情不易控制。常用伊曲康唑、氟康唑、两性霉素B、氟胞嘧啶。

药物控制不好，可联合手术切除。

【预后】

抗真菌药物对肝肾功能损伤较大，用药期间需注意血常规及肝肾功能监测，出现异常及时停药。治疗此病有效药物较少，病情不易控制，对于有颅内蔓延者，预后较差。

三、真菌性结膜炎

真菌性结膜炎（fungal conjunctivitis）在临床中十分少见，结膜分泌物培养出真菌可以确诊。抗真菌性药物为主要治疗方法。

【概述】

真菌性角膜炎是一种由致病真菌引起的感染性角膜炎。此病致盲率高，多见于温热、潮湿气候。在热带、亚热带地区特别是赤道地区发病率高，在我国南方收割季节多见。

【病因及诱因】

引起角膜感染的真菌种类较多，但主要由曲霉菌属、镰孢菌属、弯孢菌属和念珠菌属四大类引起。外伤，尤其是植物性外伤是最主要的诱因。其他诱因包括长期使用激素、抗生素造成眼表免疫环境改变或菌群失调、过敏性结膜炎、佩戴角膜接触镜、角膜移植或角膜屈光手术等。

【临床表现】

患者多有植物性（如树枝、甘蔗叶、稻草等）角膜外伤史，或长期使用激素和抗生素病史。本病起病缓慢，亚急性经过，刺激症状较轻，伴视力障碍，角膜浸润灶呈白色或乳白色，致密，表面欠光泽，呈牙膏样或苔垢样外观，溃疡周围有基质溶解形成的浅沟或抗原抗体反应形成的免疫环，有时在角膜感染灶旁可见伪足或卫星样浸润灶，角膜后可有灰白斑块状沉着物（内皮斑）。约50%的患者早期出现前房积脓，呈灰白色，脓液黏稠，不易移动，可与内皮斑相连，形成尖向上的三角形改变。严重的基质溃疡坏死可导致角膜穿孔和真菌性眼内炎。

【诊断要点】

根据植物性外伤病史，结合角膜病灶的特征可以作出初步诊断。

1.角膜刮片　找到真菌和菌丝可以确诊，常用检查方法有光镜检查常规染色法和荧光显微镜染色法。

2.培养　真菌培养阳性时，可镜检及联合药敏试验。角膜刮片或组织培养阳性是诊断真菌感染的最可靠依据，同时可鉴定真菌菌种。

3.共聚焦显微镜检查　共聚焦显微镜检查是一种快速、有效、无创的活体检查手段，能动态观察角膜组织中的菌丝和孢子，可在病变早期阶段直接发现病灶内的真菌病原体。

4.病理学检查　角膜刮片及培养均为阴性，而临床又高度怀疑者，可考虑做角膜组织活检。

【鉴别诊断】

1.细菌性角膜炎　是指由细菌感染引起的角膜炎症，此病起病急骤，患眼有畏光、流泪、疼痛、视力障碍、眼睑痉挛等症状，眼睑及球结膜水肿，睫状或混合性充血。病变早期表现为角膜上皮溃疡，溃疡下有边界模糊、致密的浸润灶，周围组织水肿，浸润灶迅速扩大，继而形成溃疡。溃疡表面和结膜囊多有脓性或黏液脓性分泌物，可伴有不同程度的前房积脓。在开始药物治疗前，角膜刮片有助于早期疾病诊断。抗生素治疗有效。

2.单纯疱疹病毒性角膜炎　由单纯疱疹病毒引起，患者表现为全身发热、耳前淋巴结肿大、唇部或皮肤疱疹等。眼部受累表现为急性滤泡性结膜炎、假膜性结膜炎、眼睑皮肤疱疹、点状或树枝状角膜炎。实验室检查有助于诊断。

3.棘阿米巴角膜炎 由棘阿米巴原虫感染引起，该病常表现为一种慢性进行性角膜溃疡，多为单眼发病，患眼畏光、流泪，伴视力减退，眼痛剧烈，病程可长达数月。随着病变进展，角膜出现中央或旁中央环状浸润，可伴有上皮缺损，也可表现为中央盘状病变，基质水肿、增厚，并有斑点或片状混浊。晚期可形成脓肿，角膜溃疡甚至穿孔，但前房反应少见。角膜涂片或培养出棘阿米巴可诊断。

【治疗】

局部使用抗真菌药物治疗，包括多烯类（如0.25%两性霉素B眼药水，5%那他霉素）、咪唑类（如0.5%咪康唑眼药水）或嘧啶类（如1%氟胞嘧啶眼药水）。目前0.15%两性霉素B和5%那他霉素眼药水是抗真菌性角膜炎的一线药物。

抗真菌药物局部使用，开始时0.5～1小时滴用一次，增加病灶区药物浓度，晚上涂抗真菌眼膏，感染明显控制后，逐渐减少使用次数。

病情严重者，可联合全身使用抗真菌药物，如口服氟康唑、酮康唑、伊曲康唑、伏立康唑等，或静脉滴注咪康唑、氟康唑、伏立康唑等。全身使用时应特别注意抗真菌药物的毒副作用，尤其是对肝功能的损害。治疗过程中注意药物的眼表毒性，如结膜充血、水肿、角膜点状上皮剥脱等。

如病情不能控制，则需要考虑手术治疗，包括清创术、结膜瓣遮盖术和角膜移植术。

四、真菌性眼内炎

真菌性眼内炎（fungal endophthalmitis）是一种严重的眼病，炎症波及视网膜、脉络膜和玻璃体，如不及时治疗可发展为全眼球炎，表现为眼剧痛难忍，眼睑结膜高度水肿、充血，眼球突出，运动受限，视力完全丧失。真菌性眼内炎的发病率仅次于细菌性眼内炎，具有高致盲性、发病隐匿、潜伏期长、病程长、极易复发等特点。

【病原学】

真菌性眼内炎可分为外源性和内源性两类。

1.外源性真菌性眼内炎 主要由眼部穿通伤、白内障摘除手术、青光眼滤过手术及眼表真菌感染等因素引起，镰刀菌、曲霉菌和念珠菌是外源性真菌性眼内炎的主要致病菌。其中，镰刀菌是继发于真菌性角膜溃疡的眼内炎的首位致病菌；曲霉菌是穿通伤后，真菌性眼内眼的首位致病菌。

2.内源性真菌性眼内炎 多与由全身疾病或医源性免疫治疗引起的免疫抑制有关，如恶性肿瘤、静脉注射毒品、化学治疗、全身应用抗生素和长期皮质类固醇激素治疗、酒精中毒和糖尿病等。内源性真菌性眼内炎常见的感染菌有白念珠菌、隐球菌、曲霉菌等，首位致病菌是曲霉菌。

【临床表现】

1.外源性真菌性眼内炎　早期表现主要局限于前房、虹膜、睫状体及前部玻璃体病变，常见前房积脓和虹膜睫状体炎。真菌在前房和玻璃体腔内大量繁殖后可堵塞房角致眼压升高，玻璃体腔内见团块状或串珠状灰白色混浊。

2.内源性真菌性眼内炎　常以视力减退为首发症状，黄斑和视网膜后极部最先见散在分布的黄白色渗出物，在视网膜下及玻璃体后界膜下形成半圆形的脓性液平面。

【诊断要点】

真菌性眼内炎暂无明确的诊断标准，临床上主要依据病史、临床表现、实验室涂片检查、眼内样本真菌培养、组织病理学检查及免疫学检查结果作出诊断。

1.手术或外伤后有迟发的眼内炎症。

2.外眼炎症相对安静，而眼内炎症明显者。

3.前房或玻璃体有限局性炎症渗出团。

4.微生物检查：除早期进行结膜囊分泌物涂片及细菌培养外，还要及时采取前房液或玻璃体液检查，后者较前者阳性率高。病原菌培养是诊断真菌性眼内炎的"金标准"。真菌的培养用时较长，平均在2周左右，少数长达3周。

对于临床标本及病理组织中找不到真菌，培养亦为阴性的患者，可以采用PCR免疫学检测方法，包括乳胶凝集试验、酶联免疫吸附试验、免疫荧光试验、补体结合试验及免疫扩散试验等。

【鉴别诊断】

1.外伤或手术后无菌性炎症　多发生于外伤或手术后5～10天。症状轻，很少有角膜水肿，很快好转。

2.晶状体过敏性眼内炎　前房积脓，多见于白内障术后。

【治疗】

最理想的治疗是针对已明确的病原体，但早期只能根据临床表现和涂片检查的初步结果立刻进行广谱抗生素治疗。但对于真菌性眼内炎特别有效的药物不多。

1.药物治疗　1%阿托品局部散瞳；疑为真菌感染，局部使用两性霉素B，氟康唑初期静脉滴注，好转后改为口服。

2.手术治疗　原则上，感染性眼内炎一经诊断，应尽早手术。但考虑炎症的眼组织对于手术的耐受力及手术可能引起的并发症，手术尚需谨慎。

（1）玻璃体腔穿刺注药：两性霉素B 5μg/0.1ml或伏立康唑100μg/0.1ml。

（2）玻璃体切除手术。

【预后】

真菌性眼内炎的预后与所受外伤的范围和程度、感染菌的毒性、发病与治疗的及时程度有关。例如，合并视网膜裂孔或脱离，预后一般极差，但发生较晚者也是可治的。

并发症：术后和外伤性眼内炎可引起多种并发症，如低眼压、黄斑水肿、视网膜脱离、虹膜后粘连、虹膜周边前粘连、角膜水肿、晶状体后囊混浊等，如不及时治疗可导致眼球萎缩。

（路红伟　邵晨军　管永清）

第二节　耳真菌病

耳真菌病（otomycosis）又称外耳道真菌病（mycotic otitis externa），是外耳道皮肤的亚急性或慢性炎性疾病，多数认为系由真菌感染所致，常合并细菌感染。

【流行病学特征】

耳真菌病是由真菌病原体引起的外耳道内的浅表感染，在耳鼻咽喉科门诊中较为常见，且致病菌种类的分布因地理位置和温度等外部条件而异。在国内，南方地区是耳真菌病的高发地，尤其是在长江及珠江流域地区，在世界范围内，耳真菌病在热带或亚热带高发地，以黑曲霉较为常见，但是在气候干燥、多尘、四季多风的中国西部，塔宾曲霉菌是较常见的致病菌。该病的患者还存在一定的年龄差异，耳真菌病的患病年龄在10～75岁常见，其中46～55岁为高发年龄阶段（30.77%）。据报道，儿童耳真菌病的患病率有明显上升的趋势。

【病因及诱发因素】

多数认为，真菌感染是直接致病因素。亦有认为真菌仅属继发感染或寄生，甚至对从病变组织中分离出的各种真菌，也认为难以估计其临床意义。从病变外耳道内分离出的真菌种类繁多，主要是曲菌（黑曲菌、黄曲菌、熏烟色曲菌、土曲菌等），占80%～90%；其次是念珠菌属，其他较多的为青霉菌、帚霉菌、毛霉菌及根霉菌等，致病性皮肤癣菌（如紫色毛霉菌等）少见。合并感染的细菌中，最常见的为金黄色葡萄球菌、溶血性链球菌、铜绿假单胞菌、变形杆菌、大肠埃希菌等。

本病的诱发因素如下：

1.季节、环境因素　夏季是耳真菌病患者常发病的季节，在高温和潮湿的环境下真菌滋生繁殖更快，有研究表明，导致真菌感染患者数量增加的另一个重要环境因素是空气中悬浮颗粒含量高，真菌大量存在于腐烂的植物中，在雨季会随着土壤颗粒随风飘散，被水蒸气带走，这与在相对潮湿的环境下真菌感染率较高密切相关。

2.解剖因素　外耳道是一个一端封闭、一端开放的狭长"管道"，略呈S形弯曲，其解剖特点使其易形成真菌生长的温床。另外，耵聍腺分泌的耵聍与皮脂腺分泌的皮脂和外耳道皮肤脱落上皮可形成蜡状耵聍，可保护外耳道免受真菌感染，若经常挖耳，则会破坏正常的皮肤屏障，为真菌入侵提供了条件。

3.免疫因素　在正常机体内，免疫系统能够抵抗外来的病原微生物入侵，但当机体长期处于严重的营养不良状态、长期不正确使用和滥用抗生素、患有免疫系统缺陷疾病等都会造成免疫功能受到抑制，为真菌的生长繁殖创造了条件。免疫功能低下的宿主更易患耳真菌病。另外，长期焦虑、紧张的心理会引起外周免疫系统淋巴细胞功能紊乱，对真菌感染的抵抗能力降低。

4.生活习惯因素　在正常情况下，外耳道呈微酸性环境，而经常性挖耳、频繁游泳等会改变外耳道的pH，引起外耳道分泌物的持续堆积和刺激，促使真菌入侵并生长繁殖。在众多耳真菌病的诱发因素中，不洁采耳史与耳真菌病有较高的相关性。

【症状】

患者可无任何症状，而于体检中偶然发现。真菌侵入上皮后，可出现耳内发痒，有奇痒感，以夜间为甚，闷胀感等。如外耳道的脱落上皮和菌丝体等组成的痂皮阻塞外耳道，或与鼓膜接触时，则引起耳鸣和听力减退。合并的细菌感染侵入上皮下层，感染加重时，除耳溢液和耳痒外，还可出现明显的耳痛、耳内有臭气等。少数患者可诉耳内出现黑色粉末状物。

【检查】

早期外耳道深部皮肤和鳞屑片上可见密集的粉末状或颗粒状物堆积，或绒毛状物附着，呈白色、浅黄、黄褐或绿色，易拭去，但不久又出现。外耳道或乳突根治腔内如有脓痂或痂皮，痂上亦可见菌丝体。重者，外耳道内可见少量分泌物，深部有黄褐色、黑色的筒状或膜片状的坏死状物，或有灰白色或灰黑色糊状物堆积。清除后可见皮肤充血，肿胀，糜烂。如有慢性感染，则表现为湿疹样变和苔藓化，重者可引起外耳道狭窄。病变尚可侵及耳廓和颈部。根据感染真菌的种类不同临床表现也有所不同：①曲霉菌感染时，外耳道内有菌丝，依据曲霉菌种类不同，可呈白色、灰黄色、灰色、褐色等，多为局限性侵入性感染；②念珠菌感染时，外耳道皮肤潮红糜烂，边界清楚，表面覆盖白色或奶油状乳薄膜，擦拭后会出现鲜红色湿润的基底；③青霉菌感染时，患处可出现红肿、溃疡；④毛霉菌感染时，外耳道表面有脓性分泌物、轻微肿胀，严重时可造成面瘫；⑤皮炎芽生菌感染时，可导致化脓性肉芽肿，初期可见外耳道皮肤散在丘疹和小脓包，其后发展成暗红色边缘不整的浅溃疡，有肉芽生长，表面有脓性分泌物。

【诊断】

耳真菌病的诊断标准：①出现以下1种或多种症状：外耳道瘙痒、疼痛、有异物感、有脓液流出及听力下降；②检查（耳内窥镜）：外耳壁附有片状、点状或斑点状的呈灰色、褐色等颜色的真菌菌丝，可见真菌孢子或其他损伤，如外耳道充血，有黄色脓性分泌物；③外耳道分泌物真菌涂片阳性。对于真菌感染的患者来说，对致病菌种快速准确的检测是决定能否及时得到治疗的关键。常用的检查方法包括真菌涂片镜检、真菌培养、组织病理学检查、血清学检查、分子生物学技术和质谱技术等。真菌学检查中发现菌丝体及孢子即可确诊并鉴定菌种。同时做细菌培养，可了解合并感染的情况。有肉芽组织生长时，可行组织活检进行病理学检查。

【鉴别诊断】

急性外耳道炎患者觉耳部刺痒、灼热感，在颞下颌关节运动时感到耳内疼痛。起初分泌物为稀薄的浆液性，后渐变黏液。常因外耳道软组织肿胀及分泌物堵塞而影响听力。慢性者常诉有局部刺激感，分泌物很少。但是，在受到激惹后，急性炎症症状又可重现。检查见急性者外耳道软骨部皮肤呈弥漫性充血肿胀，有多量浆液性或脓性分泌物，耳甲腔、耳屏及耳垂甚至耳廓周围皮肤皆可因分泌物刺激而出现潮红、上皮剥落及渗液的皮肤炎症表现，分泌物凝固后，呈黄色痂状。慢性者可见外耳道皮肤增厚，有上皮脱屑现象。

【治疗】

虽然国内外文献中针对耳真菌病报道了许多治疗方法，但在临床上多数难治愈、易复发、易传染，所以应尽量做到早预防、早发现、早诊断、早治疗。

首先用生理盐水或3%过氧化氢溶液（双氧水）清洗真菌团块及痂皮，然后用干棉签拭干后，局部填充广谱抗真菌药物，嘱患者保持外耳道干燥，待确定具体菌种感染后应尽快选用敏感的抗真菌药物，如鼓膜有穿孔，注意勿将药物误涂入鼓室黏膜上。常用的抗真菌药物有两性霉素B、克霉唑、制霉菌素、咪唑类（咪康唑、酮康唑）、三唑类（氟康唑、伊曲康唑）、棘白菌素类等，其中酮康唑要比氟康唑广谱抗菌作用更强。

外耳道皮肤肿胀、渗液时，可于清除盯聍残屑及痂皮后，向外耳道内置入浸有5%醋酸铅溶液的小棉条1根，每日更换1～2次。

另外，有研究表明，局部应用特比萘芬有根除耳真菌病的可能，而用氦氖激光照射治疗耳真菌病中以曲霉菌和念珠菌为主的这类患者疗效较好，应用价值较高。

嘱患者注意保持外耳道干燥，戒除挖耳习惯。

耳真菌病一般不需要全身用药，重症者全身应用抗真菌药物。

（赵　岩）

第三节　鼻真菌病

真菌感染引起的鼻及鼻窦的疾病称为真菌性鼻-鼻窦炎。其致病菌主要有曲霉、毛霉及念珠菌等。根据病理特征分为非侵袭型、侵袭型。①非侵袭型包括真菌球、变态反应型鼻窦炎。②侵袭型包括急性爆发型鼻窦炎、慢性侵袭型鼻窦炎、肉芽肿性侵袭型鼻窦炎。本病关键在于早期诊断,对原因不明的鼻咽部假膜形成、溃疡、新生物等,除炎症、结核及肿瘤外,还应考虑到真菌感染,应及时行各项辅助检查,取分泌物直接镜检找真菌,取干酪状物或组织行病理检查明确诊断。

【临床特点及诊断】

1. 非侵袭型

(1) 真菌球(fungus ball,FB): 好发于免疫功能正常的中老年女性,主要致病菌为曲霉菌。有些研究表示氧化锌过度填充上颌窝洞是其病因,还有些研究认为是真菌通过正常呼吸沉积在鼻窦内,黏液纤毛运动不能充分将其清除,导致窦口堵塞是其病因。该病病程较慢,病变多见于单侧,上颌窦最易受累,其他依次为蝶窦、筛窦,额窦受累罕见。临床症状多不典型,有鼻塞、脓涕、血涕等轻微症状。CT影像以单窦发病,骨质增生破坏并存为主。术中发现患窦中有脓性干酪样物或黏土样物往往可以确立诊断。

(2) 变态反应型鼻窦炎(allergic fungal rhinosinusitis,AFRS): 常见于特应性体质的青年人和成人,在幼儿中并不常见,还有研究显示AFRS患者携带 *HLA-DQBl**03 等位基因。疾病严重程度(如伴有骨质侵蚀和眼眶受累)与低收入、农村、住房条件差和医疗卫生保健服务不完善相关。主要致病菌为曲霉菌和暗色孢科真菌属。该病的典型表现是单侧、多鼻窦受累,筛窦是最常受累部位,而额窦极少受累,主要症状有鼻塞、奶酪样黏涕、多涕或鼻涕倒流,通常伴有鼻息肉。鼻腔检查可见典型黏稠的绿色或棕色黏液及鼻息肉,黏液涂片经染色可见嗜酸性黏蛋白及真菌菌丝碎片。CT检查的典型征象为单侧、非对称性鼻窦受累,病变中央高密度变应性黏蛋白影(磨玻璃样密度影伴中央区星状分布的钙化点),可伴周围骨质的吸收或破坏。该病的另一个显著特征是在伴有鼻息肉的鼻窦炎中出现骨质破坏及黏液囊肿。血清及皮肤点刺试验IgE增高。组织病理学和真菌学检测表明真菌存在为最重要的参考依据。目前公认的诊断标准由Bent和Kuhn提出: ①伴鼻息肉;②真菌染色阳性;③嗜酸性黏蛋白增多;④病史、皮肤试验或血清学检查证实真菌Ⅰ型超敏反应;⑤有典型的CT影像学特征;⑥组织病理学检查或真菌培养证实非侵袭性的真菌菌丝。基于同一气道、同一疾病的理念,真菌抗原既能引起AFRS,也可能引起过敏性支气管肺曲霉病(ABPA),建议对有肺部症状的AFRS患者进行肺部CT检查,反之，对有鼻窦症状的ABPA患者进行鼻窦CT检查，以减少漏诊。

2.侵袭型

（1）急性爆发型鼻窦炎（acute invasive fungal rhinosinusitis，AIFRS）：病程1个月以内，发展较快，多发生在免疫功能低下的个体。主要致病菌为曲霉菌属和毛霉菌属。有多个鼻窦受累，可迅速出现眼和脑部症状，甚至昏迷和死亡。鼻镜检查见鼻黏膜干燥萎缩，鼻腔结构破坏，鼻中隔或硬腭穿孔，大量黑色坏死结痂。影像学检查：进行性骨质破坏及面部软组织增厚、周围脂肪组织浸润，病变广泛。病变组织活检提示真菌侵袭组织或血管，是诊断最可靠的方法。

（2）慢性侵袭型鼻窦炎（chronic invasive fungal rhinosinusitis，CIFRS）：病程3个月以上，可达数年，多见于免疫低下或免疫缺陷者，主要为曲霉菌和毛霉菌，烟曲霉菌最为常见。涕中带血，鼻腔有结痂，干酪样物形成或可为低热、偏头痛、眼球突出等其他症状。鼻镜检查可见鼻黏膜充血、肿胀，中鼻道脓液或息肉。有时可在鼻腔或鼻道内见到灰褐色、黄褐色干酪样团块。鼻窦CT可见窦腔密度增高且不均匀，可有局部骨质破坏。组织病理学（GMS法）是金标准，特点是镜下可见密集的菌丝聚集，偶可见血管侵袭和散在的炎症反应。真菌染色可见菌丝侵袭鼻黏膜及其周围组织。

（3）肉芽肿性侵袭型鼻窦炎（granulomatous invasive fungal rhinosinusitis，GIFRS）：常见于苏丹、巴基斯坦、印度以及沙特阿拉伯地区。目前尚无证据可以证实其发病与地域或易感人群的人种有相关性。发病人群常免疫力正常，病原菌常见的是黄曲霉菌。临床表现主要以面颊、眼眶、鼻部和副鼻窦有肿块突出为主。眼球突出通常是一个突出的特征。CT表现类似于CIFRS，皆无各自明显特征性表现，而组织病理学则表现为真菌菌丝较表浅，不侵入血管或骨质，镜下表现为非干酪性肉芽肿并有丰富密集的血管周围纤维化，朗格汉斯巨细胞内可发现真菌菌丝，少量散在菌丝。

真菌性鼻-鼻窦炎各型特点见表4-3-1。

表4-3-1　真菌性鼻-鼻窦炎各型特点

分类	机体免疫状态	病程	组织病理	外科治疗	抗真菌治疗	抗炎治疗	免疫治疗
真菌球	正常	不确定	菌丝密集未侵及组织，非特异性黏膜炎症	需要	不需要	不需要	不需要

分类	机体免疫状态	病程	组织病理	外科治疗	抗真菌治疗	抗炎治疗	免疫治疗
变态反应型	特应性高	不确定	可见嗜酸性黏蛋白，菌丝无侵袭性	开放窦腔，去除息肉、黏液	不需要	需要（口服类固醇激素，局部外用类固醇激素，抗组胺、白三烯拮抗剂）	需要（可行皮下免疫治疗或舌下免疫治疗）
急性爆发型	免疫功能极低	＜4周	真菌侵袭组织或血管	积极清创	系统性抗真菌治疗	不需要	恢复免疫
慢性侵袭型	免疫功能低下	＞12周	真菌侵袭组织或血管黏膜非特异性炎症	积极清创	系统性抗真菌治疗	不需要	恢复免疫
肉芽肿性侵袭型	正常	＞12周	侵袭性真菌非干酪性肉芽肿	积极清创	系统性抗真菌	不需要	不需要

【鉴别诊断】

真菌性鼻-鼻窦炎鉴别诊断见表4-3-2。

表4-3-2　真菌性鼻-鼻窦炎鉴别诊断

鉴别项目	慢性鼻窦炎	上颌窦癌	萎缩性鼻炎	真菌性鼻-鼻窦炎
好发人群	儿童	40岁以上男性	青年女性	根据分型不同而有所不同
临床表现	鼻塞、流脓涕、头痛及局部压痛、嗅觉丧失	病程短，进展快，进行性鼻塞，鼻出血，有特殊臭味	鼻腔内异味、嗅觉下降或倒错、鼻腔内绿色痂皮、鼻腔宽大甚至空鼻	多为单窦发病，上颌窦发病常见

续表

鉴别项目	慢性鼻窦炎	上颌窦癌	萎缩性鼻炎	真菌性鼻-鼻窦炎
CT 表现	钙化少见，且常位于病变周围	窦腔软组织肿块伴窦壁破坏广泛，呈虫蚀状，肿块浸润性生长，与周围结构不清	鼻甲缩小，鼻腔扩宽	受累鼻窦密度增高，钙化常见，大多为病变中央钙化，较少向外浸润
内镜 表现	中鼻道、嗅裂的黏性或黏脓性分泌物	可有上颌窦口扩大、中鼻道肿物以及下鼻道、下鼻甲的骨质破坏	鼻腔宽敞，鼻甲缩小，鼻腔黏膜覆盖灰绿色痂皮	无明显特异性

【防治】

免疫力低下或有特应性体质的人群应尽量避免接触霉菌，从事农副产品生产销售的特定人群须做好防护措施。非侵袭型应施行鼻窦清理术，去除鼻腔和鼻窦内病变组织和分泌物。变态反应型可术后辅以抗变态反应及窦腔抗真菌药冲洗治疗，同时口服类固醇皮质激素可降低复发。侵袭型者须在手术前后系统及局部应用抗真菌药，如两性霉素B、制霉菌素、氟胞嘧啶及伊曲康唑等。对于急性爆发型在积极治疗基础病的同时行鼻腔、鼻窦广泛清除术，高剂量的两性霉素B等抗真菌药物的应用非常关键。

（杜　明）

第四节　喉真菌病

喉真菌病大多发生于免疫功能低下患者，多由肺部、口腔、咽部和鼻部的真菌感染扩散所致，部分病例继发于皮肤真菌感染或由其他处真菌感染经血行播散至喉腔。致病菌种以曲霉最多见，其次为白念珠菌，其他还有放线菌、组织胞浆菌、球孢子菌和皮炎芽生菌等少见致病菌。

【诊断】

临床表现无特异性，主要症状为发音嘶哑、呼吸困难，少数可致喉梗阻。喉镜检查无特异性，可见喉部出现水肿、丘疹、结节、肉芽肿、溃疡或脓肿。局部分泌物涂片、培养或组织病理检查发现真菌的特殊结构为确诊依据。病理组织中发现真菌是诊断深部真菌感染的"金标准"，但需要与真菌定植区分开来：定植的真菌常位于角质层上方，不会出现在角质层或穿透角质层，亦不会伴有真菌感染引起的相关组织反应。此外，HE染色部分真菌不易明显着色，容易造成漏诊,宜采用 PAS、GMS 等染色方法。病理表现可有假性上皮瘤样增生、棘层增厚,肉芽肿性炎症,急性非特异性炎症,组织坏死。可伴有血管侵犯或纤维素沉积,不典型增生,病理上与喉癌鉴别困难,需引起警惕。

【鉴别诊断】

1.喉结核　多继发于肺结核。主要症状为声嘶和喉痛,喉痛明显最有诊断意义,晚期可出现呼吸困难。喉镜检查可见喉黏膜苍白、水肿,多个浅表溃疡。胸片发现肺结核及痰抗酸染色见到分枝杆菌有利于鉴别诊断,喉组织活检提示干酪样肉芽肿和(或)查见抗酸杆菌可最终确诊。

2.早期喉癌　早期喉癌的症状为声音嘶哑、咽喉感觉异常、咳嗽痰中带血,其中声音嘶哑是最常见症状。纤维喉镜取活体组织做病理检查可明确诊断。

喉真菌病、喉结核和早期喉癌的鉴别诊断见表4-4-1。

表4-4-1　喉真菌病、喉结核和早期喉癌的鉴别诊断

鉴别项目	喉真菌病	喉结核	早期喉癌
好发人群	免疫功能低下患者	肺结核人群	中年男性
病因	多由其他部位真菌感染扩散而来	多由其他部位真菌感染扩散	病因不明,可由遗传、病毒感染、吸烟等病因导致
临床表现	无特异性,发音嘶哑、呼吸困难,少数可致喉梗阻,经抗生素治疗无效或症状加重	声嘶和喉痛,喉痛明显有诊断意义	无特异性
喉镜检查	无特异性	喉黏膜苍白、水肿,多个浅表溃疡	可见不规则新生物
病理结果	部分可检出组织中菌丝聚集病理与喉癌极为相似,注意鉴别,或需行特殊染色	干酪样肉芽肿和(或)查见抗酸杆菌	鳞状上皮不典型增生

【防治】

避免过度用嗓,避免滥用抗生素以防止诱发真菌感染。喉真菌病的治疗依病变程度而定,包括手术清创治疗和非手术治疗。非手术治疗包括抗真菌药物治疗、免疫治疗及非药物治疗。主要症状为喉炎者,可以采用局部抗真菌药雾化喷喉,如两性霉素B、氟康唑,亦可用α-糜蛋白酶喷喉。对局限性肉芽肿,可行手术切除。喉真菌病引起呼吸道严重梗阻时,应及时行气管切开术。喉真

菌病的疗效评价尚无统一标准，可采用观察患者声嘶、喉痛等症状是否消失，电子喉镜检查声带等结构及喉黏膜是否正常，真菌培养结果是否转阴来评价疗效。

（杜　明）

第5章

放线菌病

第一节　放线菌病概述

一、流行病学特点

放线菌病（actinomycosis）是由放线菌感染引起的慢性肉芽肿性细菌感染性疾病。放线菌病呈全球性分布，主要累及中年人，受累男性是女性的 2～4 倍。

放线菌多为厌氧性或微需氧性、抗酸染色阴性的革兰氏阳性菌。人放线菌病主要由衣氏放线菌（*Actinomyces israelii*）引起，随着微生物检测方法的改善，人类感染中检测到包括纽氏放线菌（*A. neuii*）和麦氏放线菌（*A. meyeri*）在内的多种新型菌种的情况越来越多。目前已报道至少49种不同的放线菌，其中超过26种与人类疾病相关，包括龋齿放线菌（*A. odontolyticus*）、内氏放线菌（*A. naeslundii*）、麦氏放线菌（*A. meyeri*）、黏性放线菌（*A. viscosus*）、方氏放线菌（*A. funkei*）、戈氏放线菌（*A. gerencseriae*）、化脓放线菌（*A. pyogenes*）、生殖器放线菌（*A. urogenitalis*）、乔格放线菌（*A. georgiae*）和格雷文尼茨放线菌（*A. graevenitzii*）等。

放线菌（actinomycetes）是人类口咽、胃肠道和泌尿生殖道的共生菌，通过侵入受损黏膜几乎可导致身体任何部位的感染。随着感染进展，患者会形成肉芽肿组织、广泛的反应性纤维化和坏死、脓肿、排液性窦道及瘘管。感染最常累及颈面部（50%），其次是腹部（20%）和胸部（15%～20%），腹部放线菌病常会累及阑尾和回盲部。该病向邻近组织蔓延传播（不受组织包膜限制），因此往往为局部感染，血行播散较罕见。

二、临床表现

1.口腔颈面部感染 颈面部放线菌病可表现出多种症状和体征，其中典型的感染表现初始为慢性、缓慢进展、无压痛的硬肿块，随后进展为多发性脓肿、瘘管和窦道形成；较为少见的初始临床表现为急性化脓性感染，并迅速进展至脓肿形成。由于放线菌病通过直接蔓延的方式扩散（不受正常组织包膜的限制），因此疾病晚期会出现区域性淋巴结肿大的临床表现，感染早期极少出现。来自下颌骨周围区域的瘘管形成是颈面部放线菌病最容易被识别的临床表现。这种特征性放线菌病病程进展缓慢（持续数周至数月），初始表现为皮肤完整的皮下组织病变，随着时间的推移，皮肤表面或口腔黏膜会形成窦道，最终破溃处可见一种黏稠的黄色或浆液性渗出液，其中可有特征性的硫磺颗粒，最终形成的炎性瘢痕是较为明显的后遗症。

2.胸部感染 胸部放线菌病主要来自口腔中致病菌的吸入，血行播散或局部感染的直接扩散也可导致肺部放线菌病灶。放线菌病灶不受解剖结构限制进行扩散，侵入胸膜或胸壁出现脓胸和周围骨结构病变。胸部放线菌病最初的临床表现可能是肺炎伴低热、咳嗽、气短和胸痛。

3.腹部感染 腹部放线菌病很少见，症状无特异性，极易误诊为其他更常见疾病如恶性肿瘤、克罗恩病和结核病，术前较难确诊，术前确诊的病例不到10%，相当部分的病例在剖腹探查时才被确诊。放线菌病腹部感染的特点为慢性、缓慢病程，伴有乏力、发热、体重减轻和腹痛等症状。体格检查表现包括可触及的肿块，视诊可见窦道或瘘管，见图5-1-1（附页彩图5-1-1）。实验室检查可能包括贫血和白细胞增多。如果患者就诊时存在全身症状或非特异性腹部症状且有腹部肿块，则需高度怀疑放线菌病。

4.盆腔感染 盆腔放线菌病通常与长期使用宫内避孕器有关。患者通常有长期使用宫内避孕器（＞2年）的病史，以及发热、阴道分泌物、盆腔或腹部疼痛及体重减轻的症状。

5.罕见部位放线菌感染 放线菌病的罕见部位感染包括中枢神经系统、骨骼、肌肉组织和假体关节感染，见图5-1-2（附页彩图5-1-2）。中枢神经系统感染通常源于血行播散或口颈面部感染的直接延伸，脑脓肿最为常见，其他包括脑膜炎、脑膜脑炎、硬膜下脓肿和硬膜外脓肿。肌肉骨骼感染通常由邻近软组织扩散引起，也可来自局部创伤或血源性扩散。髋关节和膝关节假体的放线菌感染已有描述，早期出现放线菌感染可能和围手术期放线菌污染有关，而晚期出现放线菌感染通常来自关节外部位的血行播散。

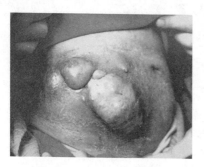

图 5-1-1　腹部放线菌病

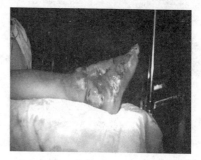

图 5-1-2　足菌肿（患者同时合并有蕈样肉芽肿）

三、诊断要点

典型的临床表现包括慢性皮下肉芽肿和化脓性感染伴肿块、广泛粘连及窦道形成。

脓液中找到硫磺颗粒，具有相对的特异性。放线菌病的确诊通常基于组织学培养出放线菌。

四、治疗

1.手术治疗　对于没有累及骨骼、无瘘管、无脓肿、无坏死组织的轻度感染，通常不需要手术或经皮引流。复杂的病例可能需要手术或经皮引流治疗，例如关键部位感染（如硬膜外感染、颅内脓肿、肝脓肿），伴有大咯血的感染，或存在广泛脓肿和瘘管。手术治疗的主要目标是减小病灶体积以及预防危及生命的并发症。

2.抗菌药物治疗　放线菌病通常需要长疗程抗菌药物治疗。大剂量长疗程抗菌药物治疗的必要性，可能是由于药物对感染中常见的厚壁肿块和（或）硫磺颗粒本身渗透性差。重度、广泛性感染通常呈侵袭性，伴有显著化脓或瘘管，常发生于有显著基础合并症的患者。对于重度感染，推荐首选静脉给予青霉素 G（1000 万～ 2000 万 U/d，每 4～ 6 小时 1 次），还可选择头孢曲松钠（每次 1～ 2g，每 24 小时 1 次），静脉给药一般持续 4～ 6 周，症状显著改善后可改为口服青霉素 V（每日 2～ 4g，分 4 次口服）治疗，总疗程为 6～ 12 个月。轻度放线菌病（如局限性口腔疾病）初始可口服抗生素治疗，推荐口服青霉素 V（2～ 4g/d，每日分 4 次），还可选择口服阿莫西林（1.53g/d，每日分 3 或

4次），总疗程2～6个月。青霉素过敏患者可选择的药物包括头孢曲松钠（每次1～2g，每24小时1次）、多西环素（每次100mg，每12小时1次）、红霉素（每次500mg，每6小时1次）。

（霍丽曼 梁 平）

第二节 治疗放线菌病的常见药物

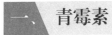

一、青霉素

1.抗菌作用 对革兰氏阳性菌包括不产β-内酰胺酶葡萄球菌属、A组及各组β-溶血性链球菌和多数草绿色链球菌等均具高度活性，对肺炎链球菌亦具高度抗菌活性。各种致病螺旋体及放线菌属等对本品高度敏感。肠球菌属一般呈中度敏感，亦有高度耐药者。炭疽芽孢杆菌、白喉棒状杆菌、梭状芽孢杆菌属及革兰氏阳性厌氧杆菌如产气荚膜梭菌、破伤风梭菌、艰难梭菌、丙酸杆菌、真杆菌、乳酸杆菌等皆对青霉素敏感。百日咳杆菌和流感嗜血杆菌等嗜血杆菌属对本品中度或高度敏感，产β-内酰胺酶的流感嗜血杆菌则耐药。李斯特菌属一般对青霉素敏感，偶有耐药者。脑膜炎奈瑟菌对青霉素高度敏感，耐药者罕见。淋病奈瑟菌产β-内酰胺酶株日趋增多，对本品的敏感性呈下降趋势。嗜肺军团菌对本品中度敏感。多杀巴斯德菌、念珠状链杆菌、小螺菌等革兰氏阴性杆菌对本品敏感。本品对脆弱拟杆菌的作用差，产黑色素类杆菌和其他类杆菌属中度敏感。大多数牛放线菌对本品高度敏感。

青霉素通过与位于细菌细胞膜上的青霉素结合蛋白（PBP）紧密结合，干扰细菌细胞壁的合成而产生抗菌作用，其他作用机制还包括细菌自溶酶抑制剂的失活而导致细菌细胞的溶解和死亡等。

2.适应证及临床应用 青霉素适用于敏感细菌所致各种感染，其中青霉素为以下感染的首选药物：①溶血性链球菌感染，如咽炎、扁桃体炎、猩红热、丹毒、蜂窝织炎和产褥热等；②肺炎链球菌感染，如肺炎、中耳炎、脑膜炎和菌血症等；③不产青霉素酶葡萄球菌感染；④炭疽；⑤破伤风、气性坏疽等梭状芽孢杆菌感染；⑥梅毒（包括先天性梅毒）；⑦钩端螺旋体病；⑧回归热；⑨白喉；⑩青霉素与氨基糖苷类药物联合用于治疗草绿色链球菌心内膜炎。

青霉素亦可用于治疗：流行性脑脊髓膜炎、放线菌病、淋病、樊尚咽峡炎、莱姆病、鼠咬热、李斯特菌感染，除脆弱拟杆菌以外的许多厌氧菌感染。

风湿性心脏病或先天性心脏病患者进行口腔、牙科、胃肠道或泌尿生殖道手术和操作前，可用青霉素预防感染性心内膜炎发生。

3.剂量及用法

（1）青霉素G（静脉用药）成人常用量：肌内注射，每日80万～200万U，分3～4次给药；静脉滴注，每日200万～2000万U，分2～4次给药。

（2）青霉素V钾（口服用药）成人常用量：口服，每次250～500mg，每6小时给药一次。

（3）肾功能减退者：轻、中度肾功能损害者使用常规剂量不需减量，严重肾功能损害者应延长给药间隔或调整剂量。当内生肌酐清除率为10～50ml/min时，给药间期自8小时延长至8～12小时或给药间期不变、剂量减少25%；内生肌酐清除率小于10ml/min时，给药间期延长至12～18小时或每次剂量减至正常剂量的25%～50%而给药间期不变。

4.不良反应

（1）过敏反应：青霉素过敏反应较常见，包括荨麻疹等各类皮疹、白细胞减少、间质性肾炎、哮喘发作等，以及血清病型反应；过敏性休克偶见，一旦发生，必须就地抢救，予以保持气道畅通、吸氧及使用肾上腺素、糖皮质激素等治疗措施。

（2）毒性反应：少见，但静脉滴注大剂量本品或鞘内给药时，可因脑脊液药物浓度过高导致抽搐、肌肉阵挛、昏迷及严重精神症状等（青霉素脑病）。此种反应多见于婴儿、老年人和肾功能不全患者。

（3）赫氏反应和治疗矛盾：用青霉素治疗梅毒、钩端螺旋体病等疾病时可由于病原体死亡致症状加剧，称为赫氏反应；治疗矛盾也见于梅毒患者，系治疗后梅毒病灶消失过快，而组织修补相对较慢或病灶部位纤维组织收缩，妨碍器官功能所致。

（4）二重感染：可出现耐青霉素金葡菌、革兰氏阴性杆菌或念珠菌等二重感染。

（5）青霉素钾盐或钠盐应用后可导致高血钠和低血钾等体内电解质失平衡，肾功能减退或心功能不全患者易发生。

5.禁忌证及注意事项

（1）对青霉素或青霉素类抗生素过敏者禁用本品。

（2）应用本品前需详细询问药物过敏史并进行青霉素皮肤试验。

（3）对一种青霉素过敏者可能对其他青霉素类药物、青霉胺过敏。

（4）青霉素水溶液在室温不稳定，因此应用本品须新鲜配制。

（5）大剂量使用本品时应定期检测电解质。

（6）对诊断的干扰。

应用青霉素期间，以硫酸铜法测定尿糖时可能出现假阳性，而用葡萄糖酶法则不受影响。

静脉滴注本品可出现血钠测定值增高；本品可使血清丙氨酸氨基转移酶或门冬氨酸氨基转移酶升高。

二、阿莫西林

1. 抗菌作用　阿莫西林为青霉素类抗生素，对肺炎链球菌、溶血性链球菌等链球菌属、不产青霉素酶葡萄球菌、粪肠球菌等需氧革兰氏阳性球菌，大肠埃希菌、奇异变形杆菌、沙门菌属、流感嗜血杆菌、淋病奈瑟菌等需氧革兰氏阴性菌的不产β-内酰胺酶菌株及幽门螺杆菌具有良好的抗菌活性。阿莫西林通过与细菌青霉素结合蛋白结合，抑制细菌细胞壁合成而发挥杀菌作用，可使细菌迅速成为球状体而溶解、破裂。

2. 适应证及临床应用

（1）尿路感染：用于敏感大肠埃希菌、肠球菌、奇异变形杆菌等所致者。

（2）敏感菌所致呼吸道感染，如慢性支气管炎急性细菌感染、β-溶血链球菌咽炎和小儿中耳炎。

（3）轻症伤寒的治疗，亦可用于慢性带菌者的治疗。

（4）阿莫西林联合甲硝唑可有效清除幽门螺杆菌，预防消化性溃疡复发；用于单纯性淋病。

3. 剂量及用法

（1）成人通常剂量：耳、鼻、咽喉部感染，皮肤软组织感染，泌尿生殖道轻中度感染，500mg，每12小时1次或250mg，每8小时1次；耳、鼻、咽喉部感染，皮肤软组织感染，泌尿生殖道重度感染，500mg，每8小时1次；下呼吸道轻中重度感染，500mg，每8小时1次。

（2）幽门螺杆菌感染的治疗剂量：推荐成人口服剂量为阿莫西林1g，每日两次（每12小时1次），联合其他药物治疗。

4. 不良反应　腹泻、恶心、呕吐等胃肠道反应较为常见，腹泻的发生率约为3%。其次为皮疹等过敏反应，传染性单核细胞增多症患者易发生。此外，还可发生哮喘和药物热。少数患者可有AST和（或）ALT升高。偶有嗜酸性粒细胞增多和周围血白细胞减低。偶见假膜性肠炎，白念珠菌属或耐药菌引起的二重感染。

5. 禁忌证及注意事项

（1）青霉素过敏及青霉素皮肤试验阳性患者禁用。

（2）对其他β-内酰胺类抗菌药物（如头孢菌素、碳青霉烯类、单环-内酰胺类）有严重的速发型超敏反应（过敏反应）者禁用。

（3）用前必须做青霉素钠皮肤试验，阳性反应者禁用。

（4）传染性单核细胞增多症患者应用本品易发生皮疹，应避免使用。

（5）疗程较长的患者应检查肝、肾功能和血常规。

（6）阿莫西林可导致采用班氏（Benedict）试剂或费林（Fehling）试剂的尿糖试验出现假阳性。

（7）下列情况者应慎用：有哮喘、花粉症（枯草热）等过敏性疾病史者；老年人和肾功能严重损害时可能需调整剂量。

三、头孢曲松钠

1.抗菌作用 头孢曲松钠对革兰氏阳性菌、革兰氏阴性杆菌及部分厌氧菌具广谱抗菌作用。本品对金葡菌青霉素敏感株及甲氧西林敏感菌株均具抗菌活性，甲氧西林耐药金葡萄对本品耐药。本品对肺炎链球菌及化脓性链球菌具有高度活性。本品对无乳链球菌及草绿色链球菌具有高度活性。本品对卡他莫拉菌、脑膜炎奈瑟菌及淋病奈瑟菌，包括产β-内酰胺酶菌株具高度抗菌活性。肠球菌属、单核细胞增生李斯特菌、星形诺卡菌通常对本品耐药。

绝大多数肠杆菌科细菌非产ESBL菌株如大肠埃希菌、克雷伯菌属、变形菌属、普罗威登斯菌属、摩根摩根菌、沙雷菌属、柠檬酸杆菌属、沙门菌属、志贺菌属对本品敏感，但阴沟肠杆菌敏感性较差。气单胞菌属、莫拉菌属、放线杆菌、小肠结肠炎耶尔森菌、假结核耶尔森菌、百日咳杆菌、马耳他布鲁菌、土拉热弗朗西斯菌、多杀巴斯德菌、二氧化碳嗜纤维菌属对本品敏感。

本品对许多厌氧菌具抗菌活性，如消化球菌、消化链球菌、产气荚膜杆菌，但艰难梭菌通常耐药，对脆弱拟杆菌及多数拟杆菌属作用较弱。

2.适应证及临床应用 适用于对本品敏感的致病菌所引起的感染，如：脓毒血症；脑膜炎；播散性莱姆病（早、晚期）；腹部感染（腹膜炎、胆道及胃肠道感染）；骨、关节、软组织、皮肤及伤口感染；免疫低下患者的感染；肾脏及尿路感染；呼吸道感染，尤其是肺炎、耳鼻喉感染；生殖系统感染，包括淋病；术前预防感染。

3.剂量及用法

（1）本品可静脉或肌内给药：给药剂量及给药途径应根据病原体的敏感性、疾病的严重程度及患者的病理生理状况而定。

（2）成人每日常用剂量为1～2g，1次给药，日剂量不宜超过4g。治疗单纯性淋病奈瑟菌感染，推荐250mg肌内注射。

（3）肾功能不全患者不需减量，然而严重肾功能不全（透析患者）及同时存在肝、肾功能不全者应适当减量。

4.不良反应 成人及小儿肌内注射或静脉应用本品后通常耐受性良好。本品不良反应发生率为 7% ～ 8%，绝大部分不良反应程度轻微，且呈一过性。最常见的不良反应有胃肠道反应（腹泻、恶心、呕吐、腹痛）、过敏反应（皮疹、瘙痒）。肌内注射后局部疼痛、硬结、红肿及少见的静脉滴注后血栓性静脉炎。用药期间偶见白念珠菌过度繁殖，极个别患者可出现肠炎、艰难梭菌肠炎、黄疸。实验室检查异常发生率为 3.4% ～ 4.4%，有嗜酸性粒细胞增多、低凝血酶原血症、中性粒细胞减少、白细胞减少、血 ALT、AST、LDH、AKP、BUN、血肌酐升高等。

5. 禁忌证及注意事项

（1）禁用于对本品及其他头孢菌素类抗生素过敏的患者。有青霉素过敏性休克史者避免应用。

（2）禁止本品与含钙的药品同时静脉给药，包括继续静脉输注胃肠外营养液等含钙的液体。

（3）拟用本品前必须详细询问患者先前是否有对本品或其他头孢菌素类、青霉素类或其他药物的过敏史。本品慎用于有青霉素类及其他头孢菌素类药物过敏史的患者，因可能发生交叉过敏。

（4）应用本品推荐剂量时，虽曾观察到血尿素氮及血肌酐一过性升高或肾功能不全的患者，但其肾毒性与其他头孢菌素类相仿。

（5）由于本品经肝、肾双途径排泄，因此肾功能不全患者不需要调整剂量。但需监测血药浓度，一旦发现蓄积时需减量。

（6）肝功能不全患者不需减量给药。然而，若同时存在肝、肾功能不全，则每日剂量不宜超过 2g，否则需监测血药浓度。

（7）极个别患者可发生凝血酶原时间延长。维生素 K 合成障碍及储备不足的患者，需监测凝血酶原时间。

（8）长期应用本品可能导致不敏感或耐药菌的过度繁殖或二重感染，需采取相应措施。

（9）有胃肠道疾患者，特别是结肠炎者应慎用本品。

（10）体外研究显示，本品可置换与白蛋白结合的胆红素。因此，本品不得用于高胆红素血症的新生儿及患儿。

四、多西环素

1. 抗菌作用　四环素类抗生素。本品为广谱抑菌剂，高浓度时具杀菌作用。立克次体属、支原体属、衣原体属、非典型分枝杆菌属、螺旋体也对本品敏感。本品对革兰氏阳性菌的作用优于革兰氏阴性菌，但肠球菌属对其耐药。其他如放线菌属、炭疽杆菌、单核细胞增多性李斯特菌、梭状芽孢杆菌、诺卡菌属、弧菌、布鲁菌属、弯曲杆菌、耶尔森菌对本品敏感。本品对淋病奈瑟菌具有一定抗菌活性，但耐青霉素的淋病奈瑟菌对多西环素也耐药。多年来由于四环素类的广泛应用，临床常见病原菌对本品耐药现象严重，包括葡萄球菌等革兰氏阳性菌及多数革兰氏阴性杆菌。

本品作用机制为药物能特异性与细菌核糖体30S亚基的A位置结合，抑制肽链的增长和影响细菌蛋白质的合成。

2. 适应证及临床应用

（1）多西环素用于下列微生物引起的感染：立克次体属（洛基山斑疹热、斑疹伤寒、恙虫病、Q热、立克次体痘、脾热等），肺炎支原体，鹦鹉热和鸟疫病原体，性病淋巴肉芽肿和腹股沟肉芽肿，回归热螺旋体（伯氏疏螺旋体）。

（2）适用于下列革兰氏阴性菌引起的感染：杜克雷嗜血杆菌（软性下疳），鼠疫巴斯德（氏）菌和士拉热巴斯德（氏）菌，杆状巴尔通体属，类杆菌属，逗点状弧菌和胚胎弧菌，布鲁氏菌（与链霉素合用）。

（3）由于下列菌群中多数菌种对四环素耐药，故建议进行细菌培养和药敏试验。

1）若细菌敏感性试验表明对药物足够敏感，则多西环素可用于下列革兰氏阴性菌引起的感染：大肠埃希菌属，产气肠杆菌，志贺菌属，Mima菌属和赫尔氏菌属，流感嗜血杆菌（呼吸道感染），克雷伯菌属（呼吸道和尿路感染）。

2）若细菌敏感性试验表明对药物足够敏感，则多西环素可用于下列革兰氏阳性菌引起的感染：链球菌；炭疽杆菌（炭疽热，包括吸入性炭疽）；A型β-溶血性链球菌（上呼吸道感染和风湿热的预防）；肺炎双球菌；金黄色葡萄球菌。

（4）当青霉素禁用时，多西环素可作为替代药物用于下列微生物引起的感染：淋病奈瑟球菌和脑膜炎奈瑟球菌，梅毒螺旋体和雅司螺旋体（梅毒和雅司病），单核细胞增生性李斯特杆菌，梭状芽孢杆菌属，梭形杆菌属，放线菌属。

（5）对急性肠内阿米巴疾病，多西环素可以作为辅助治疗药物。

（6）沙眼的治疗。

3. 剂量及用法

（1）成人常用量：首日200mg，分一次或两次静脉滴注；以后根据感染的程度每日给药100～200mg，分一次或两次静脉滴注。

（2）吸入性炭疽：每次100mg，每日2次。注射给药仅在口服给药没有应用指征时方可应用，且连续注射一段时间后需改用口服药物，疗程至少持续2个月。体重不超过45kg的儿童推荐剂量为2.2mg/kg，每日2次。

（3）梅毒一期、二期：建议每日给药300mg，疗程至少10天。

（4）按缓慢滴注要求，输液时间一般为2～4小时，100mg剂量按

0.4～0.5mg/ml 的浓度注射给药，建议滴注时间不少于2小时，增加剂量则增加输液时间。

4.不良反应

（1）胃肠道：厌食、恶心、呕吐、腹泻、舌炎、吞咽困难、小肠结肠炎以及肛门和生殖器的炎性损伤（念珠菌过度生长）。

（2）皮肤：斑疹、斑丘疹、红斑。偶见剥脱性皮炎、光敏性皮炎。

（3）肾毒性：BUN的升高已有报道，并有明显的剂量依赖性。

（4）过敏反应：风疹、血管神经性水肿、过敏反应、过敏性紫癜、心包炎和红斑狼疮症状加重。

（5）婴儿囟门突出和成人良性颅内高压的现象已有报道。这种反应在停药后会很快消失。

（6）血液：溶血性贫血、血小板减少症、中性粒细胞减少症、嗜酸性粒细胞增多已见报道。

五、红霉素

1.抗菌作用　红霉素对化脓性链球菌及其他链球菌属（B、C、G组链球菌，草绿色链球菌等）、甲氧西林敏感金葡菌及表葡菌具良好的抗菌作用，对肠球菌属的抗菌活性较差，甲氧西林耐药葡萄球菌属对其耐药。淋病奈瑟菌、脑膜炎奈瑟菌、卡他莫拉菌、百日咳杆菌、空肠弯曲菌、棒状杆菌属、嗜肺军团菌等对红霉素敏感，流感嗜血杆菌呈中度敏感，大肠埃希菌等肠杆菌科细菌耐药。消化链球菌、消化球菌、丙酸杆菌、双歧杆菌、乳杆菌属、部分梭菌属等革兰氏阳性厌氧菌对红霉素敏感，脆弱拟杆菌、梭杆菌属常对其耐药。梅毒螺旋体、沙眼衣原体、肺炎衣原体、肺炎支原体、溶脲脲原体、普氏立克次体对红霉素敏感或高度敏感，龟分枝杆菌对其低度敏感。红霉素对肺炎链球菌、甲氧西林敏感金葡菌等常见病原菌具良好的抗生素后效作用。

2.适应证及临床应用

（1）作为青霉素过敏者的替代药物，用于以下感染：化脓性链球菌、肺炎链球菌等革兰氏阳性菌所致的咽炎、扁桃体炎、鼻窦炎、中耳炎及轻、中度肺炎。为清除病原菌，预防风湿热，治疗A组溶血性链球菌所致的咽炎、扁桃体炎，红霉素的疗程应为10天或以上；β-溶血性链球菌引起的猩红热及蜂窝织炎；白喉及白喉带菌者；气性坏疽、放线菌病；李斯特菌病；心脏病及风湿热患者预防细菌性心内膜炎和风湿热。

（2）军团菌感染。

（3）非典型病原体如肺炎支原体、肺炎衣原体、溶脲脲原体等所致的呼吸道及泌尿生殖道感染，其他非典型病原体所引起的鹦鹉热、回归热、Q热，局部滴眼也可用于沙眼衣原体所致的结膜炎。

（4）厌氧菌或厌氧菌与需氧菌所致的口腔感染。

（5）葡萄球菌属所致的皮肤软组织感染，如疖、痈，棒状杆菌属引起的红癣。

（6）空肠弯曲菌肠炎。

（7）百日咳等。

3. 剂量及用法

（1）口服给药：成人每日0.75～1.5g；儿童每日20～40mg/kg，分3～4次服用；预防风湿热，一次250mg，每日2次口服。

（2）静脉给药：成人及儿童均为每日20～30mg/kg，分2次给药，静脉滴注药液浓度不宜超过1mg/ml，滴注速度宜缓；中、重度军团菌感染可加量至每日2～4g，分4次静脉滴注，重度感染患者可联合利福平口服。

（3）严重肝功能不全患者应用红霉素可能有药物蓄积，应适当调整剂量或进行血药浓度监测；严重肾功能不全者，消除半衰期略延长，应用红霉素时，剂量可略减少。

4. 不良反应

（1）胃肠道反应：口服红霉素后胃肠道反应多见，以恶心、呕吐、中上腹不适、食欲缺乏等常见。严重不良反应少见，也有肠道菌群、假膜性肠炎的报道。

（2）肝毒性：可出现黄疸、腹痛、发热、肝大、皮疹、嗜酸性粒细胞增多及血转氨酶增高等，所有红霉素制剂均可引起肝毒性，但酯化物依托红霉素引起肝毒性的发生率较高。

（3）其他：静脉给药可引起血栓性静脉炎，肌内注射可引起局部剧痛、硬结，甚至坏死。

（4）少见不良反应：偶可出现耳鸣、暂时性耳聋，主要发生于大剂量静脉给药或伴有严肾功能和（或）肝功能损害者，大多为可逆性。有室性心律失常、低血压等报道，停药后消失。偶可出现皮疹、药物热、嗜酸性粒细胞增多等过敏反应。有溶血性贫血、间质性肾炎和肾衰竭、可逆性X因子缺乏和急性肝衰竭的个例报道。

5. 禁忌证及注意事项

（1）本品禁用于对红霉素等大环内酯类过敏者，禁止与抗组胺药特非那定合用，以避免引起心脏毒性。

（2）红霉素主要由肝脏代谢、胆道排出，肝功能损害患者如确有必要使用红霉素时，需适当减量并密切注意观察。肝病患者和孕妇不宜使用红霉素酯化物。

（3）红霉素可通过胎盘进入胎儿循环，本品属美国FDA妊娠风险用药B类，只有在有明确指征下可用于孕妇。

（4）红霉素可通过乳汁排出，哺乳期妇女使用期间应暂停哺乳。

（5）乳糖酸红霉素不可直接以生理盐水或糖盐水溶解，以免产生不完全溶解的乳白色混悬液。

（霍丽曼　梁　平）

第 6 章

诺卡菌病及其他类真菌病

第一节　诺卡菌病

　　诺卡菌病（nocardiosis）是由诺卡菌（*Nocardia*）引起的化脓性肉芽肿性病变。该病虽分布于世界各地，但并不常见。病原诺卡菌属为革兰氏阳性需氧放线菌，广泛存在于土壤中，对人类致病的类型目前有3种：星形诺卡菌、巴西诺卡菌和豚鼠诺卡菌，该菌多经外伤进入皮肤，也可由呼吸道或消化道进入人体感染发病。在我国多以星形诺卡菌最常见。肺是最常见的受侵犯器官，肺诺卡菌病和系统性诺卡菌病约占全部诺卡菌病的85%。肺诺卡菌病约50%伴肺外病变；而肺外诺卡菌病引起播散者仅占1/5。

【诊断要点】

　　1.肺化脓性病变伴脓胸，特别是伴胸壁瘘管者，应高度警惕该病可能性，呼吸道症状有咳嗽、黏稠脓痰（量通常不多）、胸痛、气急、咯血等。

　　2.胸部X线呈现炎症浸润、实变、单发或多发结节状阴影，常有脓肿和空洞形成，偶见厚壁空洞。病变分布以两下叶多见，亦可呈粟粒样或弥漫性间质性浸润，极少钙化和纤维化，约1/3的患者并发脓胸。

　　3.病理改变为化脓性肉芽肿伴大量中性粒细胞、浆细胞、组织细胞浸润，组织坏死并形成脓肿，且趋于融合。在脓肿内可发现菌丝，后者聚集形成疏松颗粒，菌鞘不明显（图6-1-1，附页彩图6-1-1）。

　　确诊依赖痰、下呼吸道分泌物或胸腔积液培养。血常规检查可发现中性粒

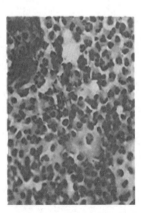

图6-1-1　菌落涂片显示细长的菌丝，弱抗酸染色可见红色丝状的抗酸阳性菌

细胞增高。可有红细胞总数减少，血红蛋白下降。

【鉴别诊断】

肺部诺卡菌病应注意与各型肺结核、肺部真菌病、细菌性脓肿及肿瘤相鉴别。皮肤诺卡菌病需要与孢子丝菌病、皮肤结核和放线菌性足菌肿相鉴别。脑诺卡菌病应与脑部肿瘤、细菌性脑脓肿等脑占位性病变相鉴别。播散性诺卡菌病的鉴别诊断较复杂，关键在于警惕该病。

【治疗】

首选磺胺药、磺胺嘧啶6～12g/d，分4～6次口服，1个月后适当减量，疗程6个月。亦可选择磺胺甲噁唑/甲氧苄啶（复方磺胺甲噁唑）。联合氨苄西林或阿米卡星可起协同作用。若磺胺药过敏，亦可选用大环内酯和β-内酰胺抗生素。局限性慢性肺脓肿偶尔需要手术治疗。

【疾病预后】

肺诺卡菌病如无全身扩散，早诊断、早治疗，90%的病例可治愈。若发生败血症，可引起脑或多器官损害，预后不良。

（郑树茂）

第二节　卡氏肺孢子菌病

卡氏肺孢子菌（*Pneumocystis carinii*，Pc）是一种人兽共患条件致病病原体，既往将其列为原生动物门，称为卡氏肺孢子虫，具有滋养体和包囊，与原虫类相似。现代分子生物方法基因分析证明其超微结构属真菌性质，故其更接近于真菌。2001年，机会性原虫生物国际研究会一致通过将其重新修改命名为肺孢子菌。

【病因及发病机制】

卡氏肺孢子菌病是由肺孢子菌引起的致死性肺炎，其形态呈囊孢型和滋养体型，通常发生于先天免疫不足及获得性免疫缺陷综合征人群。

1.感染途径及部位　本病可由空气感染，在同一机体可反复发病，健康人群也可能带菌，被激活后可致病。该病感染哺乳动物的肺泡，严重者可发展为播散型。

2.临床表现　无特异性表现。可出现发热（平均38.5～38.9℃）、咳嗽。早期表现为干咳、少痰，病情进展迅速，重者出现呼吸困难或呼吸衰竭。一般无明显皮肤表现。

3.实验室检查

（1）血常规：白细胞、中性粒细胞正常或稍偏高。

（2）血气分析：低氧血症，伴或不伴二氧化碳潴留。

（3）病原学检查：如痰液或支气管肺泡灌洗液检查可发现肺孢子囊或滋

养体。

（4）基因检测：肺孢子菌DNA PCR基因序列检测，特异性和敏感性高，但临床应用开展并不普及。

（5）胸部高分辨率CT：双肺弥漫性或局限性磨玻璃样影像，呈现星云雾状、树枝挂霜样改变，"月弓征"及肺气囊。

慢性或复发病例可引起间质结构和小叶间隔的增厚。

组织病理学检测中六胺银染色可发现本菌，成堆包囊体及滋养体散在于包囊体内外。

【诊断】

1.临床诊断　艾滋病、白血病、淋巴瘤、器官移植术后、应用抗肿瘤药物、放射治疗，以及长期大量应用糖皮质激素、广谱抗菌药物等免疫缺陷患者，出现呼吸道感染伴有全身症状，应高度怀疑本病，立即检查痰中致病菌。

2.辅助检查　低氧血症，纤支镜支气管肺泡灌洗液检验检出肺孢子囊或滋养体；胸部高分辨率CT出现典型表现，肺孢子菌DNA PCR检测阳性。

【治疗】

应用最广泛的药物为磺胺类，口服或静脉滴注TMP-SMZ 6～8g/d，持续数周以上，应注意其骨髓抑制、肝肾功能损害等副作用。

因卡泊芬净具有有效率高、最低抑菌浓度低、耐药率低、毒副作用少等优点，常被应用于治疗真菌感染。

重症患者应用无创性通气及联合糖皮质激素治疗，加用免疫治疗如IFN-γ、IL-6、IL-10、GM-CSF可减轻病情。

【防治】

免疫缺陷患者，其CD4$^+$ T细胞＜250/mm³者，怀疑肺部真菌感染，可短期预防用药。

（郑树茂）

第三节　毛结节菌病

毛结节菌病是指毛干的真菌感染，其特征为有硬的不规则的结节，其中包括真菌菌体等沿毛干凝成坚硬的结节。

【病因及发病机制】

由白杰尔白色毛结节菌（*Trichosporon beigelii*）、何德黑色毛结节菌（*Trichosporon hortai*）引起。

【临床表现】

常无特殊不适。

由黑色毛结节菌引起，表现为坚硬如砂粒结节，呈棕色、黑色，肉眼难以辨识，逐渐可使毛干折断。白色毛结节菌引起者，其结节质地较软，呈白色、淡棕色，逐渐破坏毛发。

【诊断及鉴别诊断】

1.诊断 毛结节硬度及颜色。

2.鉴别诊断 腋毛癣：腋毛、阴毛干上黄色、红色及黑色小结节，伍德灯下可见荧光。

【治疗】

剃除病毛，局部外用硫磺软膏、复方苯甲酸软膏。

口服唑类抗真菌药物可消除头皮携带或感染，而局部抗真菌药物可消除发干结石，无须剃须。

（郑树茂）

第四节 红 癣

红癣（erythrasma）是由微细棒状杆菌引起的皮肤病，常表现为局部浅部感染，容易发生在皮肤摩擦部位，发病率可能随年龄增长而增加。在免疫功能低下者，也会引起严重的疾病，包括皮肤瘘管、肉芽肿性病变和皮下脓肿。

【病因及发病机制】

微细棒状杆菌是革兰氏染色阳性棒状杆菌属，在潮湿环境下以及有皮肤损害时可侵入角质层，引起感染。

发病诱因包括环境潮湿、出汗过多、卫生条件差、高龄、糖尿病，并存的皮肤病和肥胖。

【临床表现】

好发于大腿根部、乳房下，第4、5趾间。皮损表现为界线清楚、边缘不规则的斑片，皮损呈红色，表面可伴有鳞屑。通常无症状，位于腹股沟区的皮损可引起瘙痒。位于第4、5趾间，常表现为浸渍、鳞屑，偶合并皮肤真菌感染，需用10% KOH溶液制片镜下观察相鉴别。

泛发性红癣易发生于免疫力低下患者，包括糖尿病及其他消耗性疾病，皮损广泛分布于躯干、四肢，表现为境界清楚的红色斑片，瘙痒明显。

【实验室检查】

1.刮取皮损部位鳞屑直接镜检：革兰氏染色阳性。

2.伍德灯下观察，表现为珊瑚红色荧光。

3.发生在第4、5趾间皮损则需要加用10% KOH溶液镜下观察，明确有无合并真菌感染。

4.组织病理学检查：需要高碘酸希夫、吉姆萨染色，几乎很少行病理检查。

【诊断及鉴别诊断】

1.诊断 根据皮损特点：发生于皱褶部位，境界清楚的斑片，伍德灯下表现为珊瑚红色荧光，鳞屑革兰氏染色可见到细菌，可作出诊断。

2.鉴别诊断 见表6-4-1。

表6-4-1 股癣、反向性银屑病和间擦疹的鉴别诊断

鉴别项目	好发部位	好发人群	临床表现	辅助检查
股癣	大腿内侧，腹股沟区	男性、多汗者	单侧或双侧红色斑片，呈环状或半环状，边缘有鳞屑伴有瘙痒	真菌镜检阳性
反向性银屑病	腹股沟、乳房下等皱褶部位	无特殊性	光滑的红斑，边界清楚，表面潮湿，常无鳞屑	组织病理符合银屑病特征，真菌镜检可合并念珠菌感染
间擦疹	腋下、乳房下、腹股沟区	肥胖者，长期卧床者	红斑基础上糜烂、渗出伴有瘙痒、烧灼感	真菌镜检阴性

【治疗】

局部皮损：外用夫西地酸软膏；广泛性红癣：口服克拉霉素、红霉素，外用夫西地酸乳膏。本病易复发。

【防治】

大多数红癣患者预后良好，鼓励患者锻炼和减肥，保持个人卫生，保持皱褶区域干燥，可外用滑石粉，在环境炎热潮湿时，穿棉质衣服。

（郑树茂）

第五节 腋 毛 癣

腋毛癣（trichomycosis axillaris）是由纤细棒状杆菌侵犯腋毛、阴毛的一种细菌性浅表性感染性疾病。其发生与潮湿环境、局部多汗、卫生条件差有关。

【病因】

腋毛癣主要由纤细棒状杆菌引起。纤细棒状杆菌又称微小棒状杆菌，革兰氏染色阳性，仅侵及毛皮质，不侵犯毛根和皮肤，在毛干周围产生一种胶冻样物质。

【临床表现】

主要为腋毛、阴毛干上黄色、红色及黑色小结节，与毛干牢固黏着，有时

可见腋毛、阴毛褪色呈淡黄色，患处皮肤外观正常，但常多汗，通常无明显自觉症状。

【实验室检查】

1.将结节压碎加10%氢氧化钾高倍镜下观察到短而纤细杆菌。

2.伍德灯下可见亮蓝白色荧光呈鞘状包裹毛干，对诊断具有特异性（图6-5-1，附页彩图6-5-1）。

3.皮肤镜表现：毛干部分有黄白色半透明胶冻状鞘状物包绕，毛干有结节状凸起，毛干呈轻微锯齿状不平（图6-5-2，附页彩图6-5-2）。

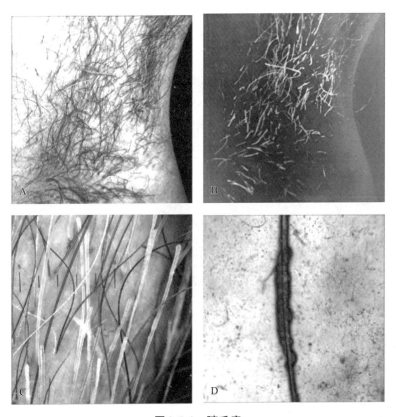

图6-5-1　腋毛癣

引自 Gupta V，Sharma VK. Four views of trichomycosis axillaris：Clinical，Wood's lamp，dermoscopy and microscopy. Indian J Dermatol Venereol Leprol，2018，84（6）：748-749.

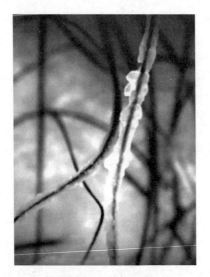

图6-5-2　腋毛癣
由河北医科大学第四医院皮肤科提供

【诊断及鉴别诊断】

1.诊断　依据典型临床表现和实验室检查。

2.鉴别诊断

（1）毛结节菌病：毛干真菌感染，外观是黑色或白色结节，感染的毛干易折断，从毛干的颜色可确诊，伍德灯下并不显荧光。

（2）阴虱：常有不洁性接触史，夜间瘙痒剧烈，阴毛上黏附灰白色颗粒，皮肤有抓痕、血痂，内衣上可见黄色分泌物，显微镜下可观察到虫体或虫卵。

【治疗】

主要是剃除腋毛、阴毛，注意局部卫生，保持干燥。局部外用抗感染软膏、5%硫黄软膏。

【防治】

保持腋下皮肤清洁、干燥，避免腋下及外阴部被汗液浸渍。

（郑树茂）

第六节　无绿藻病

无绿藻病是一种条件致病真菌无绿藻引起的较罕见的疾病，该菌作为绿藻的一个变种，广泛存在于污水、土壤、植物、生牛奶及动物身上，也可寄居于人体指甲、皮肤、呼吸及消化道中。在机体正常情况下无绿藻并不致病，只有在创伤或机体免疫力下降时，无绿藻入侵致病，可引起人与动物的感染。无绿藻主要通过外科及矫形手术时创口接触含无绿藻的器械或溶液，或由于皮肤创伤后接触污染的水所致，也有报道可通过昆虫叮咬被感染。1964年Davies首次报道1例中型无绿藻（*Prototheca zopfii*）所致的皮肤无绿藻病，患者为非洲农民，由于足底反复外伤导致一个边界清晰的隆起性斑块，在3年中皮损波及足底1/3的皮肤。笔者团队曾先后报道无绿藻所致的皮下组织感染、中枢感染（脑膜炎）以及淋巴结炎。文献记载，农民、渔民、海产品处理工及水族馆的养护工更易感染无绿藻。现认为常见与人类疾病相关的仅有中型无绿藻及小型无绿藻两种，且后者更为常见。无绿藻病可以是外源性也可以是内源性，通常不会传播。此病在欧洲、亚洲、非洲、大洋洲及南北美洲均有发病报道，特别是在南美洲发病较多。

【病原学】

1.病原学分类　无绿藻病的病原体是一类属于条件致病真菌的无绿藻属，在生物学上属于真核生物（Eukaryota）、绿色植物界（Viridiplantae）、绿藻门（Chlorophyta）、共球藻纲（Trebouxiophyceae）、绿藻目（Chlorellales）、绿藻科（Chlorellaceae）、无绿藻属（*Prototheca*）。目前，已报道达14个种分别为 *Prototheca stagnora*（大型无绿藻）、*P. zopfii*（中型无绿藻）、*P. wickerhamii*（小型无绿藻）、*P. cutis*、*P. blaschkeae*、*P. ulmea*、*P. miyajii*、*P. cookie*、*P. cerasi*、*P. pringsheimii*、*P. xanthoriae*、*P. ciferrii*、*P. bovis*及 *P. tumumicola*。导致人与动物致病的无绿藻现今被确认为有4个种：中型无绿藻、小型无绿藻、*P. blaschkeae*及*P. cutis*。中型无绿藻分为两种亚型：Gene type Ⅰ和Gene type Ⅱ。Gene type Ⅱ为致病株，过去认为*P. zopfii* gene type Ⅰ不具有致病性，但我们从患者脑脊液中成功分离无绿藻，后续通过分子生物学鉴定为*P. zopfii* gene type Ⅰ，系首次发现Gene type Ⅰ对人具有致病性。

2.真菌学特征及鉴定　无绿藻培养通常在30℃72小时可见菌落完全形成，但有些需在25℃培养长达1周。其适温在25～30℃，需氧或微需氧。菌落形态：潮湿、灰白色乳酪样，镜下结构呈圆形或椭圆形孢子，壁厚、无菌丝及芽孢，内含特征性的内孢子，酷似桑葚状或草莓状，这是一个重要特征，其数量与大小取决于培养基种类及培养时间。API 20C AUX、API 50、Vitek酵母鉴定系统及RapidID Yeast Plus test等商业化酵母鉴定试剂板可帮助鉴定菌种，对海藻糖的利用是鉴别常见的中型无绿藻及小型无绿藻的主要手段。荧光抗体技术可以检验无绿藻属的感染，但不能确定种。但近年来发展的分子生物学的鉴定方法可将菌株鉴定至亚种或变种。碳源同化试验及相关的鉴别试验见表6-6-1。

表6-6-1 无绿藻属的鉴定与鉴别

特征	P. wickerhamii	P. zopfii	P. blaschkeae	P. stagnora
菌落形态	半球型，边缘光滑	平坦，中央纽扣状，边缘皱褶	平坦，中央纽扣状，边缘皱褶	平坦，边缘光滑
孢子直径	3～10μm	7～30μm		7～14μm
甘油利用	+	+	—	+
蔗糖	—	—		+
海藻糖	+			
丙醇	—	+		—
精氨酸	+	+		
葡萄糖	+	+	+	+
半乳糖	±			
克霉唑（50μg）	—	+		+
37℃	+	+	+	—
荚膜	—	—	—	+

组织病理学特征为孢子囊形态：圆形、卵圆形、椭圆形，内含数个厚壁内孢子，不出芽。HE染色不明显，PAS染色明显可见。小型无绿藻感染组织病理可见到桑葚样、草莓样孢子囊，当孢子囊内有许多分隔的母细胞（内孢子）就构成雏菊，轮柄样呈车轮状排列，而中型无绿藻无上述特点。无绿藻需与罗伯罗伯菌（Lacazia loboi）、粗球孢子菌（Coccidioides immitis）、非洲型组织胞浆菌（Histoplasma duboisii）、皮炎芽生菌（Blastomycos dermatitidis）鉴别，罗伯罗伯菌可见多芽生繁殖，且芽生孢子与母细胞以窄颈连接，不能人工培养。球孢子菌的孢子囊较大（10～100倍），但其内孢子比无绿藻内孢子小，且量多。非洲型组织胞浆菌及皮炎芽生菌也为多芽生，但前者芽颈较细，而后者的芽颈呈现宽基底。粗球孢子菌的厚壁球体直径为20～200μm，不出芽，其含内孢子较无绿藻多而小，但其孢子囊却比无绿藻大10～100倍。

【临床表现及诊断】

无绿藻病的临床表现主要分为三类：皮肤及皮下组织感染、滑膜炎及其纤维组织炎、系统性感染。皮肤损害可表现为红斑、丘疹、结节、斑块等多种形态，也可呈浅表溃疡、疣状增生、疱疹样损害，多发生于暴露部位，如四肢与面部，为局灶性，多与创伤后病原菌侵入有关，有细胞免疫缺陷者损害易播散。滑膜损害通常发生于非开放性的损伤后或者肘部擦伤，数周后逐渐在局部呈现轻度红肿热痛，多发生在免疫系统正常的人群。系统性感染大多发生于糖尿病、慢性肾衰竭、器官移植、长期应用皮质类固醇、艾滋病、恶性肿瘤等细胞免疫低下或缺陷的患者。但在非免疫低下或缺陷的人群发病也有报道。据众多文献总结，严重的或播撒性的病例多发生于细胞免疫低下或免疫缺陷的患者。现认为无绿藻病中局限性皮肤型及关节型多发生于免疫系统正常的患者，播散性皮肤型累及内脏主要发生于免疫系统缺陷的患者，细胞免疫缺陷是系统性无绿藻病发病的基础。

据统计，至今大多报道都为皮肤型无绿藻病，无绿藻甲病已有报道。播散型脏器累及相对较为罕见。总之，该病进程发展较为缓慢，约50%的患者与上述内在疾病相关。

无绿藻病的症状尚无特异性，其诊断主要依靠真菌学检查。标本的直接镜检、真菌培养及组织病理检查是主要手段。对无绿藻菌种的鉴定除了菌落形态、镜下结构（含内孢子的孢子囊是无绿藻属的重要特征）外，糖类、醇类的同化利用，温度试验均有助于菌种的鉴定。组织病理学检查中，组织反应特征为：炎性肉芽肿，伴坏死；巨大细胞、浆细胞、淋巴细胞、组织细胞的混合浸润；角化过度及假性上皮瘤性增生、局灶性角化不全、淋巴样组织增生、大量的慢性炎性细胞浸润，在真皮乳头层中部或其他感染组织可见孢子囊。在播散性感染病例中，胆囊、十二指肠及肝门可呈现嗜酸性细胞浸润及纤维化。PAS染色可清晰分辨病原菌的形态与结构，也可采用Gridley真菌染色法（Gridley fungus stain）或Grocott-Gomori六胺银改良法。

【治疗及预后】

近年来，随着各种原因导致的免疫缺陷患者的增多，无绿藻病的发病在全球有上升的趋势，此病呈慢性、无痛性，未发现有自愈倾向。作者曾经报道的1例小型无绿藻所致脑膜炎采用两性霉素B及伊曲康唑静脉滴注获得良好疗效。Takaki报告1例病程长达6年的小型无绿藻性慢性脑膜炎，伴有播散性多脏器受累，经多种抗真菌治疗未见痊愈，但仍存活。Krcmery总结了108例无绿藻病，死亡率仅为2.2%。

目前动物实验证实无绿藻是一种低毒性的条件致病性真菌。无绿藻病的治疗至今尚无明确的方案及标准。现今国外一线治疗推荐两性霉素B或其脂质体，众多临床应用已证实其有效性，但由于其不良反应使患者难以耐受，不少患者不得不改用其他抗真菌药物。二线推荐的药物为伏立康唑、伊曲康唑、氟康唑、酮康唑，这些唑类药物具有中等抑菌活力。

对于不同类型的无绿藻病，治疗方案为，①皮肤型：较局限的可手术切除，配合外用两性霉素B或唑类药物，感染病灶较深的需系统用药。②滑膜炎及其纤维组织炎：黏液囊切除术，局部注射两性霉素B，配合系统应用唑类药物。③系统性感染：首选静脉滴注两性霉素B，与导管相关的感染应去除导管，也可加服多西环素或氟康唑。对于无绿藻体外药敏试验，至今尚无美国临床实验室标准化研究所（CLSI）的标准、质控及MIC折点，但多数实验室数据（参照酵母药敏试验CLSI M27-A2）显示：无绿藻对两性霉素B敏感；而对唑类（氟康唑、伊曲康唑、伏立康唑）呈现不同的结果；抗细菌药物［四环素、庆大霉素、阿米卡星（丁胺卡那霉素）］也有部分敏感的报道；但对氟胞嘧啶耐药。Linares测定了104株无绿藻，结果显示对伏立康唑均敏感，MIC ≤ 0.5μg/ml。体外药敏试验显示两性霉素B与四环素对抑制无绿藻有协同作用，临床上通过局部使用两性霉素B联合口服四环素治疗5例皮肤无绿藻患者获得良好疗效。

自20世纪70年代以来，我国大陆、台湾以及香港地区相继报道15例无绿藻病，按照我国的人口及环境状况，实际的无绿藻病发病率可能远远超过目前的报道，主要是由于各地医院的发展仍很不平衡，真菌检测技术及检查水平参差不齐，不少地区的医院尚未开展真菌学常规检查，临床真菌检验技术力量偏弱，对无绿藻这一特殊的条件致病菌缺乏足够的认识，导致目前无绿藻病的诊断率远低于实际感染率。因此，提高医务人员对本病的认识水平十分重要。我国的真菌菌种资源丰富，发现与积累病例及新菌种对于提高我国医学真菌的研究水平及学术地位具有重要作用和深远意义。

（章强强）

第7章

变态反应性真菌感染

第一节　概　　述

　　真菌是一类种类十分庞大的微生物，据不完全统计，自然界约有10万多种真菌，土壤、河流、海洋、动植物、人体体表和胃肠道以及一切有机质上均有真菌生长。这些微生物在频繁的繁殖过程中，随风将大量的孢子和菌丝碎片释放到空气中，构成了对变态反应性哮喘患者的严重威胁。真菌的传播主要是靠孢子，当然一些真菌的子实体、菌核和菌丝碎片等也可以传播。传播的方式有多种，包括风力传播、水力传播、动物传播、人为传播等，其中风力传播最为重要。真菌虽然不在空气中繁殖，但是它的孢子却大量地随风飘浮到空中。其原因是真菌的孢子数量极大，体积又很小，有些真菌的孢子成熟后又容易与产孢组织分离，因此借风力到处传播。

　　真菌分布广泛，受到地理、气候等因素的影响，大气中真菌的种类和含量变化很大，受到生活条件和生活习俗的影响，室内真菌的浓度也有很大的差异。致敏性强且空气中飘散数量大的真菌种类有数百种，引起人体致敏的主要是室内真菌，尤其丝状真菌是引起气源性过敏的致敏原。其中，毛霉科中的毛霉、根霉、犁头霉、共头霉等，既是条件致病菌，也是引起变态反应的重要致敏真菌。一种真菌可以产生40种或更多的蛋白质，引起过敏。真菌变应原之间也有显著交叉过敏。宿主对真菌的识别和免疫应答是宿主的免疫系统与真菌相互作用的结果，包括非特异性免疫和特异性免疫。前者包括非特异性屏障作用、非特异性细胞免疫和非特异性体液免疫，后者包括特异性细胞免疫和特异性体液免疫。

　　真菌在自然界中分布广泛，大多数为动植物腐生菌，少数为条件致病菌，部分是人体表面常驻的微生物。新近研究显示皮肤常驻真菌可通过影响皮肤屏障、调节皮肤免疫平衡和介导炎症反应等，在多种变态反应性疾病中起重要作用。真菌与特应性皮炎、脂溢性皮炎、癣菌疹、荨麻疹等常见的变态反应性皮肤病相关。真菌的孢子和（或）菌丝经各种途径进入人体后，都有可能引起过敏反应，呼吸道和皮肤是真菌致敏的主要反应器官。

在食用菌栽培过程中，一般伞菌类发育成熟时要释放孢子，特别是平菇弹射释放的孢子量大，人们反复吸入孢子，有些会出现变态反应性疾病。所谓变态反应性疾病，就是当变应原（引起变态反应的抗原——菌类孢子）再次进入机体时，引起过强的体液免疫与细胞免疫反应，造成的组织损伤或生理功能紊乱所引起的疾病。其临床表现、发病机制不完全相同，当然其治疗方法也有所区别。

一、真菌变态反应的影响因素

致病真菌进入人体的途径包括吸入孢子菌丝；食用蘑菇、酒、酱油、发酵面粉、酱；职业接触；注入药物。

真菌如同其他微生物，在变态反应的发生中有一定规律性，但因其菌体大，细胞壁富有多糖，有较复杂的酶系统和代谢过程以及潜在的抗原性等，故又与细菌和病毒不同，真菌对机体的致敏与下列因素有关。

1.真菌在自然界的含量极大，真菌各种产物均很微小，真菌分布范围极广。

2.菌种类别，变应原较强的如曲霉、链格孢菌等，易致过敏。

3.孢子的抗原性较菌丝强。

4.个体的敏感体质也起重要作用。

在临床上，皮肤和呼吸道为主要反应器官，皮肤表现有过敏性皮炎，湿疹，遗传过敏性皮炎，荨麻疹，痒疹，瘙痒症，癣菌疹（可呈汗疱疹样、湿疹样、丹毒样、多形红斑样、脂溢性皮炎样、银屑病样、玫瑰糠疹样，以至红皮病样等表现，而以汗疱疹最为常见）；呼吸道表现有哮喘，过敏性鼻炎，农民肺（过敏性肺泡炎）等。此外，尚有胃肠道、神经系统（如周期性偏头痛）的过敏反应等。真菌变态反应发病机制与父母特异质和真菌暴露有关。真菌变态反应致敏蛋白研究显示菌丝和孢子均有特异性致敏蛋白组分。

二、真菌变态反应的临床表现

1.变应性鼻炎，是真菌代谢产物具有抗原性，引起鼻黏膜的炎症反应。

2.变应性哮喘，真菌代谢性产物具有抗原性，随着血液到达呼吸道黏膜，引起哮喘发作，称为真菌感染性哮喘。

3.变应性结膜炎，是真菌代谢产物引起的变应性结膜炎样反应。

4.特应性皮炎，该型皮炎病因复杂，部分是真菌感染引起的变态反应所致。

5.变应性胃肠炎，若真菌感染代谢性抗原到达胃肠道黏膜，可以引起胃肠变应牲反应，即变应性胃肠炎。

6.接触性皮炎，真菌感染代谢性产物接触皮肤，也可以引起接触性皮炎，是真菌性抗原引起的皮肤变态反应。

三、诊断

1.非特异诊断。

2.特异性诊断，即特异性诊断出由某种真菌感染引起的变态反应，要求较高，有一定难度。

四、检查

1.体内试验

（1）皮肤试验：是在真菌变应性哮喘的特异性诊断中应用最广的常规检测方法。

（2）激发试验：应用癣菌素进行皮内试验，激发出癣菌疹样反应，为癣菌素试验阳性。

2.体外试验

（1）患者痰液或支气管分泌物的真菌直接涂片检查：从患者由深部咳出的新鲜痰液中挑取少许黏稠呈灰褐色的部分，在载玻片上薄薄摊开，不等干燥，即以0.05%乳酸酚棉蓝滴1滴，5分钟后在显微镜下检查浅蓝染色的真菌孢子或菌丝体。若多次检查阳性，可作为诊断真菌变态反应的参考性依据。

（2）放射变应原吸附试验（RAST）：将真菌变应原吸附在固相支持物上，加入患者血清。如患者血清内含有对该真菌的特异性IgE抗体，则两相结合不能洗脱。当再加入用同位素标记的马抗人IgE血清时，则三者结合成一带有放射性的复合物，可以在γ放射免疫计数器上测出具体的放射量。放射量与患者特异性IgE的量成正比，可据以判断患者是否出现真菌变态反应及其过敏的程度。

（3）酶联变应原吸附试验：其原理为先用真菌变应原吸附在聚苯乙烯塑料板孔上，然后加入待测患者血清，后加入羊抗人酶标IgE抗体，再加入该酶的底物，中止反应。利用其显色反应，在酶标比色仪上测定OD值，以判断患者对真菌的敏感性及敏感程度。

（4）嗜碱性粒细胞脱颗粒试验：取患者静脉血，经抗凝处理后，离心层析提取嗜碱性粒细胞。将患者嗜碱性粒细胞移入两支试管，分别加入真菌变应原及空白变应原溶媒。在37℃孵育30分钟后，用阿利新（Alician）蓝（A染色，在血细胞计数器下分别计数嗜碱性粒细胞数。如果与真菌变应原共孵的样本所计嗜碱性粒细胞，少于与空白变应原溶媒共孵的样本的30%以上，说明由于特异性抗原抗体反应，导致30%以上的嗜碱性粒细胞脱颗粒不能在显微镜下检出，即属阳性反应。脱颗粒的百分比越高，显示过敏程度越重。

（5）组胺释放试验：此试验的原理在于将患者的血细胞，经与真菌变应原作用后，检测其组胺释放的量。患者对真菌的敏感性越高，组胺释放的量越高。由此可测定患者对真菌的致敏程度。

（6）真菌培养：真菌抗原抗体的琼脂扩散试验，此试验可对真菌过敏性肺炎、肺泡炎或过敏性支气管肺曲菌病患者进行特异性诊断。一般采用琼脂双扩散法，将患者血清与不同浓度的真菌变应原进行扩散试验，以观察沉淀线的出现。此法在国内对烟曲霉及青霉等抗原均已获得阳性结果，对明确患者致病菌种是较好的客观依据。

对于真菌过敏反应的诊断，除上述各种体内外试验外，对于患者生活环境及工作环境的实地调查，亦有重要意义。真菌调查主要有两种方法：一是曝片法，如花粉调查一样，用载玻片涂上凡士林，置于患者生活环境中一定时期，然后计算降落于玻片上的真菌孢子数，并进行分类；二是曝皿法，将装有真菌培养基的碟子暴露于环境中数分钟，然后观察在培养基上生长的真菌菌落，分别接种，进行小培养，这样可以做精确的鉴定。为了确定分离到的真菌品种与发病的关系，可以用真菌浸液做特异性激发试验或检查血清中的特异性IgE。当病史、皮肤试验、激发试验或特异性IgE检测各方面的结果吻合时，真菌过敏及致敏真菌的诊断就可以成立。

五、 治疗

真菌变态反应性疾病的治疗包括对症治疗和免疫治疗。首先要祛除致敏真菌，使用抗组胺类药物等进行对症治疗，重者可使用肾上腺皮质激素。另外，还可采用真菌过敏的特异性脱敏治疗。一般而言，应避免接触致敏真菌。

1.一般治疗

（1）拟肾上腺素类药物：β肾上腺素能受体兴奋剂有极强的支气管扩张作用。目前常用的药物有沙丁胺醇、特布他林、氯丙那林、双氯醇氨、丙卡特罗等。多采用口服和吸入给药方式，吸入又分气溶胶、雾化溶液和干粉剂等，具有用量少、起效快、副作用小等优点。口服剂型有缓释和控释制剂，可延长并较好地维持有效血药浓度。在使用β_2受体兴奋剂时，某些病例可引起心率加快、手抖等，但随着用药时间的延长上述症状会逐渐减轻或消失。

（2）茶碱类药物：氨茶碱解除支气管痉挛的作用已为半个多世纪的临床实践所证实。研究表明，茶碱有抗炎作用，能稳定和抑制肥大细胞、嗜碱性粒细胞、中性粒细胞和巨噬细胞，能拮抗腺苷引起的支气管痉挛，能刺激肾上腺髓质和肾上腺以外的嗜铬组织释放儿茶酚胺，增加健康的或疲劳的膈肌对低频刺激的收缩力。

（3）抗胆碱能类药物：可用异丙托溴铵（溴化异丙托品）吸入。局部用药，无全身副作用，并具有较持久的解痉效果。

（4）糖皮质激素：可预防和抑制气道炎症反应，降低气道反应性和抑制迟发相哮喘反应。其机制是：①抑制磷脂酶A2，阻止白三烯类（LTs）、前列腺素类（PGs）、凝血噁烷（TXs）和血小板活化因子（PAF）的合成；②抑制组氨酸脱羧酶，减少组胺的形成；③增加β受体和前列腺素E（PGE）受体的数量；④减少血浆素原激活剂的释放及弹性蛋白酶和胶原酶的分泌；⑤抑制支气管腺体中酸性黏多糖的合成；⑥促使小血管收缩，提高其内皮的紧张度，从而减少渗出和炎症细胞的浸润等。总之，糖皮质激素对哮喘的疗效是综合作用的结果，也是目前治疗哮喘最有效的药物，但因长期应用可能产生众多的副作用，不应滥用。目前主张尽可能使用糖皮质激素气雾剂或干粉剂吸入治疗。其最大的优点是在支气管内发挥特有的治疗作用，又避免了全身不良反应。全身应用糖皮质激素主要用于哮喘急性严重发作或者呈哮喘持续状态的患者。为了避免或减轻全身应用糖皮质激素的副作用，应将维持量的泼尼松在每天或隔天晨间一次顿服。

2.非特异性免疫治疗　当不能确定变应原时，可进行非特异性免疫治疗，改变患者的反应性，使之能耐受变应原的刺激。常用的药物有冻干组胺丙种球蛋白（组球蛋白）和冻干卡介苗（卡介苗素）等。

（1）冻干组胺丙种球蛋白（组球蛋白）：可用于治疗支气管哮喘。目前组球蛋白的治疗机制仍不十分清楚。

（2）冻干卡介苗（卡介苗素，BCG-E）：是卡介菌的菌体热酚乙醇提取物，主要为冻干卡介苗（BCG）多糖核酸等10多种成分，是一种较好的纯生物制剂和较理想的免疫增强剂。冻干卡介苗（卡提素）注射液肌内注射，30次为1个疗程。副作用少见，可有发热、全身乏力、关节疼痛、注射局部硬结等。

3.特异性免疫治疗　最简单的特异性免疫治疗是避免接触真菌变应原。但完全避免真菌的接触是不可能的，所以常用的治疗方法就是标准化免疫治疗（即脱敏治疗）。脱敏治疗一般在3个月左右，封闭抗体水平上升时才开始见效，此后抗体水平不断上升，效果也比较巩固。一般要求脱敏治疗时间为2～3年，有些患者需要更长的时间。在脱敏治疗的过程中，如果哮喘发作，可照常应用对症治疗药物。轻度发作者，脱敏治疗可继续进行，重度发作时应暂停脱敏治疗。脱敏治疗一般是安全的，少数患者可出现局部或全身反应。局部红肿反应在24小时内消退的，可继续治疗，但应密切注意发展情况；如局部形成硬结，48小时以上不消退甚至形成无菌性坏死，考虑发生Ⅲ型变态反应，应中止脱敏治疗，改用其他疗法。全身性反应多由剂量过大引起，应适当降低注射剂量，以不引起反应为止。

六、真菌变应性疾病的预防措施

1.保持室内通风干燥，湿度≤50%，卫生无死角。尽量保持居室或工作环境内空气干燥、洁净、阳光及通风良好。必要时可应用空气过滤器，使空气经常处于循环过滤的状态下。

2.不要居住在平房地下室一层，真菌过敏性哮喘患者的居室陈设应尽量简单，墙壁、地面宜用瓷砖铺砌。卧室宜选择在楼上，卧床采用较高的床架，床下不宜堆放杂物。真菌过敏性哮喘患者应避免到阴暗潮湿的环境如地窖、粮仓、沼泽地及柴草堆积或霉烂的地方。

3.夏季衣服随换随洗，对于严重过敏患者应考虑异地治疗。已经证实是职业性真菌变态反应者，应及早脱离工作环境。

4.室内阳台不要养花，及时清理垃圾，不要大量储存水果蔬菜；定期清理污物桶、下水道、冰箱、空调滤网；避免接触腐叶、土壤、堆肥，尽量避免在室内游泳池、蒸汽浴室、温暖花房逗留。

5.尽量避免发酵食物及食用真菌的摄入，勤洗手，采用WHO提倡的七步洗手法，打扫卫生时应采取戴口罩、帽子等防护措施。

（李美洲）

第二节 癣 菌 疹

一、概念

癣菌疹是指足癣、头癣等远隔部位发生的皮肤无菌性炎症的一种皮疹，是皮肤癣菌感染的一种过敏反应。

二、发病机制

患皮肤癣菌病（主要是足癣、头癣）后，皮肤癣菌或其代谢产物作为抗原进入血液循环，然后到达皮肤，引发速发型或迟发型变态反应性皮疹，即所谓疹型（ids）反应，本病皮疹中无真菌。癣菌疹的发生与原发癣病的炎症程度有密切关系，癣病愈活跃，炎症愈重，癣菌疹愈易发生。亲动物性的癣菌（如犬小孢子菌、石膏样小孢子菌）较亲人性的癣菌（如红色毛癣菌）更易引起癣菌疹。治疗癣病时，外用刺激性过强的药物也可诱发癣菌疹，是机体对真菌代谢产物的一种变态反应。

三、临床表现

发疹急，皮疹形态多种多样，局部有痒或痛感，发疹前常先有发热、不适、厌食、淋巴结肿大、白细胞增高等全身症状（图7-2-1，附页彩图7-2-1）。常见有几种类型：

1.急性播散性癣菌疹　全身突然出现大量形态不同的皮疹，以针尖大小的丘疹为主，常为毛囊性、苔藓样、丘疹鳞屑或脓疱性损害，有时也可呈麻疹样或猩红热样损害。本型常见于头癣患者。

2.汗疱疹型癣菌疹　较常见，主要见于足部。真菌感染时，可在手指侧缘或手掌突然出现群集小水疱，内容清亮，周围无红晕，多对称发生，甚痒。局部找不到真菌，偶可继发细菌感染。

3.丹毒样型癣菌疹　好发于小腿，如丹毒样红斑。常为数片，疼痛较轻，无淋巴管炎，亦无全身症状。

4.苔藓样丘疹型癣菌疹　多见于头癣患者。损害为成群丘疹、斑丘疹或毛囊性丘疹，约针头大小，顶平或略尖，常呈苔藓样，好发于背部、肩部，亦可见于四肢或泛发全身。

5.湿疹型癣菌疹　多见于四肢，尤多见于双下肢突然发生多形性红斑、丘疹、丘疱疹等，可融合成片，类似湿疹损害，但具自限性。原发癣病减轻后自然消退。此外，尚有结节性红斑样、猩红热样及麻疹样等癣菌疹。

四、 检查

本病无特殊检查，皮疹中无真菌。但原发的足癣或头癣应做真菌检查。

五、 诊断要点

1.患者存在活动性真菌感染病灶。

2.远离原发真菌感染灶的非感染性皮损，皮损局限或泛发，表现为汗疱疹样皮损，或为湿疹样、猩红热样、丹毒样、多形红斑样、荨麻疹样。

3.真菌检查原发灶阳性，其他部位真菌检查阴性，癣菌素试验阳性。

4.原发病灶清除后癣菌疹可自愈。

六、 治疗

1.积极治疗原发性癣病，必要时内服或注射抗真菌药物。

2.内服抗组胺药物［如氯苯那敏（扑尔敏）、西替利嗪等］，全身症状明显者可考虑短期应用糖皮质激素。原发性癣病有继发细菌感染时，须加用抗生素。

3.发病较急、癣菌疹范围广泛者，根据情况应大量饮水或静脉滴注0.9%氯化钠注射液、林格注射液或行静脉封闭疗法。

4.局部疗法，即对原发性癣病给予缓和无刺激性的外用药，以纠正水肿、渗出、溢脓等急性炎症症状，待好转后再按癣病治疗原则给予外用药。对癣菌疹皮损仅对症处理即可。

七、 预后

当原发性癣病好转或消退后，癣菌疹无论治疗与否，都能自行减轻或消退。

八、 预防

主要是防治原发病灶。

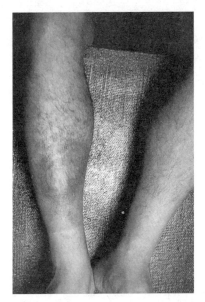

图 7-2-1　下肢癣菌疹（离心性环状红斑型癣菌疹）

引自吴绍熙，廖万清．临床真菌病学彩色图谱．广州：广东科技出版社，1999.

（李美洲）

第三节　念珠菌疹

念珠菌疹详见念珠菌病章节。

第四节　变态反应性支气管肺曲霉病

变态反应性支气管肺曲霉病（ABPA）又称变应性支气管肺曲霉病，是过敏性支气管真菌病中最常见和最具特征性的一种疾病，1952年英国首先报道。其致病曲霉以烟曲霉最常见，黄曲霉、稻曲霉、土曲霉偶可见到。急性期主要症状有喘息、咯血、脓痰、发热、胸痛和咳出棕色痰栓。

ABPA大部分病例是对曲霉菌高度过敏所致，尤其以烟曲霉最常见，对曲霉敏感的特应性个体吸入高浓度烟曲霉的孢子是该病的主要致病途径。ABPA是烟曲霉定植在支气管壁上导致的过敏反应，主要临床表现包括咳嗽、喘鸣、咳血或其他过敏症状，较花粉和动物皮毛导致的过敏症状更为严重。ABPA一般仅发生在有哮喘基础病或肺囊性纤维化的患者中，少部分支气管扩张或进行肺移植的患者也可能出现。该病会导致支气管内形成瘢痕，加重原发疾病。

目前已知有20余种烟曲霉过敏原。

一、 临床表现

1.典型表现　急性期主要症状有喘息、咯血、脓痰、发热、胸痛和咳出棕色痰栓。其中咯血绝大多数为痰血，但有少数患者咯血量偏大。急性期症状持续时间较长，往往需要激素治疗半年才能消退，少数病例演变为激素依赖期。由于对急性发作期界定不一，其发生频率报道不一。ABPA虽然哮喘症状较轻，但有近半数患者需要长期局部吸入或全身应用激素。

2.不典型表现　偶见ABPA与曲霉球同时存在。在极少数ABPA患者中也可以出现肺外播散，如出现脑侵犯、脑脊液淋巴增多、胸腔积液等。

二、 临床病程分期

ABPA的临床病程分为5期，但是并非每个患者都要经过5期的临床病程。

1.第 I 期（急性期）　主要特点为发作性症状，如喘息、发热、体重减轻等。IgE水平显著升高，嗜酸性粒细胞增多，肺部浸润影，血清IgE-Af和IgG-Af阳性。

2.第 II 期（缓解期）　通常靠支气管扩张剂及吸入糖皮质激素可控制症状，X线胸片正常，血清IgE-Af和IgG-Af无明显升高或轻度升高，血清IgE水平降低但未恢复正常，无嗜酸性粒细胞增多。在治疗后6～12周血清IgE下降35%～50%或经口服糖皮质激素治疗6～9个月停用激素后，超过3个月没有病情加重即可定义为"完全缓解"。

3.第 III 期（加重期）　多数患者表现为急性发作症状，部分患者复发是无症状的，仅出现血清总IgE升高2倍以上或肺部出现新的浸润影，因此该期需密切监测。

4.第 IV 期（激素依赖期）　表现为激素依赖型哮喘，哮喘症状必须靠口服糖皮质激素才能控制，激素减量使哮喘加重，即使哮喘缓解也难以停药。血清IgE水平升高或正常。通常X线没有肺部浸润影，但少数患者胸片表现具多样性，可伴有中心性支气管扩张。绝大部分病例在此期得到诊断。

5.第 V 期（纤维化期）　患者常有广泛的支气管扩张、肺纤维化、肺动脉高压、固定的气流阻塞、严重不可逆的肺功能损害等，可有胸闷、气急、呼吸困难、发绀和呼吸衰竭，可见杵状指。患者血清学检查可有或缺乏活动期的表现，预后较差。

三、检查

血清总IgE升高，目前诊断标准中血清总IgE升高所采用的界值一般为1000U/ml，如果采用另一个界值1000μg/L（相当于417U/ml）可能会导致对ABPA的过度诊断，曲霉沉淀素抗体阳性，血清特异性IgE和IgG抗体升高。周围血嗜酸性粒细胞增加。

ABPA非特异性的影像表现为反复性、移行性的肺浸润影，80%～90%的患者出现不同程度的肺浸润，从小片状至大片状的整叶实变，大多出现于病程的某一阶段，并不总是与急性症状相关联。30%～40%的患者出现普遍性肺过度充气或肺容积减少。

ABPA的特异性影像学表现为以上叶为主的中心性支气管扩张，CT扫描可见支气管管壁增厚、管径扩张和双轨征、印戒征，由于分泌物痰栓阻塞支气管可表现为条带状、分支状或牙膏样、指套样阴影。黏液嵌塞也是ABPA常见的并有一定特征性的X线征象，有37%～65%的患者在病程某一时间有黏液嵌塞的X线证据，占全部一过性病变的近1/3。典型表现为2～3cm长、5～8mm直条状或指套状分叉的不透光阴影，从磨玻璃样到实变影，以及因痰栓引起的肺不张等，晚期可出现肺气肿和纤维化等。影像学改变以肺上叶改变更常见，为下叶的2～3倍。

ABPA患者的肺功能损害包括肺通气功能和气体交换功能的异常，主要取决于疾病的活动程度。一定程度上可逆的阻塞性通气功能障碍最为常见。慢性ABPA患者晚期出现肺纤维化时可表现为限制性通气功能障碍、弥散障碍和固定的气流受限。有研究表明，ABPA可逆性气道阻塞伴弥散量降低与肺容积减少相平行。随着病程进展，常出现不可逆性气道阻塞及不同程度的肺纤维化，肺功能损害进一步加重。

四、诊断

1.ABPA最初诊断根据Rosenberg Patterson的诊断标准

（1）主要诊断标准：①支气管哮喘；②存在或以前曾有肺部浸润；③中心性支气管扩张；④外周血嗜酸性粒细胞增多（1000/mm³）；⑤烟曲霉变应原速

发性皮肤试验阴性；⑥烟曲霉变应原沉淀抗体阳性；⑦血清抗曲霉特异性IgE、IgG抗体增高；⑧血清总IgE浓度增高（>1000μg/L）。

（2）次要诊断标准：①多次痰涂片或曲霉培养阳性；②咳褐色痰栓；③曲霉变应原迟发性皮肤反应阳性。

2. 1997年Greenberger提出ABPA的最低诊断标准

（1）哮喘。

（2）皮试曲霉抗原呈阳性速发反应。

（3）血清总IgE升高。

（4）血清抗烟曲霉IgE增高和（或）IgG水平升高。

（5）现在或既往肺浸润诊断为ABPA血清型（ABPA-S）。

（6）合并中心性支气管扩张者诊断为ABPA中央血管扩张型（ABPA-CB）。

3. 2008年美国感染病学会制定的曲霉病诊治指南中ABPA的诊断

（1）7条主要标准：①支气管阻塞症状发作（哮喘）；②外周血嗜酸性粒细胞增多；③曲霉变应原速发性皮肤试验阳性；④血清曲霉变应原沉淀抗体阳性；⑤血清总IgE浓度增高；⑥肺部影像学检查存在或以前曾有肺部浸润影；⑦中央型支气管扩张。

（2）次要诊断标准：①痰涂片和（或）培养反复找到曲霉；②有咳出棕色黏液栓或斑片的病史；③血清曲霉特异性IgE抗体增高；④曲霉变应原迟发性皮肤试验阳性。

五、 鉴别诊断

需与哮喘、慢性嗜酸性粒细胞肺炎、变应性肉芽肿性血管炎［许尔许斯特劳斯（Churg-Strauss）综合征］、肺结核等相鉴别。在ABPA出现肺浸润者，周围血嗜酸性粒细胞增加和总IgE升高（平均2000～14 000ng/ml）均相当显著，可以与曲霉皮试阳性哮喘患者明确区分。

六、 治疗

糖皮质激素治疗可以缓解和消除急性加重期症状，并可预防永久性损害如支气管扩张、不可逆性气道阻塞和肺纤维化的发生。推荐应用泼尼松，剂量根据临床症状、X线表现和总IgE水平酌定。

（李美洲）

七、 过敏性肺炎

【概述】

过敏性肺炎（hypersensitivity pneumonitis，HP）也称外源性过敏性肺泡炎，是指易感个体反复吸入刺激性抗原后诱发的一种主要通过细胞免疫和体液免疫反应介导的肺部炎症反应性疾病。是以淋巴细胞渗出为主的慢性间质性肺炎、细胞性细支气管炎和散在分布的非干酪样坏死性肉芽肿为特征性病理改变。

HP的患病率随气候、职业暴露和环境暴露的区域差异而变化。根据欧洲部分国家数据记录，HP占所有间质性肺疾病的4%～15%，HP可能仅次于特发性肺间质纤维化（IPF）和结节病的间质性肺病。然而，HP的发病率和患病率难以准确估计，主要是因为误诊或未被识别的病例数量较多，缺乏统一的诊断标准。此外，由于地理、季节和气候因素，疾病流行率因地域而异。据估计，暴露于发霉干草的农民中有1%～19%会发展为HP，而暴露于鸟粪的个体中有6%～20%会发展为HP。此种疾病还可散发于其他人群中，包括游泳池的救生员、暴露于聚氨酯的汽车工人以及暴露于受污染加湿器的人员等。2004年至2013年间美国人口的年患病率为（0.167～0.271）/万人。儿童期HP并不常见，但可能占所有儿童间质性肺疾病（ILD）的50%。

【临床特点】

既往HP根据症状持续时间分为急性、亚急性和慢性，但由于纤维化是预后的关键因素，最新的HP诊断指南建议将患者分为非纤维化HP和纤维化HP。尚未确定刺激性抗原暴露但具有典型HP特征的患者可被定义为"隐源性HP"或"原因不明的HP"。

HP的常见症状和体征包括呼吸困难、咳嗽和吸气相爆裂音。全身症状如体重减轻、流感样症状、胸闷和喘息、杵状指等较少见，晚期可出现呼吸衰竭、肺心病等体征。起病可能是急性的也可能是隐匿的，且可以反复发作。HP可于任何年龄段发病，但老年人患病率最高。与非纤维化HP患者相比，纤维化HP的患者可能年龄更大，有不明的刺激抗原，并且其肺泡灌洗液中淋巴细胞百分比较低。

【诊断】

HP需要基于流行病学史、临床特征、肺功能、影像学和支气管肺泡灌洗细胞分类以及组织病理学来明确诊断。根据CHEST指南，可以通过高分辨率计算机断层扫描（HRCT）作出HP的诊断。根据ATS/JRS/ALAT指南，对HP的可靠诊断还需要有肺泡灌洗液淋巴细胞增多的证据。所有有间质性纤维化证据的患者，医师都应该考虑HP。

HRCT在HP的诊断和纤维化的检测中起着关键作用。弥漫分布的小叶中心性结节、斑片磨玻璃影、气体陷闭形成的马赛克征是HP特异性最强的表现（图7-4-1A、B）。纤维化的表现包括网格样改变和（或）磨玻璃结节与牵拉性支气管扩张、肺叶缩小和蜂窝肺（图7-4-1C、D）。

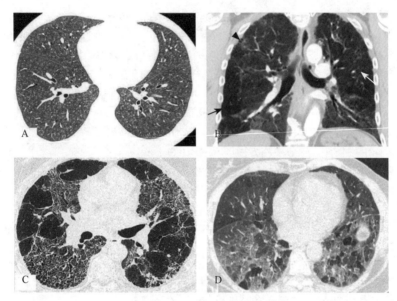

图7-4-1　HP的影像学表现

A.弥漫性小叶中心性结节；B.马赛克征（↑），支气管扩张（▲）；C.蜂窝肺；D.磨玻璃改变

肺泡灌洗液淋巴细胞增多可发生在多种间质性肺疾病中，并且在纤维化和非纤维化HP之间存在很大差异。如果HP的预检概率很高，则可能不需要肺泡灌洗液淋巴细胞增多的证据。在纤维化间质性肺疾病患者中，肺泡灌洗液淋巴细胞计数＞30%对HP具有高度特异性，但没有淋巴细胞增多并不能排除HP。

在对接触史、临床和影像学表现和肺泡灌洗液细胞分类进行多学科讨论后可以确定HP诊断的患者应避免进行肺活检。对于疑诊HP患者，建议获取肺组织。典型的非纤维化HP表现出4个关键特征：①小气道受累；②均匀的细胞间质炎症；③主要是淋巴细胞性炎症；④至少有一个形成不良的肉芽肿和（或）多核巨细胞。如同时满足前3条主要特征即可被诊断为非纤维化HP。典型的纤维化HP具有3个关键特征：①以气道为中心的纤维化伴或不伴广泛的细支气管周围化生；②纤维化间质性肺炎，可能表现为纤维化非特异性间质性肺炎

（NSIP）、普通性间质性肺炎（UIP）、孤立的细支气管周围纤维化或无法进行特定分类的纤维化肺病；③形成不良的肉芽肿。同时满足前2条主要特征即可被诊断为纤维化HP。

【鉴别诊断】

HP作为一种间质性肺疾病，需与其他存在肺部间质性改变的疾病相鉴别，如病毒性肺炎、支原体肺炎、细菌性肺炎、肺结核、结节病、变应性支气管肺曲霉病、特发性肺纤维化等其他间质性肺病。

【防治】

1.一般治疗　识别和脱离激发抗原是HP管理的基石，也是预后的主要决定因素。对患有严重慢性静息性低氧血症的HP患者使用长期氧疗和动态吸氧等其他对症治疗。肺康复、疫苗接种、胃食管反流病和慢性阻塞性肺病等并发症的管理也成为HP患者整体防治的重要组成部分。

2.药物治疗　针对HP目前尚无标准治疗方案。已脱离刺激性抗原且肺功能未严重受损的非纤维化HP，可暂不给予药物治疗，但需严密监测。若出现严重肺功能损害或疾病进展应考虑给予糖皮质激素，但几乎没有证据表明糖皮质激素可提供长期益处或减缓HP的进展。病情严重、肺功能进行性恶化或为进展型纤维化HP患者，可以考虑免疫抑制治疗，如霉酚酸酯或硫唑嘌呤，但其对改善肺功能及生存率的影响尚未得到证实。进行性纤维化患者应考虑抗纤维化治疗来减缓其进展。然而，对于纤维化HP患者何时开始抗纤维化仍未达成共识。尼达尼布是一种酪氨酸激酶抑制剂，已在多个国家获得许可用于治疗慢性进行性纤维化HP，此药被证实具有降低疾病急性加重或死亡风险的作用。而吡非尼酮对纤维化HP的疗效尚未被证实。

3.其他　肺移植可提高部分患有进行性纤维化HP患者的生存率。国际心肺移植学会的指南建议，纤维化HP患者应在早期进行肺移植评估，以最大限度地提高移植机会。

（丁翠敏）

第8章

其他罕见的真菌病

第一节 镰刀菌病

镰刀菌病的致病菌为镰刀菌（*Fusarium* spp.）。

1.菌落特点　生长快，4天内即可成熟。菌落初始呈白色棉絮状，以后中心迅速变为粉色或紫色，边缘颜色较浅。而某些菌种仍保持白色或变为棕褐色或橙色。茄病镰刀菌（*F. solani*）在PDA平板上25℃培养10天后，菌丝呈棉絮状铺满培养皿，菌落正面呈白色、浅黄色、淡蓝色，背面通常色浅，呈浅黄色或淡蓝色，但也有可能呈深色。菌落上有时在培养至5天左右时形成小水滴状物质，后来变为黏斑，呈白色、黄色、蓝色或绿色，其特别之处在于，产孢细胞成簇聚集处呈蓝绿色或蓝褐色。

2.镜下特点　镜检可见分隔菌丝，产孢细胞为简单瓶梗，瓶梗较长，多在25μm以上。有两类分生孢子：①无分枝的分生孢子梗或分生孢子梗上的瓶梗可生成大的 $[(2 \sim 6) \mu m \times (14 \sim 80) \mu m]$、镰刀形或独木舟形的大分生孢子（有3 ~ 5个隔膜），此种大分生孢子可大可小，比较粗壮，有顶细胞及足细胞，镰刀菌属物种水平的鉴定是基于大分生孢子的产生；②长短不一的简单分生孢子梗，可生成小的 $[(2 \sim 4) \mu m \times (4 \sim 8) \mu m]$、卵圆或椭圆形、单或双细胞的小分生孢子，此种小分生孢子数量多，呈单个或成簇聚集，假头状着生，0 ~ 1个隔，与枝顶孢属相似。某些菌种培养一段时间后，可产生顶生或间生的厚壁孢子。

3.生理学特点　是一种无色素的隔膜丝状真菌，最常见于人类感染的镰刀菌物种是茄枯萎菌、尖孢镰刀菌和网状镰刀菌。镰刀菌属对单一的抗真菌药物具有很高的抵抗力，引起的高死亡率归因于对许多抗真菌药的高耐药性。常被认为是污染菌。

4.致病性　镰刀菌病是一种由镰刀菌属的丝状、透明真菌引起的机会性世界性疾病，在自然界广泛分布为土壤和植物腐生菌，是引起各种疾病的重要植物病原体，有时会引起动物感染，很少影响具有免疫能力的个体，几乎仅在严重免疫功能低下的患者中发生，引起广泛感染，包括表面感染、局部侵入性感染或散布性感染。表面感染与直接接触皮肤伤口、鼻窦的吸入和定居或摄入镰刀菌孢子有关，可引起灰指甲和角膜炎，死亡率为70%。局部侵入性感染是真菌性眼部感染的常见病原菌，多波及眼角膜，也偶有涉及其他各类感染，包括足菌肿、鼻窦炎、化脓性关节炎、甲真菌病。大多数散播性镰刀菌病可能是通过吸入空气传播的分生孢子获得的，是一种罕见的感染，其发生率为0.06%，在美国和欧洲为0.2%，其中80%的患者出现皮肤病变，这可能是该病的唯一早期表现。镰刀菌属物种会对血液系统恶性肿瘤患者造成严重感染，在接受皮质类固醇抗宿主病治疗的化疗或免疫抑制后，发生血液中性粒细胞减少症的血液系统恶性肿瘤患者风险最高，是血液系统恶性肿瘤患者中第三大最常见的真菌感染，尤其是在造血干细胞移植（HSCT）受者中，由于发病率增加和治疗效果差，其死亡率较高。此外，有报道称摄入应用产毒菌种促生长的谷类作物可导致该菌属的感染。

（林元珠）

第二节　拟青霉病

　　拟青霉病是由拟青霉属引起的人类和动物（包括犬、马、爬行动物）的一种罕见真菌病，有致死性。大多数人类感染病例发生在免疫功能低下的个体中，以及在创伤或外科手术（如人工晶状体植入）之后，已有文献报道免疫健全患者发生的拟青霉菌感染。拟青霉菌属有15个种，宛氏拟青霉（*Paecilomyces variotii*）和淡紫拟青霉（*Paecilomyces lilacinus*）是引起人类拟青霉病最常见的2种病原体，其他偶尔会感染人类，包括马昆德拟青霉（*Paecilomyces marquandii*）和爪哇拟青霉（*Paecilomyces javanicus*）。拟青霉可以引起透明丝孢霉病，国内鲜有报道人拟青霉病。值得注意的是，淡紫拟青霉目前已经转移至淡紫紫孢菌（*Purpureocillium lilacinum*），由于历史命名原因和本章节为罕见性真菌病，因此也一并在此介绍。拟青霉菌总体上不损害健康，在人和哺乳动物中有时是机会性致病。许多拟青霉是重要的昆虫病原真菌。拟青霉菌可以在很宽的温度和pH范围内生存，包括炎热和干旱的环境，这使其可以在多种底物中生长，并使其成为具有生物活性的天然产物的丰富来源。

　　拟青霉菌，属于子囊菌门，是一种腐生丝状真菌，在自然界中广泛存在，包括土壤、森林、草原、沙漠、沉积物，甚至污水污泥。镜下可见分隔分枝的菌丝，从分生孢子的尖端带有长的分生孢子链，从烧瓶到卵形或近球形的瓶梗。菌落生长迅速，呈粉状、金色、绿金色、黄棕色、淡紫色或棕褐色，但不像青霉菌那样呈绿色或蓝绿色。瓶梗在其基部膨胀，逐渐变细为相当细长的颈部，并单独成对出现。从瓶梗的基部连续产生单细胞，透明到暗，光滑或粗糙，卵形到融合的分生孢子的长链。

2020年，Rosanne Sprute等分析了FungiScope登记和文献中的59例侵袭性宛氏拟青霉病，危险因素包括植入物，特别是腹膜导管和人工心脏瓣膜，其他包括血液或肿瘤疾病、大手术、糖尿病。最常见感染的部位是腹膜和肺部。疼痛和发热最常见，血液和中枢神经系统感染具有高致死性，由于宛氏拟青霉导致死亡的占17%，总体死亡率为28.8%，国内鲜有报道。2017年，Akhunov等报道了143例拟青霉病组织形态的血液感染的支气管哮喘患者，提到宛氏拟青霉是一种新型的条件致病真菌，有双相型和嗜血性的特征，当侵及肺组织时可以引起支气管炎症反应，启动超敏和支气管阻塞表现的支气管哮喘。从拟青霉菌携带者到哮喘症状性的拟青霉病常为拟青霉菌携带者的血液出现活化状态的拟青霉病。

淡紫拟青霉病可以引起侵袭性真菌感染如眼内炎、角膜炎、慢性鼻窦炎、皮肤和软组织感染以及与导管相关的感染，也可以引起浅表真菌感染如甲真菌病和阴道炎。2016年Panolo Pontini等报道和综述了6例淡紫拟青霉引起的甲真菌病。2003年，Jeanne Carey等通过MedLine在1966年至2003年对英语文献的评论中提到，约有60例报告了免疫受损，接受了眼科手术或留有异物的患者感染淡紫拟青霉病，有6例患者无确定的危险因素，提示淡紫拟青霉能够感染免疫功能低下和具有免疫能力的宿主。真菌的进入通常涉及皮肤屏障的破坏，留置导管或吸入。在某些情况下，被淡紫拟青霉污染的液体会引起眼部或皮肤感染。在组织中形成孢子和产生大量分生孢子的能力可以解释该菌在人体中传播的趋势。大多数临床表现为眼以及皮肤和皮下拟青霉病。2006年，F. J. Pastor等回顾了1964～2004年报道的116例人类淡紫拟青霉病。大多数是眼睑炎（51.3%），其次是皮肤和皮下感染（35.3%），其他还包括甲真菌病、阴道炎、肺脓肿、胸腔积液、鼻窦炎、骨髓炎、播散性感染和真菌血症，其中鼻窦炎在非眼非皮肤感染中最常见（31%），其次是真菌血症（25%）。晶状体植入是眼球菌病最常见的诱发因素。皮肤和皮下感染主要发生在实体器官和骨髓移植受者中，手术和原发性或获得性免疫缺陷也是相关的诱发因素。

【诊断要点】

1.病史　植入物、手术、外伤、隐形眼镜或免疫抑制宿主。

2.病原学　真菌镜检和培养，其中淡紫拟青霉在2% w/v琼脂的麦芽提取物中快速生长，从酒红色到紫红色菌落，在沙堡弱培养基中产生褐色菌落。宛氏拟青霉在标准琼脂培养基中为橄榄棕色菌落。

3.组织病理　在被感染组织中形成孢子的能力，也有助于诊断这些感染。这种孢子形成称为"不定"孢子形成，涉及生殖结构的产生，类似于体外观察的生殖结构，即瓶梗和分生孢子。

4.分子生物学　对基因间内转录间隔区（ITS）区域（包括5.8S rDNA和部

分β-微管蛋白基因）进行测序、全基因组二代测序和质谱鉴定等。

【鉴别诊断】

拟青霉病的鉴别诊断见表8-2-1。

表8-2-1 拟青霉病的鉴别诊断

鉴别要点	宛氏拟青霉	淡紫拟青霉	马尔尼菲篮状菌	曲霉	念珠菌
丝状真菌	是	是	是	是	否
透明菌丝	是	是	是	是	是
双相型真菌	是	否	是	否	否
瓶梗	有	有	有	无	无
分生孢子链	有	有	有	无	无
菌落颜色（琼脂培养基）	橄榄棕色菌落	酒红色到紫红色菌落	酒红色	不同曲霉色素不同	无色素

【防治】

拟青霉菌是一种罕见的条件致病菌，在自然界中广泛存在，包括空气和食物，预防主要是提高宿主的免疫力和尽可能减少危险因素如植入物等。宛氏拟青霉引起的拟青霉病，多数需要给予系统性抗真菌药物治疗，包括两性霉素B、伊曲康唑、泊沙康唑，但临床分离株常对伏立康唑耐药。淡紫拟青霉引起的拟青霉病通常需要外科清创术结合抗真菌药物治疗，或纠正诸如中性粒细胞减少症等诱发因素，以取得改善。传统的抗真菌药物治疗通常会失败。伏立康唑在皮肤和眼部感染中均表现出良好的活性。新的三唑类药物如雷伏康唑和泊沙康唑对淡紫拟青霉显示出良好的体外活性，有望成为治疗选择。2016年，Evans等对于口服氟康唑、伊曲康唑、特比萘芬和局部外用环吡酮和萘替芬治疗失败的淡紫拟青霉引起的甲真菌病患者，应用依那康唑（Enaconazole）和他瓦博罗（Tavaborole）治疗成功。

（唐旭华）

第三节 链霉菌病

链霉菌病（streptomycosis）是链霉菌感染引起的一种罕见疾病，临床最常见的链霉菌病是足菌肿（mycetoma），发生严重侵袭性链霉菌感染极为罕见，大多数侵袭性链霉菌病发生在免疫功能低下的患者中。本病国内鲜有报道。

链霉菌是一种需氧的革兰氏阳性菌，属于放线菌目、链霉菌亚目、链霉菌科，目前已经描述了500多种。大多数链霉菌主要发现于土壤和腐烂的植被中，产生孢子，并因产生挥发性代谢产物土臭味素而产生独特的"土味"臭味。它们的特征是坚韧，革质，经常着色的菌落和丝状生长。最初发现时，这些生物被认为是真菌，但是仔细检查后发现它们缺乏核膜，并且存在肽聚糖，证明了其原核生物起源。链霉菌是化学异养生物，在25℃和pH 8～9时生长最佳。它们能够使用复杂的有机材料作为碳源和能源，并参与土壤中这些产品的分解。这种降解能力使这些细菌在农业用肥沃土壤的生产中起着关键作用。在实验室中，发现不同的代谢产物可产生多种能够抑制或杀死其他微生物的化合物。其中一些物种可产生抑制巨噬细胞的蛋白酶。链霉菌可以在细菌和真菌沙堡弱培养基上生长，产生大量分支的白垩质气生菌丝体，较普通细菌需要更长的时间才能在培养板上可见（48～72小时）。各种链霉菌产生不同大小、纹理和颜色的颗粒。这些颗粒以及生长和生化测试使细菌学家或真菌学家能够鉴定出每个物种。这些生物在世界范围内都有发现。

链霉菌是不常见的病原体，人类感染如足菌肿可能是由深海（索马里）链霉菌（*Streptomycetes somaliensis*，*S. somaliensis*）和苏丹链霉菌（*S. sudanensis*）引起的。由土壤和水中发现的放线菌和真菌引起的疾病，分别称为放线菌足菌肿（actinomycetoma）和真菌性足菌肿（eumycetoma），在全球范围内的比例，放线菌足菌肿为60%和真菌性足菌肿为40%。大多数足菌肿病例发生在非洲，特别是苏丹、毛里塔尼亚、塞内加尔、印度、也门和巴基斯坦。在美洲，病例最多的国家是墨西哥和委内瑞拉，在发达国家很少见。放线菌足菌肿在拉丁美洲更为常见，在墨西哥的发生率最高。回顾1890年至2020年的文献，发现在美国发生的病例不到80例。在1950年至2017年的科学论文回顾中报告了17 607例足菌肿病例，实际病例数可能要高得多。足菌肿可影响各年龄段的人群，并且在男性中更为常见。根据最新统计，墨西哥报道了2631例病例。墨西哥的足菌肿中大多数病例是放线菌足菌肿（98%），包括诺卡菌（86%）和马杜拉马杜拉放线菌（*Actinomadura madurae*）（10%）。真菌性足菌肿在墨西哥很少见，仅占病例的2%。在世界范围内，男性受害的人数比女性多，被认为与农业劳动中较高的职业风险有关。放线菌足菌肿的病原学包括马杜拉放线菌属、诺卡菌属和链霉菌属，具体种类包括马杜拉马杜拉放线菌、白乐杰马杜拉放线菌、星形诺卡菌、巴西诺卡菌和深海（索马里）链霉菌。这种疾病主要影响非洲、拉丁美洲和亚洲农村等个别地区，这些地区位于赤道附近，气候干燥。

2019年，Emmanuel Edwar Siddig等总结了1991～2018年苏丹足菌肿研究中心的7940例足菌肿，通过培养明确病原学的有991例，其中750例是马杜拉足肿菌（*Madurella mycetomatis*），142例是索马里链霉菌（*Steptomyces somaliensis*），71例是马杜拉马杜拉放线菌（*Actinomadura madurae*），12例是

白乐杰马杜拉放线菌（*Actinomadura pelletieri*）。

发生足菌肿需要长时间将破损的皮肤反复暴露于含有导致足菌肿的微生物的土壤和水中。链霉菌感染的足菌肿，通常是由于刺伤造成的微生物接种而引起的，通常累及腿和脚。临床表现包括患处肿胀和畸形增加，肉芽组织的存在，瘢痕、脓肿、窦道，以及含有微生物的脓性渗出液。脚是最常受累的位置，其次是躯干（背部和胸部）、手臂（前臂）、腿（膝盖和大腿）。

2012年，Riviere等回顾了21例侵袭性链霉菌感染病例，其中包括8例肺部感染，潜在的危险因素包括HIV感染相关的免疫抑制、抗肿瘤化学疗法、克罗恩病、口服或吸入皮质类固醇，以及存在异物如心静脉导管或人工主动脉瓣。2001年，Jeanne Carey等回顾了1966～2000年PubMed发表的10例侵袭性链霉菌感染，包括肺炎4例，淋巴结炎、心包炎、脑脓肿、腹膜炎、心内膜炎和椎管内足菌肿各1例，其中5名患者有潜在基础疾病，包括艾滋病、人工主动脉瓣植入。在9例中只有2例（肺炎1例和心内膜炎1例）从血液中培养出了链霉菌。

【诊断要点】

1. 临床表现　依据足菌肿（三联征包括无痛性皮下肿物，多个窦道，不同颜色、大小、质地的颗粒流出）和侵袭性链霉菌病的临床表现。颗粒对于确定致病生物至关重要。

2. 颗粒的性状　颗粒的颜色、大小和稠度因不同的致病因素而异。颗粒的大小从微观到直径1～2mm。颗粒的颜色是可变的，黑色、黄色、白色或红色到浅灰色。大多数真菌性足菌肿会产生黑色或浅色颗粒而很少出现黄色，放线菌足菌肿通常是由产生黄色、白色或红色颗粒的微生物引起的。大多数颗粒的稠度较软，但索马里链霉菌和马杜拉足菌肿非常坚硬。通常通过在无菌条件下进行深层手术活检来获得颗粒，以避免污染。从开放窦道获得的颗粒通常不可行，并且经常被污染。手术活检必须由手术室的实验室技术人员立即处理。活检应分为两部分：一部分用于颗粒培养，另一部分用于组织病理学检查。前者放在生理盐水中，而后者则放在10%的生理盐水中。颗粒可以很容易地从窦道排出，也可以通过细针抽吸细胞学收集。氢氧化钾颗粒涂片会显示真菌菌丝，而革兰氏染色和抗酸染色可用于显示丝状细菌。

3. 影像学　①X线表现可能是正常的，或可能表现出诸如皮质变薄、肥大、骨腔和骨质疏松。真菌性足菌肿往往会在骨中形成直径≥10mm的一些腔，而放线菌足菌肿通常较小但数量较多。②超声检查有助于诊断和确定病变范围。③磁共振成像（MRI）也可能有用。Sarris等描述了"圆点"体征的MRI发现，该点被视为高强度球形病变内的微小病灶。作为代表纤维组织的低信号基质，而肉芽肿则表现为高强度病灶，中央低信号灶代表颗粒成分。

4. 颗粒直接显微镜观察　从鼻窦的血清流血排放中获得的谷物直接进行显微镜检查是对菌丝瘤病原性微生物进行推定诊断的最快方法，但缺乏准确性。

可以使用10%的氢氧化钾（KOH）在光学显微镜下直接检查谷物，它可以消化黏液和角蛋白，从而提供清晰的背景。除10%的KOH外，派克墨水还可用于微观检查含颗粒的血清血红蛋白排放。将压碎的颗粒放在载玻片上，并盖上盖玻片。将2滴或3滴颗粒涂在玻片边缘，并使其渗入玻片下。然后在光学显微镜下检查是否存在菌丝和孢子。它们通常在浅蓝色细胞背景中呈现深蓝色。显微镜下的放线菌通常显示出分支细丝，丰富的气生菌丝体和长孢子链。

几种组织化学染色技术可用于从培养物中快速鉴定出致病菌。革兰氏染色和抗酸染色技术是最常用的。放线菌足菌肿是革兰氏阳性的，而真菌足菌肿是革兰氏阴性的。放线菌由细的分支细丝组成，厚约1μm，而真菌则由4～5μm厚的分隔菌丝组成。抗酸染色技术在区分放线菌剂方面表现出优势。诺卡菌抗酸染色阳性，而马杜拉放线菌和索马里链霉菌抗酸染色阴性。

5.颗粒培养　培养足菌肿的病原体需要大量的颗粒。必须将其浸泡并储存在盐水中，用生理盐水洗涤数次，并在无菌条件下使用安全柜或火焰消毒区接种到合适的培养基上。常用的培养基是加有0.5%酵母提取物的血琼脂、脑心浸液琼脂和Löwenstein琼脂的改良Sabouraud琼脂。放线菌的分离需要无抗生素的培养基，而真菌的培养物中必须含有抗生素。

6.细针穿刺细胞学和印片涂片检查　细针穿刺细胞学（fine-needle aspiration cytology，FNAC）的组织块和印迹细胞学技术被用于足菌肿的描述。需要在无菌条件下进行细针抽吸以识别足菌肿的病原体和针对它的组织反应。这种技术是将连接到注射器的针头插入怀疑的足菌肿的病灶，并在负压下抽吸。至少应在3个不同方向上抽吸。抽吸物固定后，像石蜡切片一样处理和染色。涂片或切片可在显微镜下检查。简单而廉价的细胞学技术，如FNAC和采用常规HE、May-Grünwald-Giemsa、Papanicolaou和印记的涂片，以及细胞学标本的PAS染色通常可快速诊断足菌肿，尤其是在偏远的地方性流行地区。足菌肿具有特征性的独特细胞学特征，其特征在于围绕致病菌颗粒存在化脓性肉芽肿。肉芽肿与颗粒紧密接触并伴嗜中性粒细胞浸润，被苍白的组织细胞围绕着，在其周围有混合的炎症细胞浸润，包括淋巴细胞、浆细胞、嗜酸性粒细胞、巨噬细胞和成纤维细胞。肉芽肿中经常看到多核巨细胞。在HE染色的涂片中，马杜拉足菌肿颗粒呈圆形或椭圆形，黑色、绿色或淡褐色。在细胞学涂片中可以鉴定出两种类型的马杜拉足菌肿颗粒，最常见的是实心颗粒型和囊泡型。分隔的菌丝在第一类中无法识别，因为它们嵌入在硬的棕色基质中。囊泡型由肿胀的真菌细胞组成，被视为囊泡。放线菌颗粒在HE染色中均具有嗜酸性。在吉姆萨染色的涂片中，颗粒的中心均匀地呈蓝色，而在外围则由细小颗粒和放射状的粉红色细丝组成。与索马里链霉菌相比，白乐杰放线菌在HE染色中更具嗜酸性，而且从组织学上看，白乐杰放线菌呈半月形。细胞学涂片可以将足菌肿和其他皮下病变区分开来，并且可以确定足菌肿的病因。该技术简单、快速、经济，可用于流行病学调查和样本收集。细胞学涂片中必须有颗粒才能诊断。但该技术会引起某些患者的痛苦，并可能在该区域引起感染和蜂窝织炎。

7.组织病理 手术活检通常通过广泛的局部切除或深切开活检获得。局部麻醉下进行的手术活检很痛苦，通常不能得到足够的标本，因此必须避免。第一步是将活检样本固定在合适的固定剂（如10%的生理盐水）中。然后进行组织处理的几个步骤：使用不同浓度的乙醇脱水，再通过二甲苯清除，使用石蜡（通过切片可获得的2～5μm厚的切片）浸渍和包埋，最后用不同的染色技术染色。HE染色适用于初步鉴定病原体和组织反应类型。通常会跟随特殊的染色，以准确识别某些生物和可能与疾病有关的细胞成分，如蛋白质、脂质、碳水化合物和矿物质。常用的特殊染色是GMS（六胺银）染色、PAS染色、Masson-Fontana染色、普鲁士蓝染色、von Kossa染色、福尔马林诱导的荧光染色和Schmorl染色。改良的漂白技术也正在使用中。放线菌颗粒可以通过革兰氏染色和抗酸染色鉴定。HE、PAS、GMS和Gridley染色是检测真菌菌丝和厚壁孢子最有用的染色剂。在显微镜下，真菌结构是宽的、分隔的和分支的菌丝，边缘处有大肿胀的细胞。菌丝可以是透明的或有色素的。可能看不到粒状水泥，如果存在，它可能是致密的或疏松的。这些特征对于识别真菌很有用，但可能不能用于确定性诊断。马杜拉足肿菌的晶粒较大，范围在0.5～3mm，呈圆形、椭圆形或三叶形，并由嵌在间隙褐色基质中的缠绕菌丝组成。基质中含有黑色素、重金属、蛋白质和脂质。颗粒可以由丝状或囊泡类型组成。棕褐色的裂片和分支的菌丝在外围可能会稍微肿胀，表明是丝状的颗粒，而在囊泡类型中，看起来像囊泡的异常大的细胞则占主导地位。

对抗足菌肿病原体的宿主反应是独特的。组织反应分为3种类型。①Ⅰ型反应：表现为颗粒被一层多形核白细胞所包围，嗜中性粒细胞紧密附着在颗粒表面或侵入颗粒。肉芽组织中由浆细胞、巨噬细胞、淋巴细胞和一些中性粒细胞组成的细胞层所包围。纤维蛋白层通常围绕小静脉和毛细血管，病变的最外层包含纤维组织。②Ⅱ型反应：在该反应中，巨噬细胞和多核巨细胞取代了大多数嗜中性粒细胞。在多核巨细胞中通常可以看到被破坏的谷物碎片。③Ⅲ型反应：该反应通常以组织良好的上皮样肉芽肿为特征，该肉芽肿包含朗格汉斯巨细胞，通常看不到颗粒。

8.血清学诊断 不同的血清学检测方法已被用于诊断足菌肿，其中包括免疫印迹、间接血凝测定（IHA）、免疫扩散（ID）、抗免疫电泳（CIE）和酶联免疫吸附试验（ELISA）。这些血清诊断测试具有许多局限性，包括烦琐而漫长的抗原制备，抗原未标准化且不同病原体之间存在交叉抗原。

9.分子生物学诊断 16S rRNA基因测序、PCR产物的限制性核酸内切酶分析、基于PCR的随机扩增多态性DNA指纹图谱和居里点热解质谱（Curie-point pyrolysis mass spectrometry）等分子生物学较传统的化学方法诊断更加准确和快速。对于真菌病，已经使用多种分子技术来鉴定病原体，并且所有这些技术都是基于内转录间隔区（ITS）的鉴定。为了鉴定所有真菌性足菌肿的病原体，通常使用真菌通用引物扩增ITS区并进行测序。鉴定基于将所得序列与GenBank中已经存在的序列进行比较。

【鉴别诊断】

真菌足菌肿需要与放线菌引起的足菌肿相鉴别（表8-3-1）。放线菌足菌肿和真菌足菌肿的症状相似。两者在皮肤下均表现为坚硬、无痛的肿块。这些肿块通常出现在人的脚上，但可以在身体的任何地方形成。足菌肿开始时很小，但是随着时间的推移，它们可能会变大，发展成渗水疮，并导致患肢变形或无法使用。如果不予治疗或治疗失败，它可能会扩散到身体的其他部位。长期的足菌肿最终会破坏潜在的肌肉和骨骼。

表8-3-1　真菌足菌肿与放线菌足菌肿的鉴别

鉴别项目	真菌足菌肿	放线菌足菌肿
致病菌	世界范围内报道的90%的真菌足菌肿仅由4种病原体引起：足马杜拉分枝菌（*Madurella mycetomatis*）（最常见）、灰马杜拉分枝菌（*Madurella grisea*）、波氏足肿菌（*Pseudallescheria boydii*）、塞内加尔小球腔菌（*Leptosphaeriasenegalensis*）。少见病原体包括弯孢霉菌、小球腔霉菌、外瓶霉、瓶霉、镰刀菌、构巢曲霉、黄曲霉等	最常见的物种是诺氏菌（主要在湿度较高的地区），包括巴西诺卡菌、星形诺卡菌和大叶诺卡菌。少见的包括马杜拉放线菌、索马里链霉菌和以色列放线菌
进展	缓慢进展	快速进展
皮损	境界清楚的囊性包块	境界不清的弥漫性炎症性和破坏性肿块
部位	足最常见	足最常见，但也可以见于胸部、头、腹部
窦道	少	多
颗粒颜色	不同颜色，多数是白色或黑色	不同颜色，但不是黑色
侵犯骨骼	很长时间以后	快速
放射学上的空腔病灶	数量少，病灶大，界线清晰	数量多，病灶小，境界不清
超声特征	厚壁空腔伴高回声，对应颗粒；较放线菌足菌肿更加显著	回声较细小，紧密聚集，常位于空腔底部

续表

鉴别项目	真菌足菌肿	放线菌足菌肿
KOH涂片	真菌菌丝	没有菌丝
特殊染色	PAS、GMS染色	革兰氏染色、抗酸染色。诺卡菌革兰氏染色阳性和弱抗酸阳性。马杜拉放线菌革兰氏染色阳性，抗酸阴性
仅药物治疗	部分治愈或改善	多数改善

【防治】

穿鞋子可以防止可能导致足菌肿的伤害。在常见的可能引起足菌肿的细菌滋生的地区（水和土壤中）行走或工作时，穿鞋子可以保护脚。在症状引起严重影响之前早期发现和治疗，可以减少足菌肿引起的残疾并可以治愈该病。

足菌肿的治疗（表8-3-2）取决于它是由细菌（放线菌）还是真菌（真菌菌丝瘤）引起的。放线菌瘤通常可以用抗生素治疗，通常不需要手术。细菌性足菌肿的治疗包括采用多种抗生素联合疗法，真菌性足菌肿则包括采取抗真菌药物联合用药和手术方法。手术治疗适用于局部较小的病变，也适用于较大的病变。真菌足菌肿的治疗包括酮康唑（400mg/d）、伊曲康唑（200～400mg/d）、泊沙康唑（200mg每天4次）、伏立康唑400～600mg/d。两性霉素B[0.5～1.25mg/（kg·d）]和特比萘芬（500～1000mg/d）单独或以任何组合使用。放线菌足菌肿缓解所需的时间从3个月到1年不等，而真菌足菌肿需要延长治疗时间为1～3年。

体外药敏鉴定出了链霉菌对氨基糖苷类、四环素类、大环内酯类、头孢类、亚胺培南或甲氧苄啶/磺胺甲噁唑的常见敏感性。内脏链霉菌感染的一线治疗应从亚胺培南和氨基糖苷类药物开始，至少持续6周。29%的灰色链霉菌对甲氧苄啶/磺胺甲噁唑具有耐药性。在先前报道的病例中使用了多种抗菌方案，大多数结果是良好的，并且可以治疗感染。

表8-3-2 真菌足菌肿的治疗方案

方案	强化期	维持期
Welsh方案	阿米卡星15mg/kg分2次肌注＋磺胺甲噁唑[35mg/（kg·d）]和甲氧苄啶[7mg/（kg·d）]分为3次，共21天；1～3个周期，间隔15天	强化期最后一个疗程给予磺胺甲噁唑[35mg/（kg·d）]和甲氧苄啶[7mg/（kg·d）]继续治疗2周

续表

方案	强化期	维持期
改良Welsh方案	阿米卡星［15mg/（kg·d）］，分次服用＋磺胺甲噁唑［35mg/（kg·d）］和甲氧苄啶［7mg/（kg·d）］＋利福平胶囊10mg/（kg·d），持续21天；1～3个周期，间隔15天	磺胺甲噁唑［35mg/（kg·d）］和甲氧苄啶［7mg/（kg·d）］＋利福平胶囊［10mg/（kg·d）］，持续3个月
二步方案	青霉素1MU，IV，q6h＋庆大霉素80mg，IV，q12h＋曲美唑（甲氧苄啶-磺胺甲噁唑80/400mg片剂；2片，每天2次，共5～7周）	在疾病不活动后的2～5个月，复方新诺明（80/400mg），2片，每天2次＋阿莫西林片，每天3次，每次500mg
改良二步方案	庆大霉素（每天2次，每次80mg，IV）和考特莫唑（每天2次，每次2片，每片960mg），持续4周	多西环素（口服100mg，每天2次）和考特莫唑（每天2次，每次2片，每片960mg），直到所有窦道完全治愈后5～6个月

其他治疗放线菌足菌肿的药物：阿米卡星和氨苯砜；亚胺培南；阿莫西林克拉维酸钾；奈替米星；利奈唑胺。

注意：可能需要与药物一起进行手术切除，特别是对局部病例以及有骨和肌肉浸润的病变

（唐旭华）

第四节 链格孢病

链格孢病（alternarioses）是由链格孢菌引起一种罕见的条件性真菌感染，链格孢菌来自土壤，是一种普遍存在的植物腐生菌。真菌孢子通过皮肤损伤进入宿主，在人类和家畜中引起疾病，是暗色丝孢霉病的一种病原体。2008年，F. J. Pastor等回顾了截至2007年报道的210例链格孢病，发现该病最常累及皮肤和皮下组织（74.3%），其次为眼真菌病（9.5%）、侵袭性与非侵袭性鼻和鼻窦炎（8.1%）、甲真菌病（8.1%），播散性链格孢病罕见，可能与呼吸道吸入病原体和血行播散有关。国内亦有少量报道。

链格孢菌，旧称交链孢属是真菌门、半知菌亚门、丝孢纲、丝孢目、暗色孢科中的一属。链格孢菌属有数百种，在环境中广泛存在，世界性分布，许多是土壤、空气、室内和其他栖息地的常见腐生菌，一些是植物病原菌。正常

人和动物的皮肤和结膜上也可以找到。菌丝及分生孢子梗褐绿色，具横隔。分生孢子倒棒状，表面具横隔和纵隔，成壁砖状结构，横隔较粗，多数为3个，末端喙短，排成较长的直链或斜链；褐绿色，大小较一致，（35～42）μm×（6～20）μm，空气中多见。临床常见的致病菌为互隔链格孢（*Alternaria alternata*，*A. alternata*）、侵染链格孢（*A. infectoria*）、细极链格孢（*A. tenuissima*），其他少见的包括*A. chlamydospora*、*A. longipes*、*A. dianthicola*、*A. longipes*。细极链格孢与互隔链格孢在ITS序列上不能区分，因此，目前常见的只有2种：互隔链格孢和侵染链格孢。

链格孢菌常与过敏性肺炎、支气管哮喘、过敏性鼻炎和鼻窦炎相关，也可以引起其他多种类型的人类感染，包括副鼻窦炎、角膜炎、甲真菌病、皮肤和皮下组织感染，更罕见的包括肉芽肿性肺病、软腭穿孔、播散性感染。偶尔链格孢菌可以污染软性隐形眼镜，也可以从润肤霜中分离得到。

【诊断要点】

1.存在危险因素　如实体器官移植、库欣综合征、骨髓移植、HIV感染、恶性肿瘤、自身免疫病，医源性免疫抑制如使用糖皮质激素、控制不佳的糖尿病和其他严重的合并症、腹膜透析。

2.接种和暴露史　如眼接触土壤和垃圾，指（趾）甲接触土壤和（或）外伤。

3.临床表现　皮肤表现包括红色斑疹、紫红色丘疹或结节、溃疡，好发于手背、手指、足、膝、胫前等。

4.病原学依据　真菌涂片和镜检找到褐绿色菌丝以及有横隔和纵隔的分生孢子；组织或分泌物真菌培养，链格孢在常规的SDA上常很快丧失产孢能力，最合适的产孢培养基是土豆-胡萝卜琼脂培养基；分子生物学鉴定包括ITS测序和GenBank比对。

5.组织病理　可见或多或少不规则的含色素的菌丝，很难与其他引起暗色丝孢霉病的病原体鉴别。典型的组织学特征是化脓性和肉芽肿性皮炎或蜂窝织炎（图8-4-1，图8-4-2，附页彩图8-4-1，附页彩图8-4-2）。

【鉴别诊断】

链格孢病需要与着色芽生菌病、足菌肿，特别是其他暗色真菌引起的暗色丝孢霉病鉴别（表8-4-1）。暗色丝孢霉病（phaeohyphomycosis）是一系列暗色丝状真菌引起的以组织中有暗色菌丝和酵母样细胞为特征的皮肤、皮下组织或系统性感染，常见的致病菌包括链格孢霉、甄氏外瓶霉（*Exophiala jeanselmei*）、麦氏喙枝孢霉（*Rhinocladiella mackenziei*）、着色霉（*Fonsecaea*）、离蠕孢霉（*Bipolaris*）、瓶霉（*Phialophora*）。

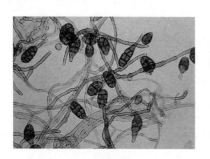

图8-4-1 链格孢霉-小培养

引自吴绍熙，廖万清.临床真菌病学彩色图谱.广州：广东科技出版社，1999

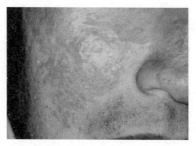

图8-4-2 链格孢病

引自吴绍熙，廖万清.临床真菌病学彩色图谱.广州：广东科技出版社，1999

表8-4-1 链格孢病的鉴别诊断

鉴别项目	暗色丝孢霉病	着色芽生菌病	真菌足菌肿
常见病原体	链格孢霉、甄氏外瓶霉、麦氏喙枝孢霉、着色霉、离蠕孢霉、瓶霉	疣状瓶霉、裴氏着色霉、卡氏枝孢瓶霉、播水喙枝孢霉（Rhinocladiella aquaspersa）、Fonsecaea monophora、紧密着色霉	足马杜拉分枝菌（最常见）、灰马杜拉分枝菌、波氏足肿菌、塞内加尔小球腔菌
暗色真菌	是	是	否
硬壳小体	否	是	否
壁砖样分生孢子	是	否	否
颗粒	否	否	是
组织病理可见暗色菌丝	是	否	否
临床特点	临床分为皮肤浅表型、皮下组织型、系统型。皮肤型表现为红色斑疹、紫红色丘疹或结节、溃疡	好发于农民和工人，以四肢远端暴露部位较为常见，发病前多伴有外伤史；发病早期多以丘疹为主，随后多表现为斑块、结节和溃疡	无痛性皮下肿物，多个窦道，不同颜色/大小/质地的颗粒流出

【防治】

提高免疫力，减少皮肤外伤或暴露于土壤和垃圾。总体来说，链格孢病对传统的抗真菌治疗反应良好，包括伊曲康唑、泊沙康唑、伏立康唑、两性霉素B，特比萘芬也可以，其中伊曲康唑常用于治疗链格孢引起的甲真菌病和皮肤及皮下组织感染，伏立康唑常用于治疗链格孢引起的眼病。高剂量的棘白菌素、氟康唑、氟尿嘧啶同样有效。有些病例可以局部皮损内应用两性霉素B或咪唑类。抗真菌治疗需要持续至临床缓解后再治疗3～6个月。有时候，激素减量就足以清除感染，去除免疫抑制因素，才可能获得治愈。

（唐旭华）

第五节 嗜皮菌病

嗜皮菌病（dermatophilosis）是由刚果嗜皮菌（*Dermatophilus congolensis*）引起的一种人畜共患的亲皮肤性感染性疾病。本病主要在动物中传播，是病菌感染家畜和野生动物引起的疾病。嗜皮菌病分布于世界各地，在热带地区盛行，并且与潮湿的环境及其他因素有关，如兽医服务水平差，与其他细菌（如铜绿假单胞菌）合并感染，免疫抑制状态和卫生状况差，有利于其发生和扩散。动物嗜皮菌病主要表现为渗出性皮炎，也与系统感染有关，如胎盘炎和精索炎及流产，也有许多无症状携带的动物。人类感染罕见，临床表现多样，包括皮肤脓疱、渗出性和鳞屑性/结痂性病变，顽固性疣，毛囊炎，窝状角质松解，舌头毛状白斑，慢性结节性疾病，后两种临床表现与宿主免疫缺陷有关。

1915年，Van Saceghem首先在刚果报道牛感染嗜皮菌病。嗜皮菌从被感染的动物身上分离得到，是非洲、亚洲、中南美洲、美国、加拿大、欧洲的一种慢性地方病，罕见急性流行。本病最常与山羊、绵羊、牛和马相关，但也影响全世界的各种家养和野生动物，如猫、羚羊、水牛和鹿。动物被能动的游动孢子感染。国内亦有绵羊、山羊、牦牛、奶牛嗜皮菌病的报道。在人类中报道的病例很少，1961年，Dean等首先报道了表现为疖的4例人嗜皮菌病（接触病鹿），国内未见有人嗜皮菌病的报道。

刚果嗜皮菌是一种革兰氏阳性、不耐酸、兼性厌氧的分支放线菌，具有独特的生命周期，并以两种形态存在，即菌丝和游动孢子。菌丝由细丝组成，这些细丝会分解成球状细胞。这些细胞成熟后成为有鞭毛的游动孢子，代表感染阶段。动物被能动的游动孢子感染。传播的主要途径似乎是蜱虫叮咬，并与受污染的有害生物或碎屑紧密接触。感染最常发生在角质形成细胞中，并且局限于上层。菌丝在表皮中生长并穿透细胞。成熟之后，它们释放出球状孢子囊形式，在环境中转化为游动孢子，从而完成微生物的生命周期。人类感染可能与轻微皮肤创伤及动物接种暴露于刚果嗜皮菌感染或携带的动物或污染的土壤/碎屑等有关。刚果嗜皮菌的自然栖息地是未知的。尽管从患病动物的周围环境中收集了土壤样品，但许多从土壤中分离出该生物的尝试都失败了，土壤可以作为该生物的临时贮藏库，因此可以推测皮肤嗜生菌还可以在临床上正常的动物皮肤中生存，一旦出现有利条件，就有可能成为感染源。

【诊断要点】

1.病史　接触患病的动物或周围的环境史。

2.临床表现　脓疱，渗出性和鳞屑性病变，顽固性疣，毛囊炎，窝状角质松解症。

3.病原学　取分泌物/痂屑涂片革兰氏染色或吉姆萨染色并在显微镜下检查。细菌培养，可在大多数普通实验室培养基中生长，但在血琼脂、脑心浸液琼脂和蛋白胨肉汤培养上生长最好。传统的生活鉴定和基于核酸的技术如PCR检测都可以用于鉴定。

【鉴别诊断】

主要与皮肤癣菌、其他原因引起的毛囊炎、窝状角质松解症等鉴别。

【防治】

工作中接触患病的动物时戴手套和穿防护服，免疫力低下的患者，尽量远离感染的动物。目前还没有针对动物皮肤病的特异性治疗。已经应用各种局部和胃肠外抗生素以及其他制剂治疗，但是它们基本上无效。人类感染可能是自限性的，未经治疗即可消退，尽管会复发，尤其是在潮湿的环境中。系统应用抗生素，包括青霉素、土霉素、链霉素、红霉素、氯霉素有效。不推荐单独使用局部抗生素。对于刚果嗜皮菌病引起的窝状角质松解，可以局部外用抗生素包括红霉素、克林霉素、莫匹罗星、庆大霉素、四环素等。

（唐旭华）

第六节　不育大孢子病

不育大孢子病（adiaspiromycosis）是由双相型真菌伊蒙菌（*Emmonsia*）属主要引起肺病、结膜炎和播散性感染的罕见真菌病。伊蒙菌最初在啮齿动物中发现，目前文献中约120例人类伊蒙菌感染病例，患者的平均年龄为40岁（2～74岁）；90%是男性，可能是因为职业上接触灰尘较多。新月伊蒙菌全世界都有报道，而细小伊蒙菌在美国西南部、澳大利亚和东欧流行。以前的不育大孢子病的报道来自北美［危地马拉、洪都拉斯和美国（亚利桑那州、乔治亚州、北卡罗来纳州、纽约和俄克拉何马州）］，南美（阿根廷、巴西和委内瑞拉）和欧洲（捷克斯洛伐克、法国、德国、苏联、西班牙）。新报道的国家是芬兰和英国，但在21例新病例中，有62%来自巴西。除非洲和澳大利亚外，所有大陆上的100多种哺乳动物均观察到新月伊蒙菌，预计将在许多不同的地方观察到人类病例。

伊蒙菌属,曾归为金孢子菌属(*Chrysosporium*)。与人类不育大孢子病相关的有2种伊蒙菌,分别是新月伊蒙菌(*Emmonsia crescens*)和细小伊蒙菌(*Emmonsia parva*),可以从某些哺乳动物(如小型啮齿动物)、啮齿动物的巢穴和洞穴、土壤、河水(亚马孙)中分离得到世界性丝状真菌。它能够在37～40℃下产生独特的结构(称为不育大孢子,adiaspore),人体在吸入雾化的不育大孢子后,它们会急剧增大,直径从2～4μm增大到40～500μm。由于这些肿胀的孢子无法复制,因此Emmons和Jellison称它们为"不育大孢子"。新月伊蒙菌可以从感染的动物和环境中分离到,通常使用标准的葡萄糖蛋白胨琼脂培养基培养,需要2～3周长出菌落,最初是无色的,后来呈白色,通常为酵母样;显微镜下可见到分隔的细菌丝,无柄分生孢子,带有直接从菌丝(粉孢子)产生的针状结构。在营养丰富的培养基上37℃培养时可以形成不育大孢子(adiaspore)。

新月伊蒙菌的菌落特点:在SDA上生长快,菌落正面是白色的,中心偶尔浅黄色至浅棕色,一些区域可能是光滑的,而其他部分则是丛状菌丝,可呈轻微放射状沟,背面奶油至淡棕色。

镜下特点:菌丝有隔(宽1～2.5μm),分生孢子梗与营养菌丝成直角,产生的分生孢子为圆形(直径2～4.5μm),之后变得有些粗糙。分生孢子梗顶端可膨胀,并在缺窄的小齿上产生2个或3个分生孢子,分生孢子亦可在菌丝外侧的短梗上形成。在37℃时产生不育大孢子,直径为20～140μm,小伊蒙产生不育厚壁分生大孢子的最佳温度为40℃,直径范围为10～25μm。

传播途径包括呼吸道吸入或污染水直接接触,其中结膜感染患者,主要发生在游泳、钓鱼时、潜水时结膜微小创伤后接触含有分生孢子或孢子的污染水相关。据报道,约有90种动物患有这种疾病,其中大多数是啮齿动物。伊蒙巴斯德菌(*Emmonsia pasteriana*)感染与艾滋病病毒感染/艾滋病患者有关,目前已从不育大孢子分类中移出并改名为*Emergomyces pasteuriana*,*Emergomyces*目前报道引起人类疾病的有4种,包括*Emergomyces pasteuriana*、*Emergomyces africanus*、*Emergomyces orientalis*和最近描述的*Emergomyces canadiensis*。笔者曾经诊治过1例表现为传染性软疣样的皮肤*Emergomyces orientalis*感染。吸入的2～4μm的分生孢子会进入呼吸道,这些分生孢子(腐生相)进入支气管肺泡,改变形状和大小,直到寄生阶段(不育大孢子)发展。伊蒙菌不会增殖或迁移;病变的发病率和数量取决于初始暴露。肺部疾病的鉴别诊断包括结核病、球孢子菌病、慢性支气管炎、转移性癌症、间质纤维化和矽肺;在结膜病例中,主要与细菌性和病毒性结膜炎鉴别;在皮肤病例中,主要与皮肤结核病、孢子丝菌病和非结核分枝杆菌感染鉴别。

【诊断要点】

1.*病史* 流行区或到过流行区,接触过有伊蒙菌栖息的啮齿类巢穴和洞穴、土壤、河水。

2.临床表现 主要是肺病，结膜炎少见，播散性感染罕见。

3.组织病理 新月伊蒙菌可以从感染的动物和环境中分离到，但未能从人的临床标本中培养到。因此，诊断人类不育大孢子病是基于独特的组织病理表现，即肉芽肿内可见单个、大的、厚壁不育大孢子。组织病理的标本来自肺、结膜或巩膜活检。不育大孢子周围嗜中性粒细胞和嗜酸性粒细胞浸润；不育大孢子是150～400μm［新月伊蒙菌（ $E.\ crescens$ ），最常见］或10～40μm［细小伊蒙菌（ $E.\ parva$ ）］、圆形，厚壁的空腔样结构和可以见到小的假菌丝。

【鉴别诊断】

主要与马尔尼菲篮状菌、Emergomycosis、组织胞浆菌、皮炎芽生菌、球孢子菌、副球孢子菌等鉴别（表8-6-1）。组织学上需要与球孢子菌、鼻孢子菌（ $Rhinosporidiumseeberi$ ）鉴别，球孢子菌通常有特征性的内生孢子，然而如果球孢子菌引起的肺部结节发生坏死；可能只有空腔，没有内生孢子。但它们通常比新月伊蒙菌小，菌壁也薄些。鼻孢子菌的组织相孢子囊，通常100～200μm，但是菌壁较新月伊蒙菌薄，而且具有内生孢子。鼻孢子菌的另外一种组织形态是滋养细胞（trophocyte），直径10～100μm，絮状胞质和单个核。因此，鼻孢子菌的内部结构与不育大孢子病的伊蒙菌明显不同。感染肺部的蠕虫如类圆线虫和恶丝虫属（ $Dirofilaria$ ）可以类似不育大孢子。

【防治】

目前没有最合适的方法用来治疗不育大孢子病，许多不育大孢子病具有自限性或者无症状，但是已报道了几例导致呼吸衰竭（包括死亡）的病例。新月伊蒙菌的体外药敏试验结果显示两性霉素B、伊曲康唑、伏立康唑、卡泊芬净、氟康唑和氟胞嘧啶的MIC值分别为0.06g/ml、0.12～0.25g/ml、0.06g/ml、0.5g/ml、64g/ml、8g/ml，其中仅有两性霉素B具有杀菌作用。文献报道使用多种药物可改善不育大孢子病患者的临床症状，包括酮康唑、那他霉素（pimafucin）、左旋咪唑、噻苯唑（噻苯咪唑）、氟胞嘧啶、伊曲康唑、伏立康唑和两性霉素B。但是，尚不确定抗真菌治疗是否会加速恢复，或者仅仅是感染的自然病程。对于免疫功能健全的患者，使用皮质类固醇似乎有益，因为真菌的主要致病作用是由宿主肉芽肿反应引起的。在免疫功能健全的严重的肺不育大孢子病患者，可以既给予抗真菌治疗以破坏引起炎症的伊蒙菌，又给予皮质类固醇治疗来调节宿主针对伊蒙菌的炎症反应。

表8-6-1　不育大孢子病的鉴别诊断

	不育大孢子病	马尔尼菲篮状菌病	Emergomycosis	组织胞浆菌病	副球孢子菌病	球孢子菌病	芽生菌病
病原体	新月伊蒙菌；小伊蒙菌	马尔尼菲篮状菌	*Emergomyces pasteuriana*；*E. aficanus*；*E. orientalis*；*E. canadiensis*	荚膜组织胞浆菌 *duboisii* 变种；*mississippiense* 变种，*ohiense* 变种，*suramericanum* 变种	巴西副球孢子菌；*lutzii* 副球孢子；*americana* 副球孢子；*restrepiensis* 副球孢子；*venezuelensis* 副球孢子	粗球孢子菌；*posadasi* 球孢子菌	皮炎芽生菌；*gilchristii* 芽生菌；*percursus* 芽生菌；*helices* 芽生菌
流行区	亚洲（包括中国南方地区、香港和台湾），东南亚（包括泰国、越南、老挝、马来西亚、新加坡）	南美（巴西-亚马孙），美国，印度	南非、加拿大、中国	中南西非	南美（巴西，秘鲁，阿根廷，哥伦比亚，厄瓜多尔，委内瑞拉）	西南美〔亚利桑那（66%）；加利福尼亚（31%），新墨西哥，得克萨斯州〕，中南美洲	大的湖泊，俄亥俄河和密西西比河流域，圣劳伦斯河
栖息地	啮齿类巢穴和洞穴，土壤，河水	竹鼠和洞穴	野生哺乳动物	土壤，动物粪便（蝙蝠，鸟类）；岩洞等		某些干旱区的土壤	潮湿，酸性，岩土，与水位变化和有机物降解有关

续表

	不育大孢子病	马尔尼菲篮状菌病	Emergomycosis	组织胞浆菌病	副球孢子菌病	球孢子菌病	芽生菌病
危险人群	直接接触污染的水（游泳、钓鱼、潜水）；免疫抑制宿主	流行区旅行；免疫抑制宿主	免疫抑制人群；当地人群抑制宿主	当地居民；到流行区旅行（参观建筑、废弃的建筑、建筑工程）	当地居民，特别是COPD吸烟者；边远地区的工人（如农民，少数是旅行者）	居民在流行区（雨季后的干旱期最好发），户外活动；旅行外活动（罕见）	人类活动（工程、挖掘、户外活动）；划船、野营、狩猎；免疫抑制宿主
临床表现	原发感染：肺部；结膜炎和播散性感染	局部临床表现（角膜、肺）；播散性感染（系统性症状，呼吸道、消化道、中枢神经系统和皮肤受累）	多灶性肺炎；皮肤表现包括面部、躯干和四肢丘疹结痂、结节、疣状损害或溃疡的斑块	急性弥漫性肺病（浸润）；急性局限性肺病（局限浸润，纵隔淋巴结病；慢性空洞，纵隔综合征（如纵隔炎、纵隔纤维化）；支气管结石；结节；无症状或轻度流感样症状	急性/亚急性（青少年）（5%~25%）；淋巴结病；肝脾肿大；瘘管；肺受累，罕见。慢性（成人）（74%~96%）；急性/亚急性性副球孢子菌的肺受累罕见；慢性副球孢子菌的肺受累常见，常见达77%。呼吸道症状包括咳嗽、呼吸困难、皮损包括皮肤溃疡、结痂性丘疹、结节、斑块、疣状损害	原发感染：肺受累；惰性感染；外感染：无症状（75%）；发热、咳嗽、胸痛、关节痛；结节性红斑	肺炎；软组织感染；血行播散可以继发皮肤、骨、中枢神经系统受累

续表

	不育大孢子病	马尔尼菲篮状菌病	Emergomycosis	组织胞浆病	副球孢子菌病	球孢子菌病	芽生菌病
培养	难以分离	培养确诊（需要生长2~3天）	培养确诊（需要生长20~30天）	临床标本分类确诊	培养确诊（需要多达1个月生长）	培养确诊（生物安全Ⅲ级实验室）	培养诊断（需要1~4周生长）
组织病理	炎症和偶尔肉芽肿表现；不育型大孢子周围中性粒细胞和嗜酸性粒细胞包绕	肉芽肿反应伴典型的巨噬细胞内2~4μm马尔尼菲篮状菌酵母细胞；局部坏死，周围由含酵母细胞的巨噬细胞包绕	炎症，肉芽肿改变，伴细胞内或细胞外真菌（PAS和GMS染色阳性）	结核样肉芽肿伴胞内芽母细胞（容易误认为杜氏利什曼原虫体的利什曼篮状菌，马尔尼菲篮状菌）	结核样肉芽肿伴多极出芽酵母细胞（船舵或米老鼠头样外观）	结核样肉芽肿伴内孢囊（60~100μm，2~5μm的内生孢子）	HE染色时真菌成分难以见到，PAS或GMS染色有用

（唐旭华）

第七节　罗伯菌病

罗伯菌病（lobomycosis）又称洛博芽生菌病、瘢痕疙瘩样芽生菌病、罗伯芽生菌病，是由一种罗伯菌（*Loboaloboi*）起的一种皮肤和皮下组织的慢性局限性真菌肉芽肿病。该病很少见，1931年巴西皮肤科医师Jorge Lobo首先描述了该病，迄今文献报道有550例，仅在南美洲和中美洲的偏远热带地区流行，最常见于亚马孙雨林的居民和旅行者，在中美洲和墨西哥人中也发现过这种病，在法国和美国也有零星的病例。男性发病（占病例的68%～92%）比女性更为常见。病例最常见于农民、橡胶工人、猎人和采矿者。一些部落的妇女患病与她们积极参与农业活动有关。发病年龄为1～70岁，平均年龄为38岁。除人类外，海豚在野外也会受到罗伯菌感染。

罗伯菌（*Lacazialoboi*），以前称为*Loboaloboi*，栖息地未知，迄今为止只能在体内培养（小鼠足垫、乌龟和犰狳），尚未在体外培养成功，但与巴西副球孢子菌在系统发育和抗原方面相似。罗伯菌也可能是一种双相型真菌，在皮肤组织中以球形酵母细胞的形式出现，可以被巨噬细胞吞噬，促进转化生长因子-β表达，抑制γ干扰素和一氧化氮的表达，从而影响巨噬细胞的功能，导致长期慢性感染和纤维化。

罗伯菌病传播机制尚不清楚，但邻近病变部位出现新病灶提示罗伯菌可通过局部蔓延或自体接种传播，也可以通过淋巴循环传播。由于描述了存在睾丸转移的患者，因此也有可能发生血行播散。潜伏期未知，推测是1～2年。

通常发生在暴露部位，最常见的是耳朵、手臂或腿部。皮肤创伤后缓慢或隐匿出现，起初是小丘疹或斑块，然后形成大小不一的无症状的皮肤结节，可以推动，表面光滑，较旧的病灶变成疣状或溃疡，瘢痕样结节最为常见，通常无症状或引起轻度瘙痒。这种疾病往往是慢性的，病变大小或数量增加是个缓慢的过程，需要40～50年的时间，也可累及近端淋巴结。

【诊断要点】

1.病史　流行区居民或旅游史。

2.临床表现　单个或多个瘢痕样斑块或结节。

3.真菌涂片直接镜检　取鳞屑或分泌物/组织生理盐水或KOH涂片镜检，可以见到双折光的含色素真菌壁的球形酵母样细胞。

4.组织病理　表皮通常萎缩，也出现棘层增厚，伴角化过度或角化不全，表皮下有浸润带，其下真皮由大量组织细胞和多核巨细胞（异物和Langhans）组成的弥散性肉芽肿性炎性浸润，其中含有大量真菌，混合有淋巴细胞、浆细胞和中性粒细胞较少见。纤维组织分散在大量的巨细胞和组织细胞之间。真菌为含黑色素的双折射1～μm厚壁的、圆形的酵母样细胞，它们单独或以成链的出芽细胞（2～10个细胞）出现，大小为6～12μm的单个酵母通过细管状结构相互连接，形成链状排列。一些酵母细胞出现在巨细胞和巨噬细胞内，但大多数围绕这些细胞。PAS、GMS染色阳性。

5.真菌培养 阴性。

【鉴别诊断】

耳部浸润的结节需要与麻风、瘢痕疙瘩、皮肤利什曼病等鉴别，疣状增生的结节斑块需要与孢子丝菌病、着色芽生菌病、暗色丝孢霉病、巴西副球孢子菌病等感染性疾病及肿瘤如皮肤鳞癌、皮肤纤维肉瘤、基底细胞癌等疾病鉴别（表8-7-1）。有罗伯菌病合并利什曼病或副球孢子菌病的报道。

表8-7-1 罗伯菌病的鉴别诊断

鉴别项目	罗伯菌病	皮肤利什曼病	巴西副球孢子菌病
病原体	罗伯菌	利什曼原虫	巴西副球孢子菌
流行区	中南美洲，特别是巴西	热带、亚热带和欧洲南部的部分地区	南美（巴西、秘鲁、阿根廷、哥伦比亚、厄瓜多尔、委内瑞拉）
栖息地	不清楚	脊椎动物或无脊椎动物的体内寄生虫	土壤
危险人群	农民、橡胶工人、猎人和采矿者	白蛉亚科昆虫叮咬传播	当地居民，特别是COPD吸烟者；偏远地区的工人（如农民），少数是旅行者
临床表现	暴露部位如耳朵、手臂或腿部皮肤创伤后缓慢或隐匿出现的小丘疹或斑块，然后形成瘢痕样结节，可以推动，较旧的病灶变成疣状或溃疡	咬伤部位会出现凸起的红色病变（通常在数周或数年后）。然后病灶溃疡则可能继发细菌感染。病变常自发愈合，并伴有萎缩性瘢痕。有些随后会再次出现在其他地方（尤其是破坏性的黏膜皮肤病变）或以卫星病变的形式再次出现在原始病变的部位周围或沿淋巴引流的方向播散	急性/亚急性（青少年）（5%～25%）；淋巴结病；肝脾肿大；皮损；瘘管；肺受累罕见；慢性型多见于成人，占74%～96%，肺部受累为主，占77%，其他还有皮肤损害

续表

鉴别项目	罗伯菌病	皮肤利什曼病	巴西副球孢子菌病
培养	阴性	Schneider培养基培养阳性	培养确诊（需要多达1个月生长）
组织病理	真皮弥散性肉芽肿性炎性浸润，一些酵母细胞出现在巨细胞和巨噬细胞内，但大多数围绕这些细胞，单独或成链的含黑色素的双折射1～μm厚壁的、圆形的酵母样细胞	慢性非特异性和（或）肉芽肿性炎症，HE或吉姆萨染色可见组织细胞内的无鞭毛体（amastigote）	结核样肉芽肿伴多极出芽酵母细胞（船舵或米老鼠头样外观）

【防治】

流行区户外旅游时做好防护包括戴手套、防护服等，避免外伤。治疗方面，通常包括对病变进行广泛的手术切除，由于经常复发，因此切除范围必须很宽，但手术也可能导致新的病变。目前还没有特别有效的药物治疗，最近有文献报道治疗麻风的多种药物包括利福平、氯法齐明、氨苯砜等有效，抗真菌药物包括酮康唑、伊曲康唑、泊沙康唑、两性霉素B尚未被证明有效。罗伯菌病不会影响患者的整体健康，尚无因该病死亡的报道。

（唐旭华）

第八节　裂褶菌病

裂褶菌病（mycosis caused by Schizophyllaceae）是裂褶菌科引起的一种真菌感染。裂褶菌科（Schizophyllaceae）是植物上发现的最常见的一种形成蘑菇的伞菌，其中最常见的是普通裂褶菌（*Schizophyllum commune*，*S. commune*），可以引起人、动物、植物发病。该菌在自然界广泛分布，遍及除南极洲以外的所有大陆，常在腐败的植物如朽木中生长，使木质部产生白色腐朽，至少有150个木本植物属是普通裂褶菌的定植物，包括软木和青贮草。2016年，Siqueira等通过多位点种系分析来自全美23例临床分离的裂褶菌，结果发现22例是*Schizophyllum radiatum*，仅有1例是普通裂褶菌。

裂褶菌属于担子菌门、伞菌亚门、伞菌纲、伞菌亚纲、伞菌目、裂褶菌科、裂褶菌属。裂褶菌属有6个种，其中普通裂褶菌最常见，临床标本涂片可见透明、分隔、无二叉的分支菌丝，SDA上可见白色羊毛状菌落生长，产生特征性的漂白剂样气味，部分培养基可见晶体形成。普通裂褶菌生长迅速，第2天即可见菌落，在25℃、37℃、43℃环境下日生长速度分别为6.2mm、10mm、11.4mm，1周后菌落直径可达70mm。单倍体的普通裂褶菌没有特征性的钉状突起和锁状联合，也不形成含有担孢子的担子果。Chowdhary等发现使用含有黑莓树枝的马铃薯葡萄糖琼脂培养基，在28℃条件下交替使用光照和黑暗的情况下3～4周，少数临床分离株（4/26）可以观察到扇形担子果。该菌含有较强活性的纤维素酶，并能产生苹果酸等有机酸，一些代谢物具有抗癌和抗菌作用。

引起人类感染的丝状担子菌少见，包括普通裂褶菌、*Hormographiella aspergillata*、蜡孔菌（*Ceriporia lacerate*）、*Volvariella volvacea*、*Inonotus tropicalis*、*Irpex lacteus*、*Phellinus undulates*、*Perenniporia species*、*Bjerkandera adusta*、*Sporotrichum pruinosum*、*Phanerochaete steroids*、*Cyclomycestabacinus*等，其中普通裂褶菌最常见，目前有超过100例普通裂褶菌感染的报道。普通裂褶菌最早在1950年人类甲真菌病中发现，1994年发现由普通裂褶菌引起的变应性支气管肺真菌病（ABPM），2011年万力等在国内首次报道了普通裂褶菌引起的ABPM。免疫正常和抑制人群均可发病，多数累及免疫正常人。Chowdhary等回顾性分析的71例患者中，呼吸道感染最常见，包括支气管肺病（63%）和鼻窦炎（31%），呼吸道以外的感染仅4例，包括甲真菌病、脑脓肿、脑膜炎、腭溃疡。2012～2013年新报道的43例患者中，包括过敏性支气管肺真菌病（32.55%）和鼻窦炎（18.6%）。综上，普通裂褶菌最常见的是造成呼吸道感染，人体通过呼吸道吸入普通裂褶菌的担孢子而感染，依据宿主的免疫状态、鼻中隔偏曲、糖皮质激素治疗、暴露的时长等不同感染可以局限或播散至其他组织和器官。

【临床特点】

国内学者沈凌等将普通裂褶菌感染分为以下5种临床类型。

1.定植 在原有肺部疾病基础上的定植但不发病。

2.皮肤真菌病 如甲病、皮肤溃疡、皮肤感染性肉芽肿等。

3.鼻腔和肺部感染 最常见（94%），包括鼻窦炎、鼻支气管真菌病、真菌性支气管肺炎、脓胸、肺真菌球等。2020年沈凌等回顾性分析了23例肺部普通裂褶菌感染，临床表现最常见为咳嗽、咳脓痰、喘息，影像学发现单侧肺受累多见，单个或多个病灶，病变类型以支气管腔内黏液栓最为常见，其次是肺不张、中央性支气管扩张、团块及实变影、胸腔积液等。气管镜下肺普通裂褶菌最常见的表现是支气管管腔内有胶冻样物质，严重者可完全堵塞管腔导致局部或者全肺肺不张。侵袭性真菌性鼻窦炎与造血干细胞移植、急性淋巴母细胞白血病、糖尿病等免疫缺陷有关，临床表现包括面痛或感觉异常，鼻腔浆液血性分泌物，个别累及眼，导致突眼、复视、眼肌麻痹、视力下降。2019年前文献报道有38例普通裂褶菌引起的鼻窦炎，其中2012～2018年有17例（70%为女性，中位年龄40岁，70%为免疫正常）。这17例鼻窦炎中包括非侵袭性鼻窦炎12例（70.6%），侵袭性鼻窦炎5例（29.4%）。这5例侵袭性鼻窦炎中3例有血液系统恶性肿瘤，1例有糖尿病，其他2例无明显风险因素。

4.播散型或者肺外侵袭　如脑脓肿、软硬腭溃疡、眼损坏，包括角膜炎、眼内炎和角膜溃疡、外耳道炎、真菌血症等。

5.过敏性疾病　如过敏性鼻炎、鼻窦炎、慢性嗜酸性肺炎、哮喘、变应性支气管肺真菌病（ABPM）。Chowdhary等回顾了143例非曲霉菌引起的ABPM，结果发现普通裂褶菌占11%，仅次于白念珠菌和双极化菌。2015年Toshiaki Tsukatani等回顾了27例鼻窦炎，其中过敏性真菌性鼻窦炎有7例，临床表现为鼻塞、流涕。部分患者同时有过敏性鼻炎和哮喘，因此有学者提出了普通裂褶菌感染引起的过敏性鼻窦支气管真菌病（*S. commune*-associated sinobronchial allergic mycosis，SAM）综合征的概念。

【诊断要点】

1.普通裂褶菌感染的诊断要点

（1）常见的呼吸道疾病：包括鼻炎、鼻窦炎、支气管肺炎等临床表现。

（2）接触史：腐烂树木接触史及野生菌类接触史。

（3）真菌学证据：任何在培养基上长出白色、生长迅速、无子实体的、具有透明分支分隔菌丝的菌株应高度怀疑为普通裂褶菌，特征性的钉状突起和锁状联合有助于鉴定，临床培养标本较少见，必须进行分子生物学鉴定（ITS和D1/D2区域测序）或质谱分析MALDI-TOF MS。

2. ABPM的诊断标准10条　①当前或既往哮喘病史或哮喘症状；②外周血嗜酸性粒细胞增多（＞500个/mm³）；③血清总IgE水平升高（＞417IU/ml）；④丝状真菌的即刻皮肤超敏反应或特异性IgE阳性；⑤丝状真菌的沉积素或特异性IgG阳性；⑥痰培养或支气管灌洗液中的丝状真菌生长；⑦支气管黏液栓中存在真菌菌丝；⑧CT显示中央支气管扩张；⑨基于CT/支气管镜检显示中央支气管存在黏液栓或黏液栓咳痰史；⑩CT显示支气管内高密度黏液。

3. SAM诊断要点

（1）基本情况2点　①支气管嗜酸性黏液嵌塞，伴/不伴哮喘；②涉及多个鼻窦的嗜酸性黏蛋白，有/无鼻息肉。

（2）主要标准2条　①支气管或鼻窦标本培养阳性；② *S. commune* 特异性IgE和（或）IgG的阳性。

（3）次要标准2条　①嗜酸性粒细胞增多和（或）血清IgE升高；②ABPM和（或）过敏性真菌性鼻炎和鼻窦炎的阳性影像学证据。

【鉴别诊断】

ABPM和SAM主要与变态反应性支气管肺曲霉病（ABPA）或不明原因的

嗜酸性粒细胞肺炎鉴别。

【防治】

普通裂褶菌感染的治疗主要是使用抗真菌药物、手术治疗以及针对过敏性疾病的糖皮质激素治疗。抗真菌药物方面，体外药敏提示艾沙康唑、伊曲康唑、伏立康唑、泊沙康唑、两性霉素B的MIC值较低，而氟康唑和氟胞嘧啶较高，抗真菌药物是侵袭性感染的基本治疗，但对过敏性鼻窦炎的疗效存在争议或无明显的临床获益，采用伊曲康唑治疗普通裂褶菌引起的ABPM可能有益。手术治疗包括针对鼻窦炎的纤支镜下或内镜下鼻窦手术清除和引流，其中过敏性鼻窦炎也需要清除堵塞的过敏性黏液和病变肥厚的鼻窦黏膜，针对肺部普通裂褶菌感染可以采用支气管镜检查清除痰栓及手术切除病灶。针对过敏性鼻炎和鼻窦炎及ABPM，可以系统或局部使用糖皮质激素以减少疾病的活动性，预防主要是尽量避免接触普通裂褶菌等变应原，脱离过敏环境对于控制患者症状、减少急性发作非常重要。

（林元珠）

第9章

烧伤患者的真菌感染

【概述】

1.定义 烧伤真菌感染（fungal infection in burns）是烧伤的一种严重并发症，是各种类型的真菌在重症烧伤患者的创面、内脏器官、血液及其他组织定植并生长，诱发局部或全身炎症反应，并造成机体细胞与组织实质性的损害。2021年经各领域专家讨论将其命名为烧伤侵袭性真菌感染（invasive fungal infection after burn injury）。

2.流行病学特点 严重烧伤患者是真菌感染的高发人群，由于机体皮肤黏膜屏障受损，免疫功能紊乱，气管切开插管、机械通气等介入治疗，广谱高效抗生素的广泛应用，肠外静脉营养支持，有创监测措施的应用，烧伤真菌感染的发生率明显增高，同时医务人员对烧伤后侵袭性真菌感染的重视及微生物实验室检测技术的进步，使得烧伤侵袭性真菌感染的检出率明显增加，近年来国内报告为20%～25%，世界各地烧伤中报告为6.3%～44%。

3.常见致病真菌 念珠菌属是烧伤真菌感染的常见菌，其次是曲霉菌和毛霉菌、双相型真菌（如组织胞浆菌）、新型隐球菌等，近年罗高兴等统计烧伤患者中最多见的真菌感染菌种为热带念球菌（42.1%）、白念球菌（10.5%）和光滑念珠菌（7.9%）。

【临床特点】

1.全身状况 患者表现为稽留热，一般在39℃以上，少数患者为弛张热，晚期或临终前可出现低体温。意识异常，或者是谵妄、躁动等兴奋型，或者是嗜睡、意识淡漠或意识恍惚等抑制型。较多患者有兴奋与抑制交替表现即时明时暗现象，晚期可出现昏迷。呼吸浅快或深大，可发生低氧血症。肺部侵袭性真菌感染时痰液黏稠呈胶冻状，口腔黏膜和咽部及舌部是白念珠菌好发部位，有时其损害延伸至喉头、食管，患者常伴有吞咽困难、进食易呛、食欲低下、恶心、腹胀、水样腹泻或黏液样便，口腔黏膜可出现溃疡或伪白膜，小儿者尤为明显。可出现尿频、尿急、尿痛，可有尿液浑浊。心率增快与患者发热相关，如心脏实质受到真菌侵袭可出现心律失常，高热时较少发生肌肉震颤。真菌通过血液等途径传播至肺或肝、肾、脾、脑、血管、眼形成小脓肿感染灶，并出现与侵犯脏器相关的临床表现，如化脓性栓塞性静脉炎、心内膜炎、眼底视网膜病变，玻璃体呈灰白色混浊，患者往往诉视力下降，曲霉菌、毛霉菌感染主要致病作用是侵犯动脉血管，易造成血管内膜损害，形成血栓、菌栓、梗死和出血，使皮下及肌肉组织广泛缺血和坏死，病情急剧变化，死亡率高。

2.创面情况　　在烧伤成痂创面出现霉点及色泽不同的毛状物生长，有时创面加深呈虫蚀样改变，有时有圆形成不规则形状的黑褐斑或坏死斑，创面快速进行性加深，呈豆渣样或奶酪样坏死，伴深部肌肉坏死和（或）肢体远端坏死，创面外观类似健康肉芽但触之出血，表面有薄层黏液状分泌物附着，移植皮片虽成活但无法生长扩展最终被溶解。在正常皮肤上可见细小出血点或弥散性红斑样结节，创周炎症明显。创面出现大量念珠菌往往是烧伤患者终末期的征象之一。

3.抗生素治疗效果　　重症烧伤患者敏感抗生素治疗3～5天后，发热、意识异常，咳嗽和肺部体征等全身症状及创面皮损情况无好转，或好转后再次出现上述症状加重。

以上三方面是诊断烧伤侵袭性真菌感染的特征性临床表现。

【诊断要点】

1.宿主易感因素　　①严重烧伤患者的皮肤屏障破坏，体表存在大量有利于各种微生物生长的变性坏死组织，患者因卧床，创面受压，渗液多时导致局部创面潮湿、温热，为真菌生长提供了有利条件，机体免疫功能低下，以老年人、儿童为多见；②患者原有免疫紊乱相关疾病（如糖尿病、自身免疫性疾病、长期服用糖皮质激素等免疫抑制剂等）者，应用广谱强效抗生素5～7天甚至更长时间，气管切开或插管超过2周，连续机械通气1周以上，行有创监测，深静脉置管，肠外营养支持2周以上；③连续住院时间在4周以上；④其他因素等。

具有以上因素的重症烧伤患者常规治疗过程中患者全身状况未随治疗而好转，出现高热、意识改变及全身多器官及组织病变，创面损伤进行性加重、恶化，出现霉斑坏死及肢端坏死等表现时即高度倾向于烧伤侵袭性真菌感染的诊断。

2.实验室检查

（1）荧光真菌镜检：可见创面分泌物、气道分泌物、尿液、粪便标本等2种或2种以上标本中或同种标本连续2次检出真菌菌丝，在支气管肺泡灌洗液标本中检出菌丝，在痰或支气管肺泡灌洗液标本中检出隐球菌、肺孢子菌包囊、滋养体或菌内小体。

（2）真菌培养：在创面分泌物、气道分泌物、尿液、血液、导管等2种或2种以上标本中，或同种标本连续培养2次分离出同种真菌；行痰液和支气管肺泡灌洗液真菌培养菌量分别大于10^6cfu/ml和10^4cfu/ml数量级；尿液和粪便标本真菌培养，菌量分别大于10^5cfu/ml和10^5cfu/g数量级，应用沙氏培养基阳性率较高。

（3）组织学检查：本项检查是诊断侵袭性真菌感染的金标准，在创面尤其是创面与正常组织交界处的活检标本中，有真菌菌丝侵入未烧伤组织：血管周围可见真菌，过碘酸希夫染色阳性。

（4）影像学及其他相关检查：胸部X线片或CT结果提示肺部病变，经抗菌药物治疗无好转或肺部出现新的非原发病浸润影。侵袭性念珠菌肺部感染可表现为结节实变影和（或）大片状实变，少有空洞形成。侵袭性曲霉菌肺部感染可表现为早期胸膜下密度增高的结节实变影和（或）楔形实变影、团块状阴影，病灶周围可有晕轮征，数天后肺实变区液化坏死，出现空腔阴影或空气新月征。血行感染或由肺部感染发生播散者，多呈弥漫性粟粒状阴影。

血常规中性粒细胞比例低于正常值下限，或中性粒细胞比例骤然下降。检测血液标本真菌细胞壁成分1,3-β-D-葡聚糖（G试验），结果连续2次阳性。检测血液或呼吸道标本曲霉半乳甘露聚糖（GM试验），连续2次吸光度值大于0.8或者单次大于1.5。应用真菌18S转运RNA、核糖体DNA等特异性引物扩增（PCR法），可检出特异性阳性条带。

【诊断分级】

1.确诊 满足以下任何一项，即可确诊为烧伤侵袭性真菌感染：①组织学检查阳性；②严重烧伤患者除宿主易感因素及临床表现外，有明确的微生物学证据；③严重烧伤患者除宿主易感因素及临床表现外，影像学及其他相关检查中任意两项为阳性。

2.疑诊 除宿主易感因素及临床表现以外，无组织学和微生物学证据，仅影像学及其他相关检查中有一项阳性。

3.拟诊 仅有宿主易感因素及临床表现，缺乏其他相关证据。诊断分级详情见表9-0-1。

表9-0-1 烧伤后侵袭性真菌感染的诊断分级

分级	宿主因素	临床表现	微生物检查	影像学及其他相关检查	组织学检查
确诊					＋
	＋	＋	＋		
	＋	＋			
	＋	＋			
疑诊	＋	＋			5项中2项＋
拟诊	＋	＋		·	5项中1项＋

注："＋"表示检查结果阳性，"—"表示检查结果阴性或未检查，"±"表示检查结果可有可无；"5项"检查指影像学、血液中性粒细胞、血液1,3-β-D-葡聚糖、血液或呼吸道曲霉半乳甘露聚糖、真菌特异性引物扩增

【鉴别诊断】

　　在烧伤侵袭性真菌感染的诊断中，尤应重视与烧伤后全身性细菌感染或创面脓毒症等进行鉴别诊断（图9-0-1，附页彩图9-0-1）。后者指细菌微生物通过

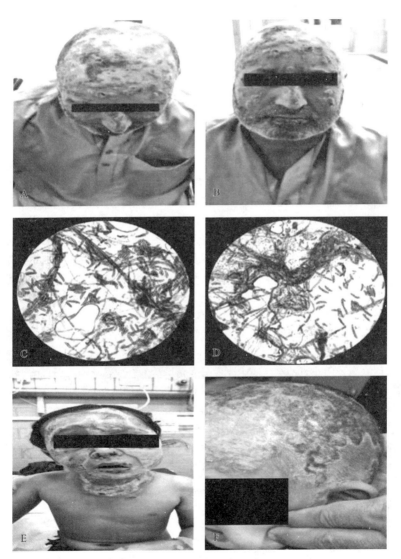

图9-0-1　烧伤侵袭性真菌感染

A、B.病例1：44岁男性感染镰刀菌；C、D.显微镜检查发现新月形大孢子虫；E.病例2：5岁男孩面部和颈部病变；F.病例3：2.5岁男孩头皮烧伤

侵入烧伤创面、呼吸道、消化道、导管等侵入周围正常组织、血管、淋巴管及血液，同时释放大量LPS到血液循环中，出现严重毒血症样临床症状，血培养往往呈阴性。创面周围组织活检时菌量大于10^7CFU/g数量级，有血管炎或血管周围炎表现。创面分泌物、痰液、血液、尿液、导管等标本细菌微生物学检查结果阳性，有时也呈阴性。

【防治方法】

1.一般预防　保持创面清洁干燥，及时封闭创面。合理应用抗生素，尤其应做到及时停用，避免多联广谱抗生素的长期使用。标明动静脉导管置管时间，尽量减少不必要的留置。每天检查及护理置管部位2次，5～7天更换置管部位，经烧伤创面置管时，必须保持局部清洁干燥，每天护理4次。尽可能缩短气管插管及机械通气时间，加强吸痰等操作时的无菌观念，每天2次行清洁消毒，气管切开局部更换敷垫、湿化气道处理；如切开处为烧伤创面，每天进行4次清洁消毒并更换敷垫、湿化气道。注意消化道缺血缺氧性损害的预防与治疗；重视早期肠道喂养，对有明确宿主易感因素患者，伤后第3天起口服双歧杆菌等肠道微生物生态制剂，维护菌群平衡。注意纠正烧伤后代谢紊乱，充分利用肠内外途径进行营养支持。积极治疗基础疾病，如糖尿病、免疫功能低下疾病、慢性肺部疾病等。在病情许可条件下，尽量避免长期应用糖皮质激素等抑制机体免疫功能的药物。应用Ig、重组人粒细胞集落刺激因子（G-CSF）、α胸腺五肽、尿胰蛋白酶抑制剂等，积极纠正烧伤后免疫功能紊乱，尤其是烧伤休克期后的免疫功能低下。

2.烧伤侵袭真菌的预防治疗　抗真菌药物包括多烯类、唑类、棘白菌素类、氟胞嘧啶类等。目前临床预防侵袭性真菌感染的药物主要有唑类及棘白菌素类。唑类抗真菌药物通过竞争性抑制细胞色素P-450依赖酶——14α-羊毛脂醇脱甲基酶，阻止真菌细胞膜主要成分麦角甾醇的合成，从而抑制真菌生长繁殖。棘白菌素类抗真菌药物通过非竞争性抑制真菌细胞壁重要成分1,3-β-D-葡聚糖的合成，进而破坏细胞壁的完整性，导致真菌细胞溶解。多烯类的两性霉素B及其脂质体是治疗侵袭性真菌感染的经典药物，抗菌谱广，疗效确切，但严重的毒性作用和不良反应，导致其临床应用逐渐减少；氟胞嘧啶具有肾毒性作用，目前较少单独用于侵袭性真菌感染的治疗。

以下列项为确切的侵袭性真菌感染宿主易感因素，建议烧伤后7天进行经验性预防治疗，疗程为1～2周：①重度烧伤特别是烧伤总面积大于50%，或者Ⅲ度烧伤面积大于30% TBSA的患者；②2种以上广谱强效抗生素连用5天以上，且不能立即停药者；③连续动静脉置管2周以上者；④气管切开2周以上或机械通气1周以上者；⑤连续应用糖皮质激素1周以上者；⑥年龄大于65岁者；⑦合并吸入性损伤、糖尿病及免疫相关性疾病者等。

（1）口服用药

1）氟康唑：每次服用400mg，每天1次，能较好地预防大部分的念珠菌和隐球菌感染，对球孢子菌、类球孢子菌、孢子丝菌和组织胞浆菌也有很好的预防作用。氟康唑组织分布广泛，在全身尤其是脑脊液及尿液中具有较高的浓度。口服不受进食影响，生物利用度高，肝肾安全性好。

2）伊曲康唑口服液：预防剂量每次200mg，每天1次，首次剂量可加倍（400mg）。其抗菌谱广，对念珠菌、隐球菌、曲霉菌等均有较好的预防作用。

3）伏立康唑：首次剂量400mg，2次/天；之后每次200mg，每12小时口服1次。对曲霉菌、隐球菌、念珠菌均有活性。

（2）静脉用药

1）氟康唑：每次400mg，首剂400mg，1次/天。

2）伊曲康唑：200mg，1次/天。

3）伏立康唑：首次剂量6mg/kg，2次/天；之后4mg/kg，2次/天。

4）卡泊芬净或米卡芬净：50mg，1次/天；卡泊芬净的首次剂量为70mg。

（3）静脉口服序贯用药：根据早期应用广谱强效药物的原则，对部分有可能发生侵袭性真菌感染的特殊患者，烧伤后早期先静脉给药，3～5天后再改为口服制剂。

3. 烧伤侵袭性真菌感染的监测　包括患者体温、意识、创面、血常规等。对怀疑有侵袭性真菌感染的患者，应及时取创面分泌物、中段尿、支气管肺泡灌洗液、痰液等标本反复连续送检；进行G试验及GM试验检查；尽可能连续多次采集痂下组织标本送显微镜检查；连续多次行胸部影像学检查，尽早找到真菌菌丝等侵袭性真菌感染的证据。对送检标本进行真菌培养、鉴定及药物敏感试验，尽早明确感染菌种和可能的敏感药物。

4. 烧伤侵袭性真菌感染的治疗

（1）经验性治疗

1）调整或停用广谱抗生素：一旦确诊或怀疑有侵袭性真菌感染，应及时停用广谱抗生素。加强对血液等标本的细菌学监测，为存在真菌、细菌混合感染患者选用有针对性的窄谱抗生素。

2）静脉用药

氟康唑：每次400mg，首剂800mg，每天1次；14天后可改为口服，每次400mg、每天1次。

伏立康唑：第1天6mg/kg、每12小时1次，之后4mg/kg、每12小时1次给予维持。

卡泊芬净：首次负荷剂量为70mg，维持剂量为每天50mg，输注时间不得少于1小时。

米卡芬净：首次负荷剂量为100～150mg，之后维持剂量为每天50mg。用药疗程建议延续至侵袭性真菌感染征象消失后1～2周。

（2）创面用药：①1%克霉唑冷霜：10～40g/L克霉唑二甲基亚砜制剂或新鲜配制的10万U/ml制霉菌素混悬剂等，涂擦创面可较好地抑制局部真菌生长与增殖。②2%酮康唑霜剂或10g/L混悬液，每天涂擦2～3次，对创面念珠菌和曲霉菌感染有一定的预防效果。

（3）免疫调节治疗：通过提高宿主的免疫功能，如增加中性粒细胞、巨噬细胞等免疫细胞的数量及活性而提高机体抗真菌能力；给予G-CSF、巨噬细胞集落刺激因子（M-CSF）、粒细胞巨噬细胞集落刺激因子（GM-CSF）、胸腺素、白介素IL、新鲜血浆及粒细胞等。

（4）针对性治疗：对有明确侵袭性真菌感染宿主因素或怀疑侵袭性真菌感染患者要定期进行各种标本的真菌培养及药物敏感试验。在真菌培养结果出来后、药物敏感试验结果出来前，应有针对性地选择静脉用抗真菌药物进行全身性治疗。白念珠菌、热带念珠菌、近平滑念珠菌等对氟康唑敏感应作为首选，光滑念珠菌选择氟康唑治疗需要加大剂量。也可以选择其他唑类或棘白菌素类药物进行治疗；针对克柔念珠菌可选择伏立康唑、卡泊芬净、伊曲康唑等治疗；曲霉菌感染首选伏立康唑，备选棘白菌素类药物、两性霉素B（对土曲霉菌耐药）或伊曲康唑；接合菌纲（犁头霉菌、毛霉菌、根霉菌等）感染选用两性霉素B或泊沙康唑，必要时应联合外科治疗。

（5）靶向治疗：根据真菌培养及药物敏感试验结果，及时选用有针对性的敏感抗真菌药物进行全身治疗。建议在侵袭性真菌感染各种表现消失后2～4周停药）。

（6）外科治疗：一旦明确创面侵袭性真菌感染，特别是曲霉菌或毛霉菌感染，应迅速果断地彻底清除感染病灶，充分冲洗创面，在局部应用抗真菌药物。根据创面情况选择自体皮、异体（种）皮、人工皮等封闭创面，或直接行暴露、半暴露治疗，尽可能保持创面干燥。静脉应用抗真菌药物进行全身治疗。

（闫丽敏　孟令敏）

第10章

获得性免疫缺陷综合征患者的真菌感染

【概述】

获得性免疫缺陷综合征（acquired immunodeficiency syndrome，AIDS）又称艾滋病，于1981年在美国首次被发现，其病原体为人类免疫缺陷病毒（human immunodeficiency virus，HIV）。2022年全球有3900万艾滋病感染者；2980万人正接受抗逆转录病毒治疗；130万新艾滋病感染者；63万人死于艾滋病相关疾病。根据我国国家卫生健康委员会的统计数据，截至2022年底，全国（不含香港、澳门特别行政区和台湾地区）累计报告艾滋病感染病例超过117万例。2022年，新增艾滋病病例5.2万人，死亡1.92万人。目前，艾滋病已成为严重威胁我国公众健康的重要公共卫生问题。艾滋病患者由于严重的免疫缺陷而易于并发各种机会感染，是侵袭性真菌感染的高危人群，也易于出现较严重的浅表真菌感染。防治真菌感染，已成为关系到艾滋病治疗成败的重要因素之一。

侵袭性真菌病（invasive fungal disease，IFD），也称为侵袭性真菌感染（invasive fungal infection，IFI），是指真菌侵入人体后，在包括血液在内的各组织中生长繁殖而导致以炎症反应、组织损伤和器官功能障碍等病理生理改变为特征的疾病。IFD常是HIV感染患者进入艾滋病期的重要表现，HIV感染不仅给IFD的诊治带来了挑战，还增加了患者的死亡风险。虽然抗反转录病毒治疗（antiretroviral therapy，ART）通过重建机体免疫功能而降低患者并发真菌感染的风险，但是IFD仍是影响艾滋病患者预后及生存质量的主要原因之一，也是艾滋病患者常见的机会性感染和死亡原因。IFD多发生于免疫功能高度抑制的艾滋病患者。研究发现，$CD4^+$ T淋巴细胞计数 <200 个/μl 的患者合并IFD的发生率明显高于 $CD4^+$ T淋巴细胞计数 ≥ 200 个/μl 的患者，IFD主要发生于 $CD4^+$ T淋巴细胞计数 <100 个/μl 的患者。

几乎所有已发现的致病性真菌均可在艾滋病患者中引起IFD。艾滋病患者中的IFD多由条件致病真菌引起，最常见的病原菌为念珠菌、肺孢子菌、隐球菌、马尔尼菲篮状菌和曲霉菌。最常见的为白念珠菌，但是随着氟康唑在临床的大量应用，白念珠菌的分离率有所下降，对氟康唑敏感性差的光滑念珠菌、热带念珠菌、近平滑念珠菌、克柔念珠菌的分离率有所提高。球孢子菌也是常见的致病菌之一。

HIV /AIDS患者并发浅部真菌病的主要致病菌种是以白念珠菌、红色毛癣菌为代表的念珠菌属及皮肤癣菌属真菌。

【临床表现】

在艾滋病患者中，真菌感染累及各个组织器官，临床表现多样，皮肤、肺及中枢神经系统是最常累及的部位。系统性真菌感染常呈急性过程，表现为快速进展的肺炎、真菌血症、中枢神经系统感染和播散性感染。但这些真菌感染的临床表现缺乏特异性，需根据患者真菌感染的危险因素、临床表现和病原体检测结果进行综合考虑。

1.念珠菌病 艾滋病念珠菌感染多发生于黏膜，系统感染少见且发生很晚。白念珠菌是引起HIV感染者皮肤黏膜损害最为常见的菌属。有90%以上的HIV感染患者会发生黏膜疾病，而口腔念珠菌病或鹅口疮在70%的患者中为首发表现之一。患者可以无症状，有些患者主诉味觉变化，烧灼感或口干。临床上有几种不同的表现，假膜形成最为常见，表现为覆盖在颊黏膜、舌部、腭部和口咽部的凝乳状白膜，很容易从黏膜表面刮去。其次为红斑、口角炎及不能拭去的念珠菌性白斑。此外，还有少数表现为萎缩或肥大性舌炎、唇炎、弥漫性的念珠菌间擦疹及念珠菌性龟头炎。口腔黏膜的念珠菌感染可以下延至胃肠道，口咽部念珠菌病是HIV感染进展的一个标志。食管念珠菌病是最为常见的并发症，常表现为吞咽异物感、吞咽困难和吞咽时疼痛，它可以明显影响患者的营养。呼吸系统症状如痰多、慢性咳嗽和声音嘶哑也很常见。念珠菌也可以感染甲和甲周组织，引起念珠菌性甲沟炎。儿童HIV感染者的念珠菌病常发生于尿布部位、腋下及颈部皱褶处。HIV感染的妇女还会出现阴道念珠菌病即念珠菌阴道炎，表现为外阴瘙痒、灼痛，可伴有尿频、尿急、白带增多，呈白色浓稠凝乳样或豆腐渣样。念珠菌随血源播散造成播散性念珠菌血症，发热常超过38℃，偶有寒战，可累及不同器官，造成脑膜炎、脑炎、心肌炎、心内膜炎、骨髓炎、关节炎、肌炎、眼内炎。累及皮肤，常表现为边缘清楚的痛性红色丘疹、深部脓肿、蜂窝织炎、结节等，血小板减少者可有紫癜。

2.隐球菌病 隐球菌病是一种由隐球菌感染引起的深部真菌病，可累及全身多个系统，具有高致死性和高致残性的特点。隐球菌病是艾滋病患者常见的机会性感染，是其主要致死原因之一。晚期艾滋病患者群由于免疫力极度低下，感染隐球菌后极易播散到不同部位，引起播散性隐球菌病。中枢神经系统和呼吸系统是最常见的受累部位。隐球菌性脑膜炎是隐球菌最常见的发病形式，表现为头痛、发热、恶心呕吐、脑神经病变、意识改变、记忆力减退、脑膜刺激征、复视、视力障碍和视盘水肿等，前3种临床表现最常见，通常为亚急性起病。此外，还会出现隐球菌抗原血症，即血液中可检测出隐球菌抗原，而患者缺乏临床症状和体征，脑脊液检测结果也没有异常发现的一种感染状态。艾滋病患者合并肺隐球菌病时常表现为咳嗽、咯痰、呼吸困难、胸痛、发热和体重减轻等，严重者也可能出现咯血和急性呼吸窘迫综合征等。此外，隐球菌还可以侵袭淋巴结、眼部、生殖器官、泌尿道、甲状腺、肾上腺、头颈部、乳房、骨骼和关节、肌肉等部位，但表现均不特异。皮肤隐球菌病在临床上的表现多种多样，可能表现为溃疡、大片红斑、痤疮、紫红色结节，伴或不伴病变周边水肿及疼痛。通常为单个病变，大小由直径几毫米到几厘米不等，部分病例也表现为多个病变融合成大片，四肢比躯干更常见。艾滋病患者通常很少发生原发性皮肤隐球菌病，多为播散型隐球菌病的皮肤病变。

3.肺孢子菌肺炎 肺孢子菌肺炎（pneumocystis pneumonia，PCP）是由耶氏肺孢子菌引起的呼吸系统真菌感染性疾病，是艾滋病患者死亡的主要原因之一，在艾滋病患者中60%～85%的病例会发生此病。与非艾滋病患者相比，艾滋病合并PCP患者潜伏期更长，在4周左右；疾病进展更缓慢，以亚急性起病最为常见。患者有发热症状，多为中度发热，也可高热。咳嗽，通常为干咳，气短和活动后加重，可有发绀、进行性呼吸困难、体重下降、盗汗、淋巴结肿大、全身不适，可持续数周至数月，症状逐渐加重，并且在病情稳定阶段有突然恶化的风险，严重者可发生呼吸窘迫。肺部阳性体征少，双侧肺部可闻及湿啰音，体征与疾病的严重程度往往不成比例。在无其他病原体感染或肿瘤的情况下，常不伴胸腔积液。如出现胸腔积液，往往提示合并细菌性肺炎、肺结核或卡波西肉瘤等其他肺部疾病的可能。

4.马尔尼菲篮状菌病 曾被称为马尔尼菲青霉菌病，好发于免疫功能严重低下的晚期艾滋病患者，误诊率和病死率高。马尔尼菲篮状菌是地方性条件致病菌，主要流行于东南亚国家和我国南方地区。马尔尼菲篮状菌病临床表现与器官受累情况有关，根据发病部位和特征，一般分为局限型和播散型。①局限型即该病局限于入侵部位，只引起个别器官发病，临床表现以原发病症状为主，如局部皮下结节、皮下脓肿等。②而艾滋病合并马尔尼菲篮状菌病多为播散型，典型临床症状包括发热，皮疹，体重减轻和肝、脾、淋巴结肿大等。既可累及皮肤及黏膜，也可累及呼吸系统、消化系统及淋巴系统等。皮肤及黏膜损害表现为脐凹样丘疹、结节、坏死性丘疹、痤疮样病变、毛囊炎和溃疡，其中脐凹样丘疹多见，类似于传染性软疣，常累及面部、耳部及四肢，偶尔累及生殖器。黏膜损伤与皮肤病变相似，常累及口腔、咽喉、消化系统和生殖器等。马尔尼菲篮状菌上呼吸道感染最常见的临床症状包括咽喉部疼痛、声音嘶哑、吞咽困难、咽喉部肿块和（或）黏膜溃疡、多个颈部和腋窝淋巴结肿大。内镜检查发现咽喉部溃疡和（或）肿块。马尔尼菲篮状菌下呼吸道感染可表现为发热、咳嗽、咳痰、胸痛和呼吸困难，部分患者可发展为呼吸衰竭。痰液以白色最为常见，偶见黄痰及痰中带血。听诊呼吸音减弱，可闻及湿啰音。马尔尼菲篮状菌侵犯消化系统时，常见的消化道症状有腹痛、腹胀和腹泻，部分患者出现便血或柏油样便，此外，可伴有发热、贫血、体重减轻等全身症状。查体偶可见腹部轻度压痛。当马尔尼菲篮状菌侵袭肝脏，患者可有发热、腹胀和肝大等临床表现，部分可合并肝功能不全，包括血清AST、ALT、ALP和总胆红素水平轻度至中度升高。艾滋病合并马尔尼菲篮状菌病患者可出现淋巴结肿大，包括浅表淋巴结肿大、腹腔淋巴结肿大、肺门或纵隔淋巴结肿大等。肿大的淋巴结质地较硬，无粘连及压痛。此外，还可以侵犯神经系统、骨骼、眼等。

5.曲霉病　曲霉为条件致病菌，当机体免疫功能受到抑制或损伤时，特别是外周血中性粒细胞缺乏超过2周时更易被感染。艾滋病继发曲霉感染的患者，常伴有极低的$CD4^+$ T细胞水平，并且同时会发生其他艾滋病机会性感染。侵袭性曲霉病在HIV感染者中罕见，可影响包括肺、脑、心脏、肾脏、鼻窦在内的多个组织器官，最常见的表现为发热、咳嗽、疼痛和局部组织出血坏死。曲霉菌侵袭肺血管时可出现咯血，侵袭脑血管时可导致脑血管栓塞。曲霉菌性眼内炎和鼻窦感染可进展为颅内感染。而非侵袭性曲霉病，病灶大多出现在免疫功能相对正常的肺部，可无症状（如曲霉菌球），或因混合有曲霉菌的黏液堵塞气道而表现为呼吸困难、喘息等气道阻塞症状。原发性皮肤曲霉菌感染发生于靠近中央静脉导管的胶布下面，或为播散性感染。皮损表现为肤色至粉红色类似传染性软疣的、脐凹状白色丘疹。HIV感染者曲霉病的病死率极高，尤其是合并其他机会性感染或肿瘤者。

6.组织胞浆菌病　组织胞浆菌病是艾滋病患者最为常见的地方性真菌病。95%的艾滋病患者组织胞浆菌病可以播散，约17%的患者有皮肤损害。症状不具特异性，淋巴结肿大、肝脾肿大、咳嗽、呼吸困难、发热、疲劳、体重减轻、腹泻腹痛等均可出现。皮损包括红色丘疹、脓疱性毛囊炎、广泛的溃疡、丘疹坏死性损害、湿疹性的丘疹和斑块、多形红斑和酒渣鼻样损害。最常见皮损是半球形的、肤色或色素减退性丘疹，中央有脐凹，类似于传染性软疣。皮损最常发生于面部，其次是四肢及躯干。10%～20%的患者出现败血症休克、肝肾衰竭、弥散性血管内凝血（DIC）、脑膜炎等。

7.球孢子菌病　球孢子菌病又称"沙漠热"，是双相二态性球孢子菌所致的地方性感染性疾病，好发于美国西南地区。但该病地域范围在逐渐扩大，发病率在上升。球孢子菌病是一种易并发于艾滋病等免疫抑制人群的致命真菌感染，传染性极高。艾滋患者群并发球孢子菌病的感染类型以累及肺部、血液系统等形成播散性感染为主，仅累及皮肤黏膜等形成浅部感染的病例罕见。

8.孢子丝菌病　在HIV感染者中，孢子丝菌病的局部感染可从肺或皮肤病灶播散到其他器官。肺孢子丝菌病皮肤表现非常少见，有传染性软疣样丘疹、蓝色蜂窝织炎斑块和（或）外耳道及鼻孔深在的脓肿。血行播散的皮损表现从丘疹到结节，这些损害可以破溃、溃疡或角化过度，常不侵犯手足掌及口腔黏膜。眼受累时可发生前房积脓、巩膜穿孔及葡萄膜脱出。其他受累器官包括关节、肺、肝脾、肠及脑膜。

9. 皮肤癣菌病　最常见的致病菌为红色毛癣菌。临床表现不典型，可呈弥漫性脱屑，可引起湿疹样改变似钱币状湿疹，可呈毛囊性丘疹像毛囊炎，可呈银屑病样斑块像寻常型银屑病。最多见的是弥漫性、脱屑样皮疹，持续时间长、境界不清，且病变范围往往并不局限一处，往往是体癣、股癣、足癣多种类型的皮肤癣菌病同时并发于同一患者，且皮疹性质也往往更严重。红色毛癣菌也可以引起近端甲下甲真菌病，几乎仅见于HIV感染者，因此，近端甲下甲真菌病是做HIV检测的一个指征。

10. 马拉色菌病　卵圆形马拉色菌可以引起最常见的花斑癣，在HIV/AIDS患者人群中引起的皮肤感染范围常较其在免疫正常人群中引起的皮损范围大，除引起皮肤脂溢部位出现类似的暗色或色素脱失斑片外，最常引起瘙痒性毛囊炎，表现为背部上侧和前胸，以及发生于肩部和肢体近侧端的小的、稀疏的、毛囊性的红色丘疹和毛囊性脓疱。在很多情况下，很难与其他类型的毛囊炎区别，如细菌性、寄生虫性、嗜酸性或炎症性毛囊炎。

【诊断】

艾滋病合并不同的真菌感染的诊断需要结合接触史、临床表现、实验室检查、影像学检查等。

艾滋病合并念珠菌病的诊断是通过临床表现、皮损真菌培养确诊。由于念珠菌是人体正常菌群之一，痰、粪便和阴道分泌物单纯培养阳性，只能说明有念珠菌存在，不能确诊为念珠菌病。查见卵圆形芽孢或孢子、假菌丝或菌丝往往提示为念珠菌，若查到大量出芽孢子、假菌丝或菌丝说明该菌处于致病状态。无菌体液标本如血液、脑脊液、腹水、胸腔积液、关节腔积液等培养阳性，或活检组织标本培养阳性且伴有组织侵袭证据，可作为侵袭性念珠菌病诊断的金标准。食管、肺念珠菌病通过痰及支气管肺泡灌洗液培养、内镜组织活检检出念珠菌可确诊。组织病理检查对于诊断也有重要意义。目前已在临床开展的分子生物学检测方法主要为病原体宏基因组学检测技术，又称二代测序技术，可以为疑难、少见感染病的病原学诊断提供依据。

分泌物或脑脊液等标本的墨汁染色是检测隐球菌的常用方法。隐球菌培养是确诊隐球菌感染的金标准，培养样本通常是脑脊液和血液，也可以是支气管灌洗液、痰或其他体液标本。常用于隐球菌荚膜抗原的免疫学检测方法有乳胶凝集试验、侧流免疫层析法及酶联免疫分析法等，其中前两种方法简单、快速，是目前临床上应用较为广泛的方法。组织病理学检查是诊断病变组织中隐球菌成分的金标准，敏感度高于墨汁染色。隐球菌分子生物学检测方法有多种，如染色体脉冲电泳、DNA指纹分类法、核酸探针技术、聚合酶链反应

（PCR）以及实时荧光定量聚合酶链反应（real-time FQ-PCR）等方法，对新型隐球菌及其变种具有高度的特异性，且不受治疗的影响。

肺孢子菌肺炎诊断金标准是通过镜检组织、支气管肺泡灌洗液或诱导痰查找病原体包囊（子孢子）和滋养体。使用PCR检测肺孢子菌核酸亦具有较好的敏感性和特异性。胸部X线检查可见双肺从肺门开始的弥漫性网状结节样间质浸润，肺部CT显示双肺磨玻璃状改变，13%～18%的患者同时合并细菌或分枝杆菌感染，肺部影像学可有相应表现。血气分析显示低氧血症，严重病例动脉血氧分压（PaO_2）明显降低，通常在60mmHg（1mmHg＝0.133kPa）以下。通常血乳酸脱氢酶＞5000mg/L。

马尔尼菲篮状菌病确诊依靠病原学培养。骨髓和淋巴结活检组织培养是最敏感的诊断方法，其次是皮损刮取物和血液培养。基于PCR的检测方法，具有较高的特异性。真菌1,3-β-D葡聚糖检测（G试验）对侵袭性真菌的诊断具有一定意义，但缺乏特异性。检测血清半乳甘露聚糖（GM试验）对艾滋病患者的马尔尼菲篮状菌感染具有一定的诊断价值。甘露聚糖蛋白（Mp1p）是马尔尼菲篮状菌细胞壁特异性多糖抗原，应用于马尔尼菲篮状菌感染诊断方面具有良好前景。组织病理学改变主要有肉芽肿性病变和坏死性病变，对标本进行瑞氏染色、吉姆萨染色、高碘酸希夫染色及六胺银染色镜检可作早期诊断。影像学检查也有一定的诊断意义。

曲霉病的确诊可以通过真菌培养，组织病理检查也有重要意义。无菌部位组织标本镜检或培养出曲霉仍是侵袭性曲霉病诊断的金标准。在侵袭性曲霉病发作期间，GM试验指数可随时间出现不同的变化模式，最常见的是其指数在治疗开始后下降，随后不久即出现反常增加，可能与真菌细胞释放抗原增加有关，而治疗失败的患者则呈持续阳性。影像学检查也有一定的参考价值。

标本培养出组织胞浆菌是诊断组织胞浆菌病的金标准。血培养需要在2级或3级生物安全实验室培养6周左右。ELISA检测尿液中荚膜组织胞浆菌半乳甘露聚糖抗原的方法敏感、特异且快速，已经广泛应用。还可以通过扩散试验或补体结合试验进行抗体检测。影像学检查可发现两肺弥漫性粟粒状网状结节。全血细胞减少，乳酸脱氢酶、肝酶、铁蛋白升高等亦可出现。

血清、体液中分离出球孢子菌是确诊艾滋病合并球孢子菌的金标准。疑似球孢子菌的培养需要在2级或3级生物安全实验室。ELISA检查抗球孢子菌IgM、IgG抗体，敏感性好，是重要的诊断手段。检测来自尿液、脑脊液、体液的球孢子菌抗原可诊断该病，灵敏度和特异度均较高，优于脑脊液培养和抗体检测。该病的影像学表现为两肺弥漫性粟粒样结节。

孢子丝菌直接镜检阳性率低，可行真菌培养或组织病理学检查。真菌培养初为乳白色酵母样菌落，后发展为咖啡色或黑色有褶皱的菌落。组织病理学早期病变为真皮非特异性肉芽肿，成熟皮损可见典型的"三区病变"：中央以中性粒细胞浸润为主的化脓区；周围由组织细胞、上皮细胞和多核巨细胞组成；外层多为浆细胞、淋巴细胞浸润。PAS染色可见圆形、雪茄形孢子和星状体。

考虑皮肤癣菌感染直接真菌镜检和（或）真菌培养即可明确诊断。怀疑马拉色菌感染除直接镜检、真菌培养外，还可行黑光灯（伍德灯）检查，皮损部位示淡黄色或淡褐色荧光。

【治疗与预防】

1.念珠菌病　口腔念珠菌感染首选制霉菌素局部涂抹加碳酸氢钠漱口水漱口，疗效欠佳时选用口服氟康唑100～200mg/d，共7～14天。对于食管念珠菌感染，则口服氟康唑100～400mg/d，不能耐受口服者静脉注射氟康唑100～400mg/d进行治疗，疗程14～21天；或者伊曲康唑200mg，1次/天，或伏立康唑200mg，2次/天，口服，14～21天。单纯念珠菌性外阴阴道炎可局部使用外用唑类（克霉唑、咪康唑、氟康唑等）3～7天，或氟康唑150mg单剂治疗。

该病易复发，长期应用抗真菌药物，耐药比例上升，所以一般不主张预防性用药。对于合并口腔真菌感染的患者应尽快进行高效抗反转录病毒治疗（HAART），可在抗真菌感染的同时进行HAART。

2.隐球菌病　隐球菌脑膜炎的治疗原则：分诱导期、巩固期、维持期3个阶段进行治疗。诱导期治疗经典方案为两性霉素B＋氟胞嘧啶。两性霉素B从0.02～0.10mg/（kg·d）开始，逐渐增加剂量至0.5～0.7mg/（kg·d），两性霉素B不良反应较多，需严密观察。诱导期治疗至少4周，在脑脊液培养转阴后改为氟康唑（600～800mg/d）进行巩固期治疗，巩固期治疗至少6周，而后改为氟康唑（200mg/d）进行维持治疗，维持期至少1年，持续至患者通过抗病毒治疗后$CD4^+$ T淋巴细胞计数>100个/μl并持续至少6个月方可停药。

肺隐球菌感染：推荐使用氟康唑，400mg/d口服或静脉滴注，疗程12个月，如抗病毒治疗后$CD4^+$ T淋巴细胞计数>100个/μl，治疗1年后停止氟康唑维持治疗。艾滋病合并隐球菌肺炎的患者应在抗隐球菌治疗2周内尽早进行HAART。对于合并隐球菌脑膜炎的患者过早进行HAART可能会增加病死率，故HAART应考虑适当延迟，一般以正规抗隐球菌治疗后4～6周启动HAART为宜。

不论$CD4^+$ T淋巴细胞计数水平如何，所有HIV感染者均不建议对隐球菌感染进行药物预防（即一级预防），对$CD4^+$ T淋巴细胞计数<200个/μl的HIV感染者进行隐球菌抗原常规筛查可能是最佳预防策略。明确诊断为隐球菌感染的艾滋病患者，应在诱导治疗之后进行维持治疗（即二级预防），最常用的方案是口服氟康唑，直至达到以下目标后至少3个月：①患者ART依从性良好；②$CD4^+$ T淋巴细胞计数>100个/μl；③HIV病毒载量低于检测下限。如果病毒载量检测不可及，维持治疗应持续到患者ART依从性良好且$CD4^+$ T淋巴细计数＞200个/μl。多数情况下，维持治疗的疗程应至少1年。

3.肺孢子菌肺炎　①对症治疗：卧床休息，给予吸氧，注意水和电解质平衡。②病原治疗：首选复方磺胺甲噁唑（SMZ-TMP），轻中度患者口服甲氧苄啶（TMP）15～20mg/（kg·d），磺胺甲噁唑（SMZ）75～100mg/（kg·d），分3～4次，疗程21天，必要时可延长疗程。重症患者给予静脉用药，剂量同口服。SMZ-TMP过敏者可试行脱敏疗法。③替代治疗：克林霉素600～900mg，静脉滴注，每8小时1次，或450mg口服，每6小时1次；联合应用伯氨喹15～30mg，口服，1次/天，疗程21天。氨苯砜100mg，口服，1次/天；联合应用TMP 200～400mg，口服，2～3次/天，疗程21天。或喷他脒，3～4mg/kg，1次/天，缓慢静脉滴注（60分钟以上），疗程21天。④糖皮质激素治疗：中重度患者（PaO_2＜70mmHg或肺泡-动脉血氧分压差＞35mmHg），早期（72小时内）可应用糖皮质激素治疗，泼尼松40mg口服，2次/天，5天之后改为20mg口服，2次/天，5天后再改为20mg，1次/天，至疗程结束；静脉用甲泼尼龙剂量为上述泼尼松的75%。如患者进行性呼吸困难明显，可给予辅助通气。尽早进行HAART，通常在抗PCP治疗的2周内进行。

预防指征：$CD4^+$ T淋巴细胞计数＜200个/μl的成人和青少年，包括孕妇及接受HAART治疗者。预防药物选择：首选SMZ-TMP，一级预防为1片/天（1片剂量0.48g），二级预防为2片/天。若患者对该药不能耐受或者过敏，替代药品有氨苯砜。PCP患者经HAART治疗使$CD4^+$ T淋巴细胞增加到＞200个/μl并持续≥6个月时，可停止预防用药。如果$CD4^+$ T淋巴细胞计数又降低到＜200个/μl，应重新开始预防用药。

4.马尔尼菲篮状菌病　两性霉素B 0.5～0.7mg/（kg·d），静脉滴注2周，需严密观察不良反应；然后改为伊曲康唑200mg口服，2次/天，10周。轻型感染的治疗为伊曲康唑200mg口服，2次/天，8周，而后改为伊曲康唑200mg口服，1次/天，至$CD4^+$ T淋巴细胞计数＞100个/μl且持续6个月。替代方案：①诱导期，伏立康唑6mg/kg，每12小时1次，静脉滴注，1天，然后改为4mg/（kg·d），每12小时1次，静脉滴注，至少3天；②巩固期，伊曲康唑200mg口服，2次/天，不超过12周。伏立康唑400mg口服，每12小时1次，1天，然后改为200mg口服，每12小时1次，12周。

目前考虑到药物的长期毒性、相互作用以及经济成本，一级预防尚未广泛开展。二级预防首选方案：口服伊曲康唑200mg/d。建议所有完成抗马尔尼菲篮状菌治疗的患者都继续进行二级预防。已启动ART治疗的艾滋病患者，且$CD4^+$ T细胞计数多于100个/μl至少维持6个月后，可停止二级预防。当患者$CD4^+$ T细胞计数少于100个/μl时，应再次启动二级预防。

5.曲霉病

首选伏立康唑：①首日每次静脉滴注6mg/kg，每12小时1次；次日起每次静脉滴注4mg/kg，每12小时1次。②口服200～300mg/次，每12小时1次。

次选两性霉素B脂质体：3～5mg/kg，静脉输注，每日1次。艾沙康唑：200mg/次，口服，前2天每8小时1次，此后每日1次。两性霉素B脱胆酸盐：0.5mg/kg，静脉滴注，每日1次。

推荐尽早启动ART，不推荐对侵袭性曲霉病进行一级和二级预防。

6.组织胞浆菌病　艾滋病合并组织胞浆菌病用伊曲康唑单药或者伊曲康唑联合两性霉素B治疗。每8小时口服伊曲康唑200mg，服用3天后换成每12小时服用，至少1年；泊沙康唑和伏立康唑是二线治疗，疗效低于伊曲康唑，伊曲康唑耐药时可替代。中到重度患者诱导期静脉滴注两性霉素脂质体3mg/（kg·d），至少2周，维持期每8小时口服伊曲康唑200mg，3天后换成每12小时服用，至少1年，出现血培养阴性、组织胞浆菌血清抗原＜2ng/ml，$CD4^+$ T细胞计数＞150个/μl至少6个月时方可停止治疗。如果艾滋病患者出现$CD4^+$ T细胞计数＜150个/μl需要重新给药。对于组织胞浆菌脑膜炎，给予两性霉素B脂质体5mg/（kg·d），4～6周后口服伊曲康唑200mg，2～3次/天，至少1年，直至脑脊液正常。

高流行区$CD4^+$ T细胞计数＜150个/μl的患者预防性每天口服伊曲康唑200mg，可降低患病风险。

7.球孢子菌病　氟康唑是一线药物。对于血清学检测阳性、无临床症状、$CD4^+$ T细胞数＜250个/μl的患者，每天口服氟康唑400mg。对于重度、弥散性肺疾病或全身播散性疾病、唑类药物无法耐受的患者每天静脉滴注两性霉素脂质体3～5mg/kg＋口服氟康唑400mg。临床症状有所好转时，换成单药治疗，口服氟康唑400mg/d，临床症状消失、血清学结果转阴、$CD4^+$ T细胞数＞250个/μl至少6个月时方可停药。

该病易复发，复发率在33%～80%。一般不推荐预防性给药，但在流行区居住或者有流行区旅游史的患者应该每年或者每两年进行胸片、血清学检查。

8.孢子丝菌病　首选唑类药物，次选多烯类药物，两性霉素B脂质体联合伊曲康唑进行序贯系统性抗真菌治疗是目前主要的治疗方案，伏立康唑、泊沙康唑等新型三唑类药物，以及包括卡泊芬净在内的棘白菌素类抗真菌药物也可作为选择。

9.皮肤癣菌病　HIV/AIDS患者并发皮肤癣菌病的治疗，除了及时外用联苯苄唑乳膏等抗真菌治疗外，须联合系统性抗真菌治疗（如伊曲康唑口服，100mg/d，持续用药14天）。

10.马拉色菌病　需系统性使用唑类抗真菌药。

真菌感染是艾滋病患者最常见的机会性感染，是患者死亡的主要原因，尤其是CD4$^+$ T细胞计数低下的患者对治疗反应慢，真菌清除率低，且极易复发。所以，需要临床医师快速、准确地作出诊断，给予有效合理抗真菌治疗，把握抗病毒治疗时机，监测药物不良反应，预防疾病复发，从而降低艾滋病合并真菌感染的发病率、死亡率，减轻疾病负担。

（崔　瑜）

第11章

器官移植患者的真菌感染

　　器官移植主要包括实体器官移植（solid-organ transplantation，SOT）和造血干细胞移植（hematopoietic stem cell transplantation，HSCT），相关的真菌病包括浅部真菌病、深部真菌病、侵袭性或系统性真菌病，其中皮肤真菌病（浅部和深部真菌感染）对患者危害相对小，研究较少。2017年，Muneeb Ilyas等讨论了SOT受者的皮肤真菌感染包括酵母菌（念珠菌、马拉色菌、隐球菌、毛孢子菌）地方性双相型真菌（球孢子菌、组织胞浆菌、芽生菌）丝状真菌［皮肤癣菌，特别是红色毛癣菌和犬小孢子菌、曲霉、毛霉、根霉、根毛霉、镰刀菌、暗色真菌（包括弯孢霉和链格孢霉）］。2003年，A. Tülin Güleç等分析了102例肾移植患者的浅表皮肤真菌感染，发现花斑糠疹是最常见的真菌感染（36.3%），其次是皮肤-口腔念珠菌病（25.5%）、甲癣（12.7%）和真菌脚趾缝感染（11.8%）。2020年，Agnès Galezowski等回顾分析了法国8家皮肤科中心近20年的器官移植患者的深部皮肤真菌感染，结果发现了46例深部皮肤真菌感染，最常见的是暗色丝孢霉病（46%）。侵袭性真菌病（invasive fungal disease，IFD），是指真菌（基于宿主因素、临床证据、真菌学证据诊断）侵入人体，在组织、器官或血液中生长、繁殖，并导致炎症反应及组织损伤的疾病，对患者危害大。器官移植相关的IFD病原体最常见的是念珠菌、曲霉菌、隐球菌，其他包括地方性真菌如荚膜组织胞浆菌、皮炎芽生菌、粗球孢子菌，罕见的丝状真菌包括镰刀菌、赛多孢菌、暗色真菌［外瓶霉、链格孢霉、指状霉（*Dactylaria*）、支孢瓶霉、弯孢霉］、接合菌等。

第一节　器官移植患者的真菌感染

一、HSCT相关的侵袭性真菌病

　　与SOT相比，在接受骨髓移植的患者中，IFD的总发生率最高。不同类型的系统性真菌感染的发生率与骨髓移植匹配度有关：在骨髓接受者中，接受不匹配的相关和无关的同种异体干细胞的患者发生率最高（5.9%）。接受匹配的相关同种异体干细胞的患者发生率较低，为3.7%，而接受自体干细胞的患者发生率最低。HSCT和SOT中特定真菌病原体感染的差异也很大。具体而言，侵入性曲霉菌和其他霉菌占造血干细胞接受者真菌感染的70%，而只有少数SOT患者会获得这些感染，除非他们患有慢性肺部疾病或接触医院施工现场或含有灰尘的霉菌。HSCT患者的非霉菌感染占该人群真菌感染的30%。相比之下，SOT患者只有少数是曲霉菌和其他霉菌感染，侵袭性念珠菌病占总感染的50%，其次是隐球菌病（7%），地方性真菌病（6%），最后所有其他真菌感染占总数的37%。HSCT和SOT引起的侵袭性真菌病病原体不同，部分是由于前者常规使用了唑类药物预防。2019年，Christina Linke等分析了德国一家单中心儿童HSCT后患者1年内的IFD发病情况，结果显示221名儿童HSCT患者中（其中149例是淋巴瘤/白血病，72例是其他恶性肿瘤），多数患者预防性使用了氟康唑，证实共出现了15例IFD（6.8%）（4例念珠菌血症；4例曲霉病；7例可能为曲霉病）。200例儿童HSCT患者最后一次随访时的总体死亡率达30%，与IFD显著相关。

2019年，Fabianne Carlesse等讨论了儿童血液病和（或）HSCT治疗后患者的IFD包括侵袭性念珠菌病、侵袭性曲霉病、侵袭性毛霉菌病、侵袭性镰刀菌病的临床诊治，同时指出同种异体HSCT后IFD的发生率具有双峰模式。风险的第一阶段基本上与潜在疾病的状况、治疗相关的免疫抑制、粒细胞减少症的强度和持续时间，以及HSCT前存在的黏膜炎有关。中性粒细胞减少症的持续时间和强度可能与患者对酵母菌或霉菌的敏感性有关。风险的第二阶段是HSCT治疗后中性粒细胞计数恢复，该阶段真菌感染的风险主要取决于急性和慢性移植物抗宿主病（GVHD）的存在。预防使用抗真菌药和使用高效颗粒空气过滤器（HEPA）可以大大降低真菌感染的风险。IFD导致的死亡率从20%到70%不等，具体取决于免疫抑制的强度，合并症的存在，早期诊断手段的使用，感染部位和感染的严重程度，以及开始治疗的时间和抗真菌药物的种类等。播散性真菌病、中枢神经系统（CNS）受累、初次化疗抵抗、持续性中性粒细胞减少症与患儿生存率低下有关。预防使用抗真菌药物可能会降低IFD的发病率和高死亡率。

在HSCT患者预防使用抗真菌药物方面，氟康唑仍然是首选，伏立康唑和泊沙康唑可用于高危患者。对HSCT后伏立康唑和氟康唑预防IFD的比较显示，伏立康唑组的IFD发生趋于减少，但总生存期却相当。最近有文献报道HSCT治疗的患者预防使用米卡芬净、依沙康唑（Isavuconazole）、泊沙康唑、伏立康唑可以安全有效地降低IFD的发生率。建议对预计患有严重中性粒细胞减少症（<100个/μl）和长期（≥7天）并伴有黏膜炎的HSCT患者以及同种异体HSCT的GVHD的患者预防使用抗真菌药物。

二、SOT相关的侵袭性真菌病

SOT相关的侵袭性IFD是本节的重点，读者可以参考中华医学会器官移植学分会发表的《器官移植受者侵袭性真菌病临床诊疗技术规范（2019版）》，以下主要介绍国外在SOT相关的IFD方面的流行病学、诊断、鉴别诊断、防治。

SOT患者中IFD的发生率为5%～42%，不同器官移植而导致的IFD的发生率和病原体的种类存在差异（表11-1-1）。接受肺移植的患者IFD的发生率最高（7.9%），其次是心脏（3.4%）、肝脏（3.1%）、肾脏（1.1%）和胰腺（0.7%）。接受肺和心脏移植的患者曲霉感染的发生率更高，而接受非胸腔实体器官的患者则以念珠菌病为主。SOT患者中念珠菌病的风险在移植后的早期（移植后的最初2～3个月）最大，然后是曲霉菌病、组织胞浆菌病、球孢子菌病和芽生菌病等其他真菌病，其风险大小与地理位置有关。

表11-1-1　不同SOT患者最常发生的侵袭性真菌感染（IFD）的种类

移植器官类型	侵袭性真菌感染的频率排序		
	第一位	第二位	第三位
肾	念珠菌病	隐球菌病	曲霉菌病
肝	念珠菌病	曲霉菌病	隐球菌病
胰腺	念珠菌病	地方性真菌病	曲霉菌病
肺	曲霉菌病	其他霉菌	念珠菌病
心脏	念珠菌病	曲霉菌病	其他霉菌
小肠	念珠菌病	其他酵母	

事实上，包括真菌在内的多种潜在的病原体会感染SOT患者，2020年，Christian van Delden等分析了2008～2014年瑞士2761例SOT后1年内患者（1612例肾脏移植，577例肝脏移植，286例肺移植，213例心脏移植和73例肾脏-胰腺移植）的感染情况，结果发现2202例次细菌感染（占63%），包括肠杆菌科（54%）、肠球菌（20%）、铜绿假单胞菌（9%）感染；1039例次病毒感染，疱疹病毒占大多数（51%）；263例次真菌感染，念珠菌（60%）在肝移植患者中以消化道感染占主导。机会性病原体，包括烟曲霉（1.4%）和巨细胞病毒（6%），很罕见，在移植后的12个月中散在发生。

此外，为了让读者更好地把握SOT相关的IFD的诊断和鉴别诊断，本节特别介绍了SOT相关的流行病学暴露的病原体、免疫抑制净状态（net state of immunosuppression）的因素和感染时间表。

SOT患者发生感染时的症状、体征、实验室和影像学异常可能与常人不同，例如发热和感染迹象（如红斑）减少；细微的实验室检查（如肝功能检查）或影像学异常可能是感染的信号。抗代谢药物（硫唑嘌呤和霉酚酸酯）与较低的白细胞计数和较低的最高体温有关。腹膜炎等严重感染可能没有发热或局部体征。多达40%的感染不会引起发热，特别是在真菌感染中，并且多达22%的发热是非感染性的。

SOT患者任何时间的感染风险取决于两个因素：①患者和器官供体的流行病学暴露，包括近期暴露、医院暴露和远期暴露（表11-1-2）；②患者的"免疫抑制净状态"，包括所有导致感染风险的因素（表11-1-3）。

表11-1-2 与移植相关的流行病学暴露的病原体

病毒	疱疹组（CMV、EBV、HHV-6、HHV-7、HHV-8、HSV、VZV）
	肝炎病毒（HAV、HBV、HCV、HEV）
	逆转录病毒（HIV、HTLV-1、HTLV-2）
	其他：西尼罗河病毒（WNV），基孔肯雅病毒，寨卡病毒，登革热病毒，淋巴细胞性脉络膜脑膜炎病毒，狂犬病病毒
细菌	革兰氏阳性和革兰氏阴性菌（葡萄球菌属、假单胞菌属、肠杆菌科、耐药菌），军团菌属
	分枝杆菌（结核和非结核）
	诺卡菌
真菌	念珠菌属
	曲霉属
	隐球菌
	地方性真菌（荚膜组织胞浆菌、球孢子菌、皮炎芽生菌、副球孢子菌）
	条件致病菌（赛多孢菌、毛霉菌、暗色丝孢霉）
寄生虫	弓形虫
	克氏锥虫
	粪类圆线虫
	利什曼原虫属
	巴氏阿米巴原虫（*Balamuthia* spp.）

续表

医院暴露	耐甲氧西林葡萄球菌
	耐药肠球菌（万古霉素、利奈唑胺、达托霉素、奎奴普丁－达福普汀）
	多重耐药革兰氏阴性菌
	艰难梭菌
	曲霉属
	非白念珠菌
社区暴露	食源和水源（单核细胞增生李斯特菌、沙门菌、隐孢子虫、甲型肝炎、弯曲杆菌）
	呼吸道病毒［呼吸道合胞病毒、流感病毒、副流感病毒、腺病毒、偏肺病毒（metapneumovirus）］
	常见病毒，经常与儿童接触（柯萨奇病毒、细小病毒）
	多瘤病毒，乳头瘤病毒
	非典型呼吸道病原体（军团菌、支原体、衣原体）
	地方性真菌和隐球菌，耶氏肺孢子虫
寄生虫（通常是远期潜伏）	甾体类圆线虫
	利什曼原虫属
	弓形虫
	克氏锥虫
	纳氏虫属

表11-1-3　免疫抑制净状态的因素

免疫抑制因素	注释
免疫抑制药物	类型、时间顺序和强度
先前的疗法	化学疗法或抗菌药物
皮肤黏膜屏障完整性	导管，管路，引流管
嗜中性粒细胞减少症，淋巴细胞减少，低球蛋白血症	通常是由药物引起的
技术复杂性	移植物损伤，积液，伤口
潜在的免疫缺陷	遗传多态性，自身免疫性疾病
代谢状况	尿毒症，营养不良，糖尿病，酒精中毒/肝硬化，高龄
病毒感染	疱疹病毒，乙型和丙型肝炎病毒，HIV，呼吸道合胞病毒，流感病毒

感染的时间表：使用标准化的免疫抑制方案，最常见的感染以相对可预测的方式发生，具体取决于自移植以来所经过的时间（图11-1-1）。这反映出随着时间推移风险因素的变化，包括：手术/住院，免疫抑制，潜伏性感染的出现和社区暴露。感染的模式随免疫抑制方案的改变而改变，包括副作用、病毒感染、移植物功能障碍或重大的流行病学暴露（如旅行或食物）。感染风险还取决于供体器官的暴露。预防性抗菌药物会延迟但不能消除感染的"正常"出现。预防措施中止后，免疫抑制作用的净状态的任何降低都会降低感染的风险。

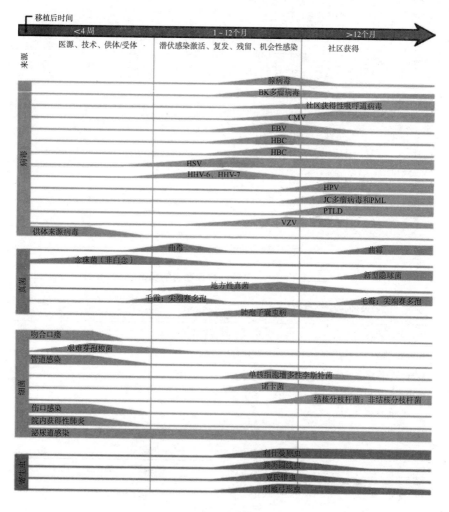

图11-1-1　SOT后患者常见感染的时间表

1.时间线代表三个重叠的风险期

（1）围手术期至移植后约4周。

（2）移植后1～12个月（免疫抑制期，包括"诱导"疗法和预防）。

（3）移植后超过12个月。

2.时间线用途

（1）为怀疑感染的移植患者建立鉴别诊断。

（2）判定过度的环境伤害或过度的免疫抑制。

（3）设计预防性抗菌策略。

在"错误"时间发生的感染表明流行病学暴露危害过大或免疫抑制作用过强。

第一阶段：移植后1个月，感染是由外科手术并发症、供体来源的感染、既往受体感染以及医院感染（包括艰难梭菌结肠炎）引起的。早期感染通常反映出技术问题（出血、吻合口狭窄、渗漏、移植物损伤）或医院环境暴露（如医院工程建设相关的肺曲霉病）。发热可能与细胞清除、输血、药物反应或移植排斥反应的抗体有关。必须引流潴留的液体，尽早拔除各种置管和清除引流物，限制抗菌剂的使用，并精心护理伤口。早期机会性感染并不常见，因为低毒力的微生物引起侵袭性疾病通常需要持续给予免疫抑制剂。因此，移植前没有免疫抑制的患者发生早期肺孢子虫肺炎很少见。

第二阶段：移植后1～12个月，移植受体存在多种导致感染综合征的原因。抗CMV策略和TMP-SMZ的预防改变了移植后感染的模式。TMP-SMZ可以清除耶氏肺孢子虫肺炎（PCP），预防弓形虫，减少了尿路感染、单核细胞增生李斯特菌脑膜炎和诺卡菌感染。有效的抗CMV预防措施应在治疗期间预防大多数CMV感染［以及带状疱疹病毒、单纯疱疹病毒（HSV）、人疱疹病毒（HHV）6和7，以及原发性EBV］。在此期间，对感染综合征的鉴别诊断包括：移植物排斥，特别是没有采用诱导、皮质类固醇或钙调磷酸酶抑制剂治疗的患者。围手术期的持续感染，包括艰难梭菌结肠炎、残留性肺炎或技术问题（如吻合口漏、脓胸、胆管炎、感染的血肿）。病毒感染包括CMV、HSV、水痘-带状疱疹病毒（VZV）、EBV、HHV 6或7、BK多瘤病毒、复发性肝炎病毒（HBV、HCV）和社区获得性呼吸道病毒（腺病毒、流感和副流感病毒、呼吸道合胞病毒和偏肺病毒）。通常在病毒感染后，继发耶氏肺孢子虫、单核细胞增生李斯特菌、刚地弓形虫、诺卡菌、曲霉菌和地方性真菌等引起的机会性感染。病毒感染是核心，特别是病毒免疫血清阴性的免疫抑制受体接受了病毒血清反应阳性供体的器官。

第三阶段：移植后12个月以上，能够耐受减少免疫抑制药物的SOT患者可以降低感染风险，这个阶段的感染主要与社区的流行病学暴露有关，包括"病毒"，食源性肠胃炎或者工作或园艺场所的霉菌。有时，此类患者会发展为原发性CMV感染（社区获得性）或与潜在疾病相关的感染（如糖尿病患者的皮肤感染）。一些患者会出现复发性病毒感染，既往这些复发性病毒感染通常是由CMV、HBV、HCV和HIV导致的（未使用抗病毒预防和治疗的患者），但目前广泛使用抗病毒药物防治后，则主要是晚期CMV（有时具有抗病毒耐药性）、EBV［如器官移植后淋巴增生性疾病（PTLD）］、BK多瘤病毒感染和HPV病毒（肛门生殖器癌和疣）等引起的感染。

对移植物功能欠佳且维持较高水平免疫抑制状态的患者，可以发生反复感染（胰腺炎、胆管炎、脓肿、尿路感染、肺炎），需要住院治疗和进行抗菌治疗。对这类患者如果降低免疫抑制强度会引起体液和细胞免疫导致的移植物排斥。治疗并发症（如艰难梭菌结肠炎、移植物活检出血）、肾功能不全（钙调神经磷酸酶抑制剂的毒性、败血症、造影剂暴露）和免疫抑制增强以"保存"移植物等都会引起定植的耐药菌包括真菌进展为IFD。这组患者有发生条件性致病菌感染的风险，包括常见的条件致病菌（毕赤酵母、单核细胞增生李斯特菌、星形奴卡菌、曲霉或新型隐球菌），不常见的条件致病菌（李斯特菌、红球菌、隐孢子虫、微孢子虫）、霉菌（赛多孢菌、毛霉、暗色丝孢霉）、常见病原体的重症感染（带状疱疹病毒、HSV）。对这组"高风险"个体，临床医师应进行仔细评估，包括患者细微的临床症状和体征，终身服用TMP-SMZ或长期的抗真菌药物预防可能有益。

常见的免疫抑制因素相关的感染综合征见表11-1-4。

表11-1-4　常见的免疫抑制因素相关的感染综合征

相关免疫抑制因素	相关的感染和其他风险
抗T淋巴细胞球蛋白	潜伏病毒活化，发热，细胞因子分泌减少
抗B淋巴细胞球蛋白	有荚膜的细菌感染
血浆置换术	有荚膜的细菌感染，导管感染
共刺激分子 如CD80/CD86—CD28/CTLA-4的拮抗剂	未知；EBV / PTLD 可能增加的风险
皮质类固醇	细菌感染，真菌（PCP）感染，乙型肝炎，伤口愈合延迟
硫唑嘌呤	中性粒细胞减少症，可能是乳头瘤病毒
霉酚酸酯	早期细菌感染，B细胞减少，晚期CMV
钙调神经磷酸酶抑制剂	促进疱疹病毒复制，牙龈感染，细胞内病原体感染
mTOR抑制剂如雷帕霉素	伤口愈合不良，与其他药物联合时感染增多，特发性间质性肺炎

【诊断要点】

IFD的诊断主要基于宿主因素、临床特征和真菌学证据三个方面。

1.对于HSCT患者

（1）宿主因素：中性粒细胞减少症，同种异体干细胞移植，大剂量皮质类固醇和（或）T细胞免疫抑制剂。

（2）临床特征：主要取决于下呼吸道真菌疾病（结节，在CT扫描中出现晕轮征兆，新月形征兆或空腔），鼻窦和中枢神经系统感染影像学改变。

（3）真菌学证据：直接显微镜下存在的真菌成分或组织细胞学检查，正常无菌部位培养物中真菌病原体的分离，血清或支气管肺泡灌洗液中检出真菌生物标志物如半乳甘露聚糖抗原）。

2.对于SOT患者

（1）宿主因素

1）与移植相关的流行病学暴露的病原体（表11-1-2）。

2）免疫抑制净状态的因素（表11-1-3）。

3）SOT后患者常见感染的时间表（图11-1-1）。

4）常见的免疫抑制因素相关的感染综合征（表11-1-4）。

（2）临床特征：缺乏特定的体征和症状，可表现为肺炎、鼻-鼻窦眶感染、皮肤结节/脓肿/溃疡、胃肠道感染、骨髓炎/化脓性关节炎、眼内炎、脑脓肿、腹膜炎、心内膜炎等。

（3）真菌学证据

1）临床标本的直接涂片镜检和真菌培养：用于检测IFD的微生物培养需要几天甚至几周的时间才能鉴定出特定的真菌病原体，具有很高的特异性，并可以提供药敏试验指导用药。需要注意的是，从正常的无菌部位（如血液、腹水或脓肿）中分离出致病菌可以确诊，但是对非无菌部位的培养结果如念珠菌和曲霉菌的解释需要结合患者的临床背景。从粪便、皮肤表面、呼吸道分泌物和尿液中分离出念珠菌并不一定表示感染，但提示患者的感染风险较高。此外，血液培养的敏感性不佳，不同病原体和间变异对抗真菌药物的敏感性不同，因此在菌种水平上鉴定病原体很重要。

2）组织病理：组织病理中发现真菌侵袭是IFD的金标准。有时候组织标本难以获取，包括出凝血功能障碍、血小板减少症、中性粒细胞减少症和临床不稳定性如呼吸衰竭等。如果可以活检，活检组织样本应该同时送真菌培养。

3）真菌生物标志物（表11-1-5）

a.半乳甘露聚糖检测：可以在IFD的临床体征和症状发作前平均5～8天（1～27天）检测出血液中的半乳甘露聚糖。假阳性结果发生在5.7%～14.0%的成年人中，新生儿中高达83%。这些假阳性结果可能与成人使用哌拉西林-他唑巴坦以及与新生儿双歧杆菌中表达的抗原发生交叉反应有关。

　　b. 1,3-β-D-葡聚糖检测：1,3-β-D-葡聚糖是一种广谱真菌标志物，是除隐球菌和接合菌以外的大多数真菌细胞壁的关键化合物。使用白蛋白、免疫球蛋白和含葡聚糖的物质会导致假阳性。

　　c.甘露糖蛋白：通过检测支气管肺泡灌洗液和血清中的甘露糖蛋白，临床可用来判断曲霉菌感染。

　　d.隐球菌抗原检测：血清和（或）脑脊液隐球菌抗原测定，可以用来确诊隐球菌病。

　　4）分子生物学：真菌特异性引物和通用引物的多重PCR和二代测序技术（NGS）。

　　尽管IFD的早期诊断和治疗至关重要，但IFD的诊断仍然很困难，因为直到疾病过程的后期都缺乏特定的症状和体征。因此，欧洲癌症研究和治疗组织/真菌病研究组教育与研究联合会（EORTC/MSGERC）对IFD的诊断根据证据种类的不同分为确诊［无菌部位的标本直接镜检或培养阳性；针吸/活检组织或细胞病理可见菌丝和（或）酵母细胞及相关的组织损伤］、很可能（存在至少1个宿主因素和1个临床特征与真菌学证据，仅针对免疫抑制宿主）、可能（至少存在1种宿主和1种临床真菌，但缺少真菌学证据）。

　　很可能是IFD的真菌学证据包括：通过培养从痰液、支气管肺泡灌洗液（BAL）、支气管刷或抽吸物样本中分离到任何霉菌，如曲霉菌、镰刀菌、赛多孢菌或毛霉菌。显微镜下检测痰液、BAL、支气管刷或抽吸物样本中发现提示霉菌的真菌成分。气管支气管炎：通过BAL或支气管刷样本培养分离到曲霉或显微镜下检测BAL或支气管刷或抽吸物样本中发现提示霉菌的真菌成分。鼻和鼻窦疾病：鼻窦抽吸物样本培养分离到霉菌和显微镜下检测鼻窦抽吸物样本中发现提示霉菌的真菌成分。仅针对曲霉病，半乳甘露聚糖抗原在血浆/血清/BAL/脑脊液（CSF）中检测到抗原以下任一项：单一血清或血浆 ≥ 1.0μg/L 或 BAL ≥ 1.0μg/L 或单一血清或血浆 ≥ 0.7μg/L 或 BAL ≥ 0.8μg/L 或 CSF ≥ 1.0μg/L。曲霉PCR阳性：以下任一项包括血浆/血清/全血2个或多个连续PCR检测呈阳性；BAL 2份或以上重复PCR检测阳性；血浆/血清/全血中至少1次PCR检测呈阳性，而BAL中至少1次PCR检测呈阳性。通过培养从痰液、BAL、支气管刷或抽吸物样本中分离到曲霉。

　　需要注意以下几点：血培养曲霉菌阳性通常是污染的；脑脊液和血液中隐球菌抗原阳性可以确诊隐球菌病；1,3-β-D-葡聚糖阳性无助于侵袭性霉菌病的诊断。

表 11-1-5　念珠菌病和曲霉菌病的实验诊断

诊断项目	标本	敏感性	特异性	特定菌种	注解
念珠菌					
甘露糖/抗甘露糖	血清	83%	86%～95%	不能	出结果时间6～7天
β-D-葡聚糖	血清	57%～97%	56%～97%	不能	出结果时间比培养诊断早5～8天 FDA批准的试剂盒由96孔板组成；可处理标本
PCR	血清	85%～95%	38%～92%	可以	出结果时间达6小时
白念珠菌芽管抗体	血	53%～89%	54%～100%	不可以	
曲霉					
半乳甘露聚糖	血清	60%～80%	80%～95%	不可以	
	BAL	85%～90%	90%～95%		
β-D-葡聚糖	血清	60%～80%	80%～90%	不可以	
	BAL	60%～80%	64%～84%		
PCR	血（血清/全血/血浆）	88%～91%	75%～96%	可以	需要大样本
横向流动诊断设备	血清	40%～82%	87%～100%	不可以	出结果时间达15分钟
	BAL	77%～91%	80%～95%		

【鉴别诊断】

　　主要与细菌性、病毒性感染性疾病及非感染性疾病如药物毒副作用等相鉴别。SOT患者中枢神经系统感染的致病微生物范围很广。患者通常没有典型的症状（头痛、脑膜炎、发热、脑膜刺激征或视盘水肿）。细微的脑神经异常可能有助于诊断。肝性脑病、尿毒症、低氧血症、药物毒副作用（钙调神经磷酸酶抑制剂、氟喹诺酮类、TMP-SMZ）、全身性感染或戒酒和抑郁症可能会掩盖感染的神经系统症状。许多中枢神经系统感染从肺或鼻窦扩散，因此，需要注意曲霉菌、接合菌、赛多孢菌、隐球菌、诺卡菌或粪类圆线虫引起的感染。重要的病毒感染包括 HSV、巨细胞病毒、JC病毒（PML）、西尼罗河病毒和水痘-带状疱疹病毒。常见的细菌感染包括单核细胞增生李斯特菌、分枝杆菌、诺卡菌，有时还包括沙门菌。寄生虫包括弓形虫、小孢子虫和粪类圆线虫。

因为SOT患者肺部IFD最常见，本节仅就肺部影像学改变展开鉴别诊断。免疫功能低下宿主肺部浸润常见影像学表现见表11-1-6。

表11-1-6 免疫功能低下宿主肺部浸润常见影像学表现

影像学异常	常见病因：按疾病进展速度	
	快速（＜24～48小时）	亚急性-慢性
实变（大叶性肺炎）	任何生物（通常是细菌）	病毒或其他弥漫性损伤的过度感染
	吸入性	真菌
	肺出血	分枝杆菌
		诺卡菌
		放线菌属
		闭塞性细支气管炎
支气管肺炎和支气管周围混浊	社区获得性呼吸道病毒	分枝杆菌
	非结核分枝杆菌	闭塞性细支气管炎
	支原体，衣原体，奈瑟菌，嗜血杆菌属	结节病
	吸入性	尘肺
		肺泡细胞癌
弥漫性间质浸润（"磨玻璃"，间隔增宽，多焦点）	吉氏肺孢子虫（PCP）	药物毒性（mTOR抑制剂）
	社区获得性呼吸道病毒	辐射毒性
	巨细胞病毒，爱泼斯坦-巴尔病毒，单纯疱疹病毒	分枝杆菌
	肺水肿	转移癌
	肺出血	肺泡蛋白沉着症
	急性呼吸窘迫综合征（ARDS）	

续表

| 影像学异常 | 常见病因：按疾病进展速度 | |
	快速（＜24～48小时）	亚急性-慢性
结节状浸润影	细菌（包括军团菌）	诺卡菌
	真菌（尤其是曲霉属）	分枝杆菌
	CMV（罕见）	真菌（隐球菌、组织胞浆菌、球虫科）
	PCP（罕见）	卡波西肉瘤
		卡斯尔曼（Castleman）病
		其他肿瘤（肺癌）
淋巴结肿大	结核	PTLD/淋巴瘤
	新型隐球菌	卡波西肉瘤
	PTLD	卡斯尔曼病病
		肺癌
胸腔积液	细菌（肺炎旁）	
	术后	
	积脓	
	结核	
气胸	肺孢子虫	

【防治】

1.器官移植相关感染处理的总原则　早期特异性抗微生物治疗，同时避免治疗毒性。必须在抗微生物药物治疗之前获得适当的培养物，以避免长时间不必要的药物治疗。减少免疫抑制药物的使用虽然在概念上是合理的，但有移植排斥或免疫重建综合征的风险（如在隐球菌性脑膜炎中）。特定免疫抑制剂的减少应大致与所遇到病原体所需的宿主反应相关，例如糖皮质类固醇相关的细菌和真菌感染，钙调神经磷酸酶抑制剂相关的病毒感染/重激活，细胞周期抑制剂相关的中性粒细胞减少症，mTOR抑制剂相关的伤口裂开，应熟悉每种药物对免疫系统的多种作用。辅助疗法（集落刺激因子或静脉用丙种球蛋白）可能对一些免疫缺陷（嗜中性粒细胞减少症、低球蛋白血症）的SOT患者有效。

由于治疗系统性真菌感染的药物通常用于具有预先存在的疾病状态的移植患者中，而这些患者在许多治疗药物中都涉及肾脏或肝脏或两个器官的合并症，因此选择抗真菌药物用于特定的患者时应考虑：①治疗可能的获益；②与该药物有关的公认的和预期的不良事件；③药物与药物相互作用的可能性（表11-1-7），以及给药的便捷性和安全性。

表11-1-7　主要抗真菌药物与免疫抑制药物之间的相互作用

药物	环孢素	他克莫司	西罗莫司	泼尼松
氟康唑	++IS水平	++IS水平	++IS水平	+IS水平
伊曲康唑	++IS水平	++IS水平	++IS水平	无
伏立康唑	+++IS水平	+++IS水平	++++IS水平	无
泊沙康唑	++IS水平	++IS水平	++IS水平	无
伊沙康唑	+IS水平	+IS水平	+IS水平	无
卡泊芬净	+增加卡泊芬净	-IS水平	无	无数据
米卡芬净	无	无	+IS水平	无数据
阿尼芬净	无	无	无	无数据
AmB脂质体	增加肾毒性风险	增加肾毒性风险	无	增加低钾血症的风险

注：IS：硫酸吲哚酚

2. **器官移植患者IFD的预防性治疗**　预防性治疗是指使用抗真菌药物以防止高感染风险的个体发生IFD的可能性（表11-1-8～表11-1-10）。

表11-1-8　念珠菌感染的危险因素和靶向预防用药及疗程

移植器官	危险因素	抗真菌药物预防	疗程
胰腺	肠管引流 移植物血栓 再灌注胰腺炎	氟康唑400mg/d 或者AmB脂质体3～5mg/（kg·d） （非念珠菌感染高发的医院）	≥4周
小肠	移植物排除/功能不良 免疫抑制增强 吻合口损伤 多内脏器官移植	氟康唑400mg/d或 AmB脂质体3～5mg/（kg·d）（非白念珠菌感染高发的医院）	至少4周，直到吻合口愈合和排斥反应消失

表 11-1-9　曲霉菌感染的危险因素和靶向预防用药及疗程

移植器官	危险因素	抗真菌药物预防	疗程
心脏	移植前曲霉菌定植 再次手术 巨细胞病毒疾病 移植后肾衰竭需要血透 在移植项目 2 个月内或移植中存在侵袭性曲霉病	伊曲康唑 200mg bid；或伏立康唑 200mg bid；卡泊芬净 50mg/d；米卡芬净 100mg/d	50 ～ 150 天或者从危险因素开始，持续至危险因素解除后 3 ～ 4 周
肝	移植前暴发性肝衰竭 原发性移植物功能衰竭 再移植 需要肾脏替代治疗 需要大量输液	AmB 脂质体 2.5 ～ 5mg/（kg·d）或伏立康唑 400mg/d	4 周或直到危险因素解除
肺	气道缺血 再灌注损伤 单肺移植 存在支气管支架 获得性低丙种球蛋白血症 曲霉菌定植	吸入两性霉素 6 ～ 30mg/d 或伏立康唑 400mg/d 或伊曲康唑 400mg/d	2 周至终身

表 11-1-10　SOT 患者主要推荐的预防用抗真菌药物

移植器官	推荐的抗真菌药物	疗程
肾	不推荐	—
肝	氟康唑；高危患者：AmB 脂质体或阿尼芬净	1 ～ 4 周
胰腺	氟康唑	1 ～ 4 周
肺	伊曲康唑，伏立康唑或 AmB 脂质体喷雾剂	3 ～ 6 个月
心脏	不推荐	—
小肠	氟康唑或 AmB 脂质体	1 ～ 4 周

3. 器官移植相关 IFD 的处理　根据抗真菌药物的监测和药敏试验，减少皮质类固醇的使用和应用新型抗真菌药物如伏立康唑、伊沙康唑、泊沙康唑等可

改善IFD的预后。在移植中，最常见的真菌病原体包括念珠菌和曲霉菌，新型隐球菌和地方性霉菌病。高度侵袭性的耐药真菌病原体（毛霉菌病、赛多孢菌、镰刀菌属、青霉菌等）正变得越来越普遍。常见风险因素包括先前的定植，中性粒细胞减少，免疫抑制强度，T细胞清除，合并病毒感染（CMV、HHV6和社区获得性呼吸道感染），糖尿病，广谱抗菌药物的使用，肝肾功能障碍，白细胞减少症和重症疾病。唑类抗真菌药与免疫抑制药物相互作用和毒性，尤其是升高钙调神经磷酸酶抑制剂和mTOR抑制剂的血药浓度（表11-1-7）。

4.SOT相关的侵袭性念珠菌病的处理（表11-1-11） SOT相关的念珠菌感染主要表现为念珠菌血症和侵袭性念珠菌病，起始治疗通常选择棘白菌素，针对肝、小肠、胰腺移植的患者可以针对念珠菌给予预防性靶向抗真菌治疗。棘白菌素（卡泊芬净、米卡芬净和阿尼芬净）是抗念珠菌感染的一线疗法，AmB脂质体是替代药物（尤其是在怀疑或证明棘白菌素耐药性的情况下）。一旦患者临床稳定并且已确认抗真菌药物敏感性，氟康唑可以作为降阶梯药物的选择。最近，Mario Fernández-Ruiz等发现西班牙多个中心的SOT患者出现念珠菌血症的人群中光滑念珠菌占比较高（2016～2018年占30.4%），氟康唑耐药率也高（60%）。

表 11-1-11 侵袭性念珠菌病的处理

药物	剂量	释义
氟康唑	念珠菌血症：800mg（12mg/kg）负荷量，然后400mg［6mg/（kg·d）］；症状性膀胱炎：200mg/d×2周	一线治疗非严重疾病，近期无唑类药物暴露和病原菌不像光滑念珠菌
棘白菌素	阿尼芬净：200mg负荷量，然后100mg/d；卡泊芬净：70mg负荷量，然后50mg/d；米卡芬净：100mg/d	严重疾病的初始治疗，近期有唑类药物暴露史，既往对唑类药物不耐受或过敏或病原菌很可能是非白念珠菌

5.SOT相关的侵袭性曲霉菌病的处理 侵袭性肺曲霉病的临床表现可以从无症状的定植到气管支气管炎、侵袭性肺曲霉病、脓胸和播散性感染。呼吸道以外的感染部位包括骨骼系统、甲状腺、皮肤和中枢神经系统。伏立康唑是侵袭性曲霉菌的一线治疗药物，AmB、伊沙康唑、泊沙康唑、伊曲康唑和棘白菌素是替代药物。AmB脂质体是毛霉菌病的一线疗法，替代药物是泊沙康唑和伊沙康唑。联合抗真菌药物治疗侵袭性曲霉病仍存在争议，肺移植的患者推荐普遍预防或抢先治疗，而肝和心脏移植的患者推荐预防使用靶向抗真菌药物。SOT患者侵袭性曲霉病的优化治疗方案见表11-1-12。

表11-1-12 SOT患者侵袭性曲霉病的优化治疗

药物	剂量	释义
一线药物		
伏立康唑	负荷量：6mg/kg，IV，q12h×1天，然后4mg/kg，IV，q12h；口服剂量：200mg/12h	疗程通常持续6～12周
二线药物		疗程通常持续6～12周
AmB脂质复合体	5mg/（kg·d），IV	
AmB脂质体	3～5mg/（kg·d），IV	
伊沙康唑	200mg/d	
米卡芬净	100～150mg，IV，qd	伏立康唑和棘白菌素联用可以作为补救治疗
卡泊芬净	70mg，IV×1天，然后50mg/d，IV	

6.SOT相关的侵袭性隐球菌病的处理 侵袭性隐球菌病最常见的感染部位是肺和中枢神经系统。AmB脂质体联合氟胞嘧啶是隐球菌脑膜炎、播散性感染和中重度肺部疾病的初始治疗，然后以氟康唑作为巩固疗法。氟康唑对轻中度肺部感染有效。减少免疫抑制药物的使用可能导致类似于疾病活动的免疫重建综合征。不建议对隐球菌进行抗真菌预防。器官移植接受者应避免接触到鸟类和鸟粪污染的区域，因粪便含有浓度较高的隐球菌。

7.地方性真菌病 包括荚膜组织胞浆菌、皮炎芽生菌、粗球孢子菌，这些真菌感染的大多数报告来自居住在流行地区的患者。地方性真菌感染的临床表现可以多种多样且非特异性，包括发热、咳嗽、呼吸急促和不适。几乎所有患者都有肺受累的临床或影像学证据。治疗方法因感染病原体和感染程度而异。在中重度感染的情况下，选择的治疗应为AmB。一般而言，AmB应该持续约2周，但治疗时间长短取决于患者的反应。只要感染已经稳定，粗球孢子菌病患者就可以转为口服氟康唑，而对于组织胞浆菌病和皮炎芽生菌则可以转为口服伊曲康唑。如果是轻中度感染，则可以不用AmB治疗。总的抗真菌疗程必须个体化，但一般而言，患有皮炎芽生菌和粗球孢子菌的患者应至少接受6～12个月的治疗，而组织胞浆菌病应接受12个月或更长时间的治疗。

8.罕见丝状真菌病 目前已经报道了数十种真菌病原体是SOT患者IFD的罕见原因，其中包括接合菌、透明丝孢霉菌（如镰刀菌和赛多孢菌）、暗色真菌（弯孢霉和链格孢霉）和双相型真菌感染。新型唑类抗真菌药物如伏立康唑、泊沙康唑、伊沙康唑对新兴的丝状真菌病原体的治疗选择得到了改善。此外，AmB 仍然是治疗毛霉病的首选药物。

IFD 是 SOT 患者死亡的重要原因。在过去的几年中，我们对 IFD 的流行病学的认识不断深入，IFD 诊治取得了重大进展，但是这些患者的预后仍然不理想。随着诊断工具如抗原/抗体/核酸检测种类的增加与进一步发展，检测真菌定植和（或）感染的能力将进一步提高。此外，越来越多的有效的广谱抗真菌药物如伏立康唑和泊沙康唑应用于疾病的预防和治疗，可能会改善患者的预后。

（唐旭华）

第二节　心脏换瓣术后真菌感染防治

心脏换瓣术后的真菌感染，可发生于口腔、肺部、泌尿系统等，但主要指人工瓣膜心内膜炎，是一种累及人工心脏瓣膜（机械瓣或生物瓣，外科植入或经导管植入）及其周围组织的真菌感染性疾病，又称为真菌性人工瓣膜心内膜炎（fungal prosthetic valve endocarditis，FPVE）。FPVE 的发生率虽然偏低，但其病死率极高，预后差，治疗难度大。发生于瓣膜置换术后 1 年以内者定义为早期 FPVE，而 1 年以后发生者则定义为晚期 FPVE。FPVE 最常见的真菌为白念珠菌，其余有非白念珠菌、假丝酵母菌、其他丝状真菌和曲霉菌种等。近年来，随着经导管主动脉瓣置换术（TAVR）手术的发展，TAVR 后出现感染性心内膜炎的报道一直在增加，但 TAVR 相关的 FPVE 的信息非常有限。大型多中心登记报告了随访期内 TAVR 相关的 FPVE 的发病率为 2/250（0.8%）～ 1/53（1.9%）。2018 年日本名古屋大学医院报道一例 TAVR 术后 4 个月确诊为近平滑念珠菌感染的 FPVE 患者。还有一例 TAVR 术后的患者死亡后行尸检发现主动脉瓣上有一块阻塞性肿块，组织学检查发现是曲霉菌瘤。FPVE 的危险因素包括先前的瓣膜手术、抗生素的应用、静脉内药物滥用、血管内导管、非心脏手术以及免疫损害状态等。进展的骨髓增生异常综合征、类固醇和细胞毒性药物的使用以及高剂量免疫抑制治疗的骨髓移植是主要的易感风险因素。

【临床特点】

FPVE 的临床特点通常不典型，尤其是术后早期阶段。常见的临床表现为发热、心脏杂音的改变或新出现的杂音、全身栓塞（包括主要肢体的动脉栓塞）、神经系统异常、心力衰竭等。对持续发热的患者应该怀疑 FPVE 的可能。还有一些少见的临床表现，如呼吸困难、咳嗽、全身疼痛、下肢疼痛和杵状指。还有一些外周表现，如 Osler 结节、条纹状出血、瘀点、Janeway 结节、视网膜病变/Roth 斑等。

【诊断要点】

FPVE 的临床表现缺乏特异性，诊断极其困难，极具挑战性。FPVE 可以应用Duke诊断标准（2015修订版）来评估怀疑感染性心内膜炎的人工瓣膜置换患者（表11-2-1）。Ellis等报道，经胸和经食管超声心动图技术发现FPVE的敏感性可达到77%。经胸超声心动图为曲霉菌性心内膜炎的诊断提供了有价值的信息，可以确认77%的FPVE的赘生物。对赘生物的组织病理学检查显示，在赘生物周围广泛分布着一个大型真菌团，没有明显的炎性细胞浸润。精准分子检测方法的灵敏度比革兰氏染色和培养高出3倍。Badiee等报道，PCR在所有FPVE组织样本和10/11血液样本中呈阳性。

表11-2-1 感染性心内膜炎Duke诊断标准（2015修订版）

◆**主要标准**

（一）血培养阳性（符合以下至少一项标准）

Ⅰ.两次不同时间的血培养检出同一典型感染性心内膜炎（IE）致病微生物（如草绿色链球菌、链球菌、金黄色葡萄球菌、社区获得性肠球菌）

Ⅱ.多次血培养检出同一IE致病微生物

1）2次至少间隔12小时以上的血培养阳性

2）所有3次血培养均阳性，或≥4次的多数血培养阳性（第一次与最后一次抽血时间间隔≥1小时）

Ⅲ.Q热病原体1次血培养阳性或其IgG抗体滴度>1∶800

（二）影像学阳性（符合以下至少一项标准）

Ⅰ.超声心动图异常

1）赘生物

2）脓肿、假性动脉瘤、心脏内瘘

3）瓣膜穿孔或动脉瘤

4）新发生的人工瓣膜部分破裂

Ⅱ.通过^{18}F-FDG PET/CT（仅在假体植入>3个月时）或放射标记的白细胞SPECT/CT检测出人工瓣膜置入部位周围组织异常活性

Ⅲ.由心脏CT确定的瓣周病灶

◆**次要标准**

1.易患因素：心脏本身存在易患因素，或静脉药物成瘾者

2.发热：体温>38℃

3.血管征象（包括仅通过影像学发现的）：主要动脉栓塞、感染性心肺梗死、细菌性动脉瘤、颅内出血、结膜出血，以及Janeway损害

4.免疫性征象：肾小球肾炎、Osler结节、Roth斑以及类风湿因子阳性

5.致病微生物感染证据：不符合主要标准的血培养阳性，或与IE一致的活动性致病微生物感染的血清学证据

确诊：满足2项主要标准，或1项主要标准＋3项次要标准，或5项次要标准。
疑诊：满足1项主要标准＋1项次要标准，或3项次要标准。

【鉴别诊断】

本病的临床表现涉及全身多脏器，既多样化，又缺乏特异性，需与风湿热、系统性红斑狼疮、左房黏液瘤、淋巴瘤腹腔内感染、结核病、败血症等疾病相鉴别。

【防治】

最佳的抗真菌疗法仍有争议。美国传染病学会2009年念珠菌病指南建议采用内科和外科联合方法治疗念珠菌性心内膜炎。目前的心内膜炎指南建议使用两性霉素B合用或不合用氟胞嘧啶进行初始治疗或诱导治疗，并结合手术切除赘生物，随后使用口服氟康唑进行慢性抑制治疗。2015年欧洲感染性心内膜炎指南关于真菌感染抗生素应用推荐：假丝酵母菌属感染采用两性霉素B脂质体合并氟胞嘧啶，或者大剂量的棘白菌素类抗真菌药物；曲霉菌属感染，首选伏立康唑，次选棘白菌素或者两性霉素B脂质体。推荐持续性口服，甚至需要终身服药，假丝酵母菌感染选择氟康唑片，曲霉菌感染选择伏立康唑片。目前认为预防FPVE的方法是对行人工瓣膜置换术患者做好充分的术前评估，筛选出高危患者，尽量在围术期规避危险因素及祛除诱因，使患者在术后降低感染真菌的风险。对可疑FPVE的患者，不能等待微生物检查确诊，尽早开始抗真菌治疗，以经验用药为主，把握治疗时机。心脏人工瓣膜置换术后并发真菌性心内膜炎，预防是关键，治疗要及时、有效，抗真菌药物必须足量足疗程。

（吴雅琼　李星涛）

附录

中国医学真菌学研究的历史回顾和今后十年

有关病原真菌、毒性与致癌性真菌 及其毒素研究的初步建议

（本文由郭可大教授写于1980年，为全国真菌学术讨论会和中国微生物学会真菌专业委员会成立大会而作。现辑录于此，以纪念我国真菌学研究领域的先行者们！）

有关病原真菌、毒性与致癌性真菌及其毒素研究的初步建议（提要）

第一部分　我国医学真菌学的发展，具有古远独特的历史，也经历了曲折、起伏的过程，（要）很好地回顾、讨论和总结。这是我国科学史，特别是真菌学史的一部分，很应该加以重视

粗略划分起来，我国医学真菌学的发展史，约可分为下列四个时期：

（一）我国古代医药学家对真菌感染、真菌中毒，特别是药用真菌的创造性研究。

（二）中华人民共和国成立前我国医学真菌学发展的史略。

（三）中华人民共和国成立后我国医学真菌学的蓬勃发展，以及在"文化大革命"中所遭到的干扰、破坏。

（四）我国医学真菌学研究的春天。

第一个时期：我国古代医学家对真菌感染、真菌中毒，特别是药用真菌的创造性研究。

我国中医中药经典著作中，早就有了关于真菌感染的诊治的记载。如关于鹅口疮、癞痢头、钱癣、鹅掌风（手癣）、脚湿气、湿脚癣等真菌性感染的记载，都是在长期医疗实践中（对治疗）经验和当时认识的理论总结。对毒蘑菇中毒的记载，实质上是我国关于真菌中国症的古典文献的一部分。

在应用真菌性药品治疗疾病方面，我国古代的医药学家曾经有过多种创造性发现。如：很早期就发现可利用白僵蚕、神曲、红曲、麦角、灵芝、茯苓、马勃、雷丸、虫草等真菌作为中药，治疗各种疾病，疗效显著，迄今有些仍为

中药中名贵的药材。

关于中药"白僵蚕"，它的药物作用是"祛风解痉，化痰散结"。它实质上（是）被真菌"白僵菌"感染后而病死的蚕尸。从我国科学史的整理上，有两点很值得考证：

1.由于我国饲养家蚕和丝绸工业的历史渊源特别久远，而白僵蚕作为中药，已经是古老的验方。在我国古代历史上究竟在什么年代发生过白僵病，又是如何预防值得加以考证。

2.由于在医学微生物学史上，于1835年巴希（Bassi）氏发现，家蚕的白僵病是由一种真菌的感染所引起的，因此，将巴希氏尊为医学微生物学感染学说的创始人。但我国关于白僵病的发现史比巴希氏的时代肯定会久远得多，究竟当时有无关于僵蚕传染的学术思想，很值得考证。特提请昆虫真菌专家们加以注意。

第二个时期：新中国成立前我国医学真菌学发展的简史。

随着近代医学科学，包括医学微生物学知识，传入我国，配合临床，特别是皮肤病学的需要，医学真菌的临床检验工作逐渐在我国部分大医院展开。这是我国医学真菌学的发展，长期和医院皮肤科有密切关系的渊源。结合临床的真菌检验，真菌科研、真菌教学，主要也由医院皮肤科医师、技师担任。

在早期，只有少数医学院校的细菌学系或微生物学系比较重视关于医学真菌学和科研工作。在一般医学院校细菌系里，医学真菌学教学只占极少分量，或根本就没有这方面的教学工作。

正由于在旧中国，民不聊生，疾病横行，广大农村的头癣大量流行，根本无人去防治，还哪里谈得上医学真菌学关于诊治、科研和教学（的）工作。这是我国医学真菌学在那漫长的岁月里落后的根本原因。

第三个时期：新中国成立后我国医学真菌学的蓬勃发展，以及在"文化大革命"期间所遭到的干扰、破坏。

新中国成立后，在党的亲切关怀和领导下，真菌病的防治和医学的真菌学科研和教学工作，都有了迅速、蓬勃的发展。这在我国医学真菌学发展历史上是划时代的。这主要表现在：

1.各大医院皮肤科先后设立了真菌研究室或加强了真菌检验工作，进行科研、教学和培训工作。

2.临床内科、儿科、妇科、肺科等重视了真菌病诊断和治疗，研究提出了多种需要真菌工作者共同解决的问题。

3.病理科和组织胚胎学科重视了在尸解时对真菌性感染和条件致病真菌的病理检验，病理组织学和组织化学的研究。

4.医学院微生物教研组重视了对真菌的教学；从微生物学和真菌学方面，进行一系列有关真菌的科研工作；培养了医学真菌教师。

5.在中央医学研究机构的微生物系里成立了医学真菌研究室，依学科结合任务，理论联系实际的方向，对皮肤真菌、内脏真菌、抗生性放线菌和从真菌角度探索地方病不明病因，做了调查和实验研究工作；进行了国际协作，培养了科技人员，编辑了有关资料等。其后在皮肤病研究机构里也成立了皮肤真菌实验室，培养了有关科技人员，出版了《皮肤真菌病图谱》。

6.十分重视农村、山区真菌病的防治和调查研究，从而摸清了头癣在我国不少省区流行的范围；特别对农村广大儿童身心的为（危）害，制定了防治的有效措施；广泛发动群众，在消灭头癣的为（危）害上，取得了很大成绩。在山东章丘县一带，发现了相当大范围的着色真菌病流行区，对该病的防治和真菌进行了深入的研究，在华南某矿区和东北某工厂发现了孢子丝菌病集中发病的情况，进行了防治研究。

7.我国对食管癌高发区深入调查研究的结果，发现居民所喜食的酸菜被真菌严重（污染），经培养鉴定，主要是地丝霉（白地霉）。以白地霉培养物灌喂大、小白鼠经一年零八个月，诱发出胃增生性病变，癌前病变，以及乳头状瘤。维生素A缺乏与浓缩白地霉液的灌喂，可在3～5个月诱发出大白鼠前胃乳头状瘤。白地霉液与化学致癌物同时灌喂小鼠，有促进胃癌的发生和发展作用。

用镰刀菌菌粮较长期饲喂大白鼠后，在胃内诱发了乳头瘤。

用在我国肝癌高发地区含黄曲霉毒素的花生饼、花生、花生油掺入正常饲料中喂大鼠，可诱发大白鼠原发性肝癌，诱发率可达80%。最早出现于实验的第七个月。用肝癌低发区不含黄曲霉的花生饼喂大白鼠，未见肝损害和肝癌。（用在）高发区含黄曲霉素的玉米加低蛋白饲料（喂食），于实验第2～3个月，动物发生亚急性肝坏死，实验后较早发生原发性肝癌。

8.在真菌的基础理论方面，做得比较少，但也重点坚持了对病原真菌，产生抗生素的放线菌，以及可疑致癌性真菌的分类鉴定工作，为后来的有关重点研究工作建立了方法，奠定了基础，特别是培养了人才，迄今（这批人才）已在各个有关工作岗位上发挥着骨干作用。研制了真菌微型培养法，便于在真菌发育的过程中，在不扰乱其生态结构的条件下，动态地观察真菌发育的过程，并可在高倍油镜下摄影，特别适合于对烈性呼吸道感染的真菌进行研究。对新生隐球菌的酶的特征，进行了组织化学的研究。对中药制剂抑制、杀灭病原真菌的作用，较多单位进行了大量的实验研究，并已注意到有关机理的研究，以便为创建中国独特的中西医结合治疗真菌病，打好科学基础。

9.在我国解放前夕，有人从国外带回了基本是整套的医学真菌标准菌种，包括烈性呼吸道感染的真菌标准菌株和研究真菌遗传基础理论的标准菌株。在以后多年的工作中，又收集了我国国内分离鉴定出的病原真菌菌株，逐渐为我国开展病原真菌的临床菌株鉴定、科研、教学所需的标准菌株，奠定了较完善的初步基础。

从以上简略回忆中可以看出：在新中国成立后的短短十余年中，在党的正确路线领导下，在医学真菌工作者的共同努力下，沿着学科结合任务、基础理论联系实际的方向，我国的医学真菌学研究工作，确曾呈现出一片欣欣向荣、突飞猛进的历史阶段。真菌科工作者曾和医学临床和基础科学工作者一起在协作单位真菌学专家的大力协助下，以高度的积极性建立和发展祖国的医学真菌学，虽有不少缺点，仍做出了一定的、应有的贡献。

但是，我国医学真菌学自新中国成立以后所建立起来的初步基础，却在"文化大革命"中遭到很大的干扰，以至破坏。不少大医院的临床真菌检验常规工作，基本上取消了。高等医学院校有关真菌的教学和科研工作已降到最低的限度，或基本取消了。有些医学真菌实验室的老技术人员，被调走做行政事务工作。不少老一辈的医学真菌工作者，不能从事专业研究，被迫改行了，有些历史比较悠久的医学真菌实验室被解散了，科技人员有的下放，有的改了行……我国医学真菌学研究工作所遭遇的这场浩劫，必将沉痛地载入我国医学真菌学研究的史册。

第四个时期：我国医学真菌学研究的春天。

在党中央的正确领导下，在科学大会期间，卫生部领导对医学真菌学的研究相当重视，曾指出要总结新中国成立后28年来（1949.10—1978.03）的成就，找出和国际水平的差距，并希望提出赶超国际先进水平的措施。这一振奋人心的喜讯，给了全国医学真菌工作者以最大的鼓舞，大家都深深感到，我国医学真菌学研究的春天终于到了。为祖国伟大的四化贡献力量的时候来到了。

三年多以来，我国在真菌感染的防治研究工作上又有了新的突破。在有些省的县区，已经发出消灭头癣的捷报。在着色真菌病的研究上，不但发表了166例的临床分析，并且提出了按细胞免疫的原理来区分临床的型别。对新生隐球菌病的早期血清学诊断，成功地设计了反向血凝试验，用抗体去检查患者体液的抗原，敏感性和特异性都较高，达到了国际先进水平。对白色念珠菌（白色假丝酵母），应用萤光技术（荧光技术）进行鉴定，做了初步研究，取得了成绩。我国新发现了蛙粪霉菌病，对蛙类霉菌进行了研究。最近（1980年）报告了肺曲菌球症多数病例。还有相当多的关于条件性致病真菌病的总结，将陆续发表。

关于毒性真菌及其毒素的研究，近年来又有了新的进展：

最近（1980-6-28），郑州粮食学院殷蔚申等三位教师发现，我国黄粒米的真菌相主要是黄曲霉，构巢曲霉所含毒素有杂色曲霉毒素等，自制了杂色曲霉毒素结晶，建立了稻米中杂色曲霉毒素的检测方法。由于杂色曲霉、构巢曲霉和黄曲霉都能产生杂色曲霉毒素或它的衍生物，而杂色曲霉毒素又是能在实验动物诱发肝癌等癌瘤的重要真菌毒素之一，它的致癌作用远比黄曲霉B_1弱，但单位产量高，而且在实验动物中所引起的肝癌，在病理上较类似人体的肝癌，因此，这种真菌毒素很值得加以重视。作者等设计了从污染粮食中测毒的方法，对食品卫生很有意义，填补了一个空白。

最近（1980年）芜湖市第一人民医院病理科有关于7例胃慢性溃疡并发霉菌感染的报告。镜检见出血，小脓肿形成，巨细胞反应和嗜酸性粒细胞浸润，溃疡面常有向下穿成的小窦道。这是慢性溃疡合并霉菌感染后所出现的一种病变，具有相对的特征性意义。作者认为：霉菌及其毒素正是小窦道形成的原因，从而促使溃疡加深加大，增加穿孔出血机会。镜检是曲霉菌，但未能培养鉴定。这一研究的重要性在于：它提示我们这样的条件致病性真菌，很可能在一定病变的组织中繁殖、产毒，引起病理变化。这是研究条件性真菌致病机理的重要线索之一。

在继续探讨真菌毒素致癌作用的同时，近年来我国对真菌在促进化学致癌作用的协同作用的研究上，进一步有所突破。经实验证明：将食管癌高发区粮食中常见的真菌，如串珠镰刀菌、黄曲霉菌和黑曲霉菌接种到玉米饼，培养数天后，加一定量的亚硝酸钠，即可产生亚硝胺化合物。认为真菌能分解玉米的蛋白质，产生二级胺，并提供合成亚硝胺的条件。

此外，对食管癌组织内真菌，主要是白色念珠菌（白色假丝酵母）侵犯情况对增生上皮、早期癌变的关系，进行了研究。

上述对真菌在体外和体内促癌或致癌的实验研究，（是）将真菌及毒素致癌和化学致癌物结合起来进行实验研究，这是祖国在癌瘤病因研究上的新突破。美籍华人专家也认为这是祖国医学科学研究工作的骄傲。

当然，这些从化学致癌以及从病理学角度对真菌致癌作用的研究还只是开端，还需要真菌工作者更全面、深入地配合研究，当能更好地阐明问题的实质。

近几年来，医学科学出版工作上，对医学真菌学给予了很大的重视。正在编印中的好几部大型参考书中，如钟惠澜所主编的《热带病学》，余贺主编的《医学微生物学》，谢少文主编的医学百科全书的《免疫学》以及王云章主编的《真菌志》，都有相当全面系统的关于医学真菌学基础理论和临床的篇章。这将为我国今后有关的科研以及防治真菌病工作，打下初步的参考资料基础。

各有关学术团体，对我国医学真菌学的学术活动，也给予了很大的重视和关怀：在中国植物学会真菌学术讨论会上，医学真菌已作为学术活动的项目之一。中国微生物学会真菌专业委员会，正计划着在1981年召开"真菌毒素、真菌中毒症和真菌毒素致癌学术讨论会"，以后并陆续召开有关医学真菌的学术讨论会，这在我国医学真菌学历史上是空前的，必将对我国医学真菌学为祖国的四化服务上，起巨大的促进作用。

第二部分：关于1981～1990年我国医学真菌学科研任务的初步建议

1981～1990年是我国实现伟大的四个现代化最关键的十年。科学研究应走在四化的前列，真菌学中的医学真菌学分支学科，也不能例外。如何从我国医学真菌学科研工作现有的基础出发，充分发扬我国在这一方面有利条件和优势，摸清国际有关的先进科学水平；特别是要看到哪些是医学真菌学科中占基础性、先导性的关键课题，会对20世纪80年代以至90年代的发展起决定性作用的。然后有重点地赶超和突破世界先进水平。

必须看到，我国医学真菌学的基础，在整个真菌学各分支学科中，还是比较薄弱的一个环节，遭到干扰、破坏，很是严重。要谈发展，首先（需要）有一个很艰巨的、曲折的医治伤痕、重整队伍，整顿，以至建立基础，培训科技人员，在完成真菌病诊治、检验、真菌教学和某些科研的同时，边战斗，边整顿，边提高的过程。在这样的新基础上投入科研，就会根深叶茂，结出丰硕的果实，建立中国独特的新医学真菌学。为了今后5～10年能在医学真菌学的科研工作中有所突破，应从1981年开始，采纳以下有力措施：

1.开办医学真菌学和真菌及其毒素致癌的检验、科研和教学人员学习班；建议卫生部在有一定条件的医学院校、科研单位，分别创办专业学习班、讨论班，和中国科学院微生物所协作进行，为全国有关单位培养骨干人才。

2.在各大医院逐步开展真菌和真菌病病原检验、科研工作，和临床以及病理检验密切结合，提高实验诊断质量，培养科技人员。

3.加强各高等院校微生物教研组真菌的教学和科研工作，培养科技人员。

4.在出国留学生名额中，应有真菌和医学真菌专业的名额，争取有真菌专业的考察团出国学习、交流。

在上述建立基础的同时，建议全国有关单位适当分工协作，根据条件，逐步开展下列有关病原真菌和毒性真菌及毒素致癌或辅致癌的研究工作，既要针对具体关键问题进行研究，也要看到医学真菌学长远发展所需要的基础性先导性的探索研究课题，只有在科学的预见性上及早重视了"种子和萌芽"才会立足于国际先进水平的先锋队伍中，不断前进。

（一）病原真菌方面

1.病原真菌的有性生殖阶段，根据超微结构和应用相关技术、方法，进行分类学研究。

2.密切结合临床、病理、免疫，对条件性真菌病的发病机制进行实验研究（争取应用无胸腺小鼠、无特异病原动物和无菌动物进行实验研究）。

3.真菌病体液免疫和细胞免疫的实验研究。

4.中药抗真菌作用的进一步筛选及其机理的研究。

5.病原真菌致癌性及其可能将非致癌性化合物转变成致癌性化合物机理的探索性研究。

6.真菌病的流行病学研究，包括：

（1）我国隐球菌性脑膜炎、着色真菌病和孢子丝菌病的流行病学和菌型的调查研究。

（2）我国组织胞浆菌病可疑病例的追踪调查研究（这和反生物战有一定关系）。

（3）我国动物隐性真菌病以及从家畜传染人体的真菌病的调查研究。

7.致病性真菌的分类学研究，以及致敏原的纯化、致敏和脱敏机理的研究。

（二）毒性和致癌性真菌及其毒素的研究方面

1.毒性和致癌性真菌在自然界（土壤、空气、水）、粮食（田间生长期、收获期、储存期）、食物和饲料（新鲜、存放）中的消长以及产毒条件的调查研究。

2.毒性和致癌性真菌的分类学研究。

3.各种毒性和致癌性真菌毒素的简易化学，微生物、组织培养，鸡胎，动物测毒方法的敏感性和特异性的比较研究。

4.真菌毒素诱致微生物突变、动物胎畸形和动物致癌间敏感性和特异性的比较研究。

5.生活的毒性和致癌性真菌，在哺乳动物体内，特别是在呼吸道和消化道内可能繁殖产毒的同位素示踪研究及其致病，可能致癌机理的实验研究。

6.毒性和致癌真菌的酶系统及其可能将各种普通化合物转变成致癌性化合物的实验和机理的研究。

7.毒性和致癌性真菌及其毒素的抗原性和免疫性的探索性实验研究（为解决癌瘤的早期血清学或变态反应诊断乃至人工免疫提供理论基础）。

8.我国白血病病人和矿区肺癌病人生活和劳动环境中毒性和致癌性真菌的调查及其可能致癌性或促使非致癌性化合物转变成致癌性化合物的探索性调查和实验研究。

9.大骨节病真菌中毒病因的进一步调查和实验研究。

10.克山病的真菌毒素中毒和过敏病因假说的进一步验证的调查和实验研究。

（三）关于菌种保管和研究方面

病原真菌、致敏真菌、毒性和致癌性真菌标准菌株（包括国内和国际标准菌株）保管的研究。

注：

以上只是粗浅的初步建议，诚恳欢迎同志们批评、指示、修改、补充。俾作为今后制订全国性有关规划时参考。至于如何落实，需要深入讨论研究。

（郭可大）

致 谢

经过3年多查阅国内外资料和多次修改与编排等一系列精心耕耘，《临床真菌病诊疗手册》终于脱稿成书，要感谢以下同道和团队的鼎力相助！

郑儒永院士、刘小勇教授和白逢彦教授团队多年来无偿地接收我科室送检的毛霉标本和酵母菌标本的鉴定。

吴绍照教授和郭宁如教授多年来多次为我校电镜室送检标本进行电镜检测，并莅临我院举办的真菌学习班讲学和指导。

廖万清院士多次协助我科室送检的隐球菌样本作进一步鉴定并亲自来我院讲学和指导。

刘维达教授和沈永年教授团队多次协助我科室作头皮念珠菌病婴儿和老年人的毛发、菌痂样品的进一步鉴定。

冉玉平教授多次自费来我院或参加我科室在外地承办的真菌学术会议，担任翻译、莅临指导和讲学。

姚贵生教授和张会恩教授多次协助我科室举办的真菌学习班的授课并给予指导。

郭可大教授40年前，曾来我院授课，对于真菌实验室的建立提出了宝贵建议。

林元珠

2023年5月书于河北医科大学第四医院

彩 图

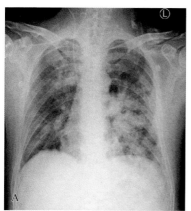 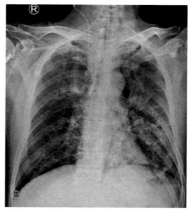

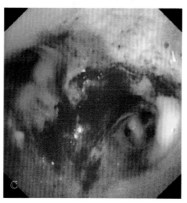

图1-3-6　患者，男，53岁，主因咳嗽咳痰、胸闷气短入院，既往2型糖尿病病史10年。A.2022年4月5日X线摄影左肺门可见团块状密度增高影，右肺门结构紊乱，两肺多发斑片状密度增高影，左肺为著；B.2022年4月11日再次摄影，经抗真菌治疗后，左肺中下野及右肺下野可见多发类圆形低密度影，符合两肺真菌感染X线表现；C.2022年4月27日支气管镜，管腔通畅，黏膜被覆白色假膜，可见白色黏痰

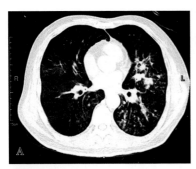
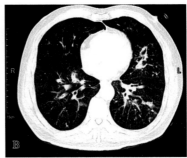

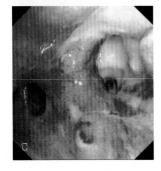

图1-3-7 患者，男，53岁。主因咳嗽咳痰、胸闷气短入院，既往2型糖尿病病史10年。A、B. 2022年4月22日CT检查，两肺可见沿支气管分布多发点状、结节状及斑片状密度增高影；C. 2022年4月27日支气管镜，管腔通畅，黏膜被覆白色假膜，可见白色黏痰

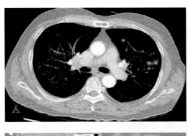
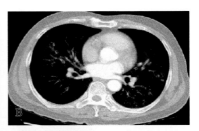

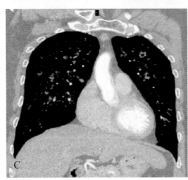
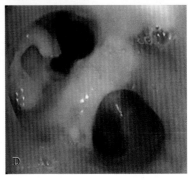

图1-3-8 CT检查两肺可见多发密集分布的小叶中心结节和树芽征，沿支气管分布。灌洗液培养为曲霉菌。涂片可查到真菌菌丝

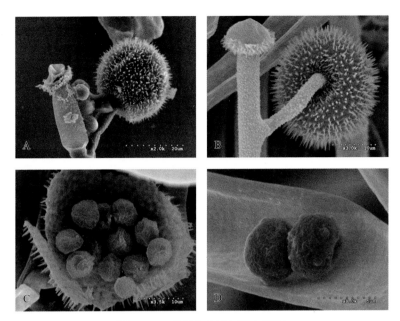

图 1-4-2 总状共头霉扫描电镜图

A. 孢子囊、孢子和瓶梗（×2.0k）；B. 孢子囊和分枝的孢囊梗（×3.0k）；C. 孢子囊内的分生孢子（×3.5k）；D. 脱落的分生孢子（×8.0k）

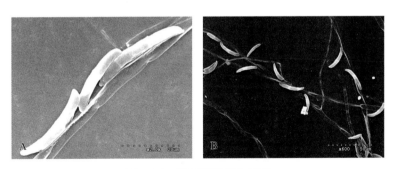

图 1-4-3 镰刀菌扫描电镜图

A. 镰刀形的分生孢子（×2.0k）；B. 分隔菌丝和分生孢子（×600）

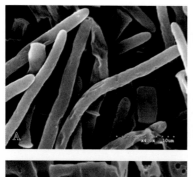

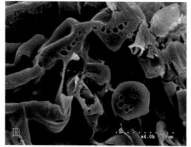

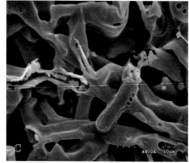

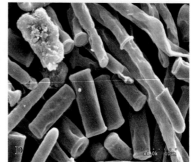

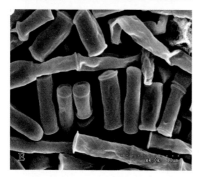

图 1-4-4　林生地霉扫描电镜图

A. 丰富的分枝菌丝（×4.0k）；B. 菌丝表面有孔口，少量菌丝末端细胞壁破裂（×4.0k）；C. 菌丝表面有孔口、破裂（×4.0k）；D. 分隔的菌丝和矩形或圆柱形关节孢子（×4.0k）；E. 分隔的菌丝和断裂的矩形或圆柱形关节孢子，表面有凹陷（×4.0k）

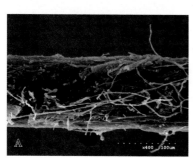

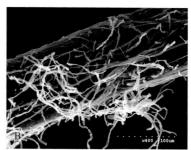

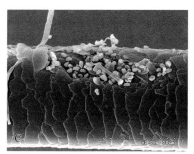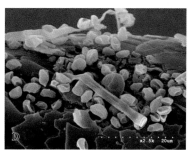

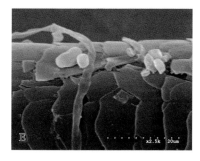

图1-4-5 白地霉扫描电镜图

A. 毛发表面的菌丝（×400）；B. 丰富的菌丝（×400）；C. 菌丝和孢子（×1.0k）；D.C的高倍图（×2.5k）；E. 菌丝和孢子（×2.5k）

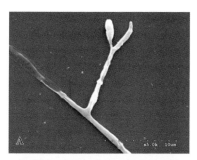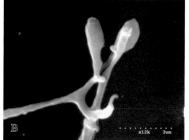

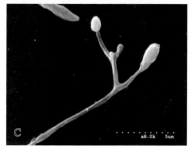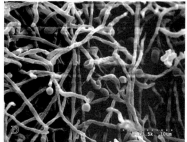

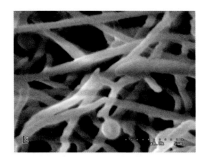

图1-4-6 球形孢子丝菌扫描电镜图

A. 椭圆形的细胞(×5.0k);B."管状"出芽（×12k）;C."管状"出芽（×8k）;D.菌丝和圆形孢子（×3.5k）;E.菌丝和圆形孢子（×8.0k）

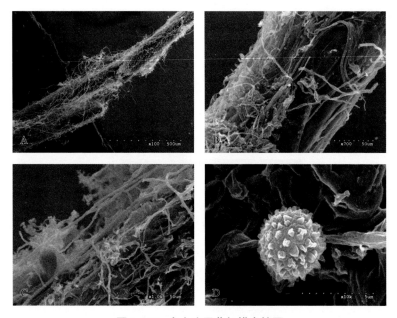

图1-4-7 犬小孢子菌扫描电镜图

A.毛发表面的菌丝（×100）;B.菌丝（×700）;C.纺锤形孢子（×1.0k）;D.圆形孢子,表面有颗粒状或棘状突起（×10k）

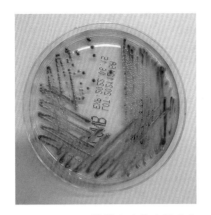

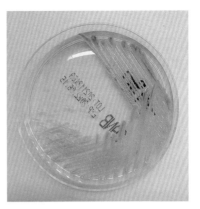

图1-5-1　热带念珠菌（科玛嘉念珠菌培养基培养48小时）

图1-5-2　近平滑念珠菌（科玛嘉念珠菌培养基培养48小时）

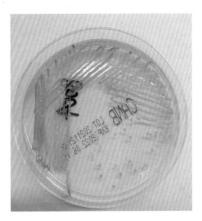

图1-5-3　白念珠菌（科玛嘉念珠菌培养基培养48小时）

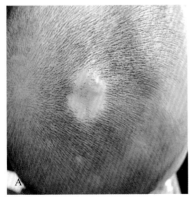

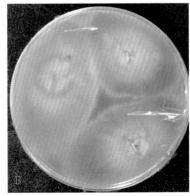

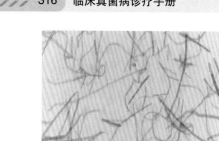
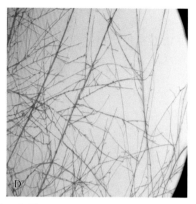

图 2-1-1 头癣

A. 头癣治疗前；B. 致头癣菌落大体；C. 头癣菌落乳酸酚棉蓝染色；D. 头癣小培养

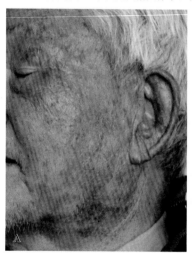
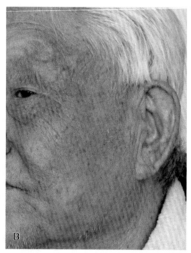

图 2-1-2 面癣

A. 面癣治疗前；B. 面癣治疗后

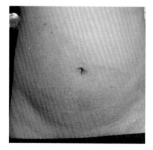
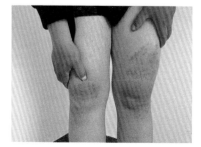

图 2-1-3 成人脐周腹部癣　　　　**图 2-1-4 下肢多发体癣合并甲癣**

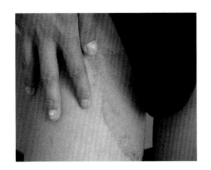

图2-1-5 甲癣继发股癣

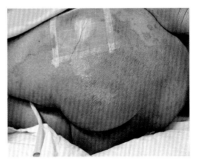

图2-1-6 长期卧床患者的股癣

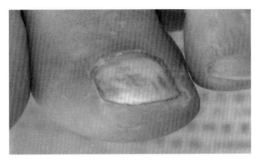

图2-1-7 浅表白色甲真菌病

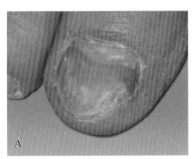

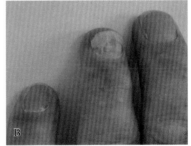

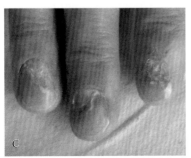

图2-1-8 甲下甲真菌病

A.远端侧位甲下甲真菌病；B.远端侧位甲下甲真菌病；C.近端甲下甲真菌病

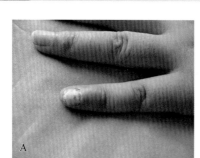
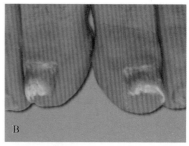

图2-1-9　全甲营养不良甲真菌病

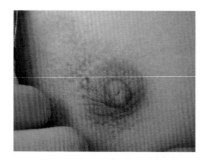
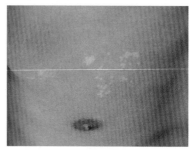

图2-1-10　女性乳周花斑癣　　　　图2-1-11　年轻男性胸前花斑癣

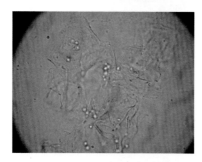
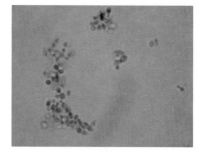

图2-1-12　花斑癣直接镜检　　　　图2-1-13　花斑癣含油培养基
培养后乳酸酚棉蓝染色镜检

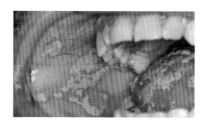

图2-1-14　口腔念珠菌病

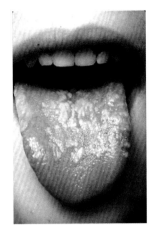

图2-1-15　慢性念珠菌性舌炎

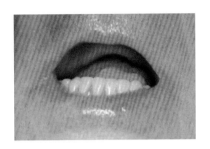

图2-1-16　念珠菌性唇炎

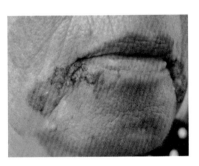

图2-1-17　念珠菌性口角炎

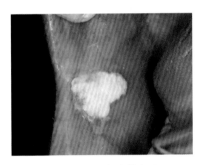

图2-1-18　念珠菌白斑

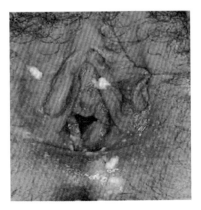

图2-1-19　念珠菌性女阴阴道炎

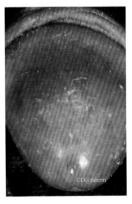

图2-1-20　念珠菌性龟头炎

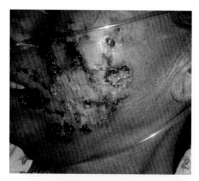

图3-1-1　毛孢子菌病的皮肤感染表现。巨大、坏死的面部溃疡，累及颊部及口腔黏膜

引自 Robles-Tenorio A，Rivas-López RA，Bonifaz A，et al. Disseminated mucocutaneous trichosporonosis in a patient with histiocytic sarcoma［J］. An Bras Dermatol，2021，96（5）：595-597. doi：10.1016/j.abd.2021.01.003.

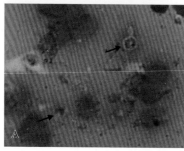
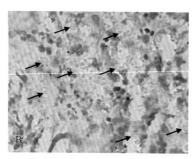

图3-1-2　面部溃疡组织病理学检查。A.芽殖酵母细胞（革兰氏染色涂片）；B.分生孢子（组织病理PAS染色）

引自 Robles-Tenorio A，Rivas-López RA，Bonifaz A，et al. Disseminated mucocutaneous trichosporonosis in a patient with histiocytic sarcoma［J］. An Bras Dermatol，2021，96（5）：595-597. doi：10.1016/j.abd.2021.01.003.

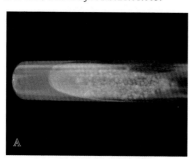
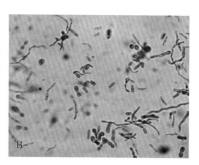

图3-1-3　面部溃疡标本真菌培养。A.在沙氏培养基上，毛孢子菌菌落呈凸起的蜡状外观，带有放射状沟纹；B.培养菌落涂片经棉蓝染色显示菌丝、芽生孢子和关节孢子

引自 Robles-Tenorio A，Rivas-López RA，Bonifaz A，et al. Disseminated mucocutaneous trichosporonosis in a patient with histiocytic sarcoma［J］. An Bras Dermatol，2021，96（5）：595-597. doi：10.1016/j.abd.2021.01.003.

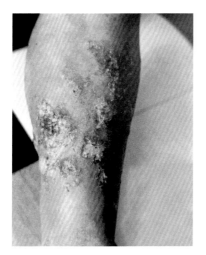

图3-2-1　下肢着色芽生菌病

引自吴绍熙，潘卫利，廖万清，等，2001. 中国常见皮肤性病彩色图谱. 北京：中国协和医科大学出版社

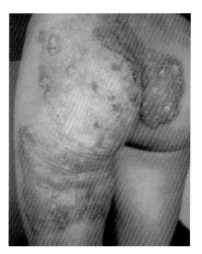

图3-2-2　臀部及左下肢着色芽生菌病

引自吴绍熙，潘卫利，廖万清，等，2001. 中国常见皮肤性病彩色图谱. 北京：中国协和医科大学出版社

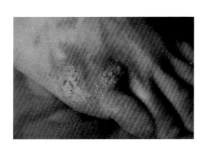

图3-2-3　足部着色芽生菌病：裴氏着色真菌感染

引自吴绍熙，潘卫利，廖万清，等，2001. 中国常见皮肤性病彩色图谱. 北京：中国协和医科大学出版社

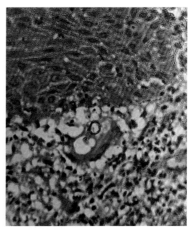

图3-2-4　着色真菌病病理片：异物巨细胞内厚壁孢子（×200）

引自吴志华，王正文，林元珠，等，1993. 皮肤性病学. 广州：广东科技出版社

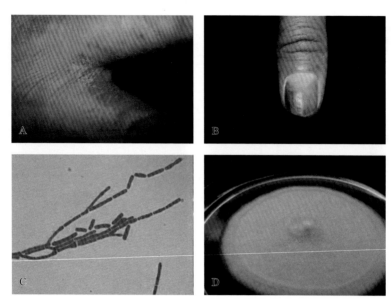

图3-5-1　地霉病。A.糖尿病患者指缝间地霉病；B.白地霉甲真菌病；C.细胞学：关节孢子（棉蓝染色，40×）；D.宏观形态学：白地霉（萨布罗德葡萄糖琼脂）

引自 Vázquez-González D，Perusquía-Ortiz A M，Hundeiker M，et al. Opportunistic yeast infections：candidiasis，cryptococcosis，trichosporonosis and geotrichosis. JDDG，2013，11（5）：381-394.

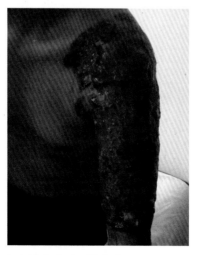

图3-6-1　左上肢皮肤型毛霉菌病。男性，33岁，左上肢红色斑块伴黑痂4年，加重2周，出现糜烂、渗液、出血，真菌培养有根毛霉菌生长，给予两性霉素B脂质体治疗，6周后皮损瘢痕愈合

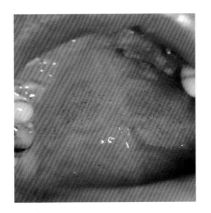

图3-10-1 副球孢子菌病：上腭大而浅的溃疡，呈颗粒状，有出血点

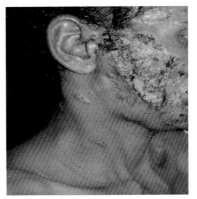

图3-10-2 副球孢子菌病：面部大面积溃疡，边界浸润，有出血点。颈部可见炎性淋巴结肿大和孤立的结节性病变

引自 Marques S A. Paracoccidioido-mycosis［J］. Clin Dermatol, 2012, 30（6）: 610-615.

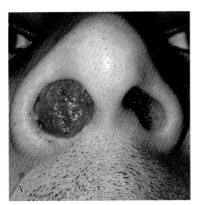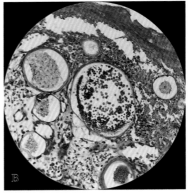

图3-11-1 鼻孢子菌病。A.右鼻腔红色带蒂无搏动性肿块，触之出血；B.组织病理学示多个厚壁孢子囊在不同的成熟阶段，周围密集的炎症浸润

引自 Singh CA, Sakthivel P. Rhinosporidiosis［J］. N Engl J Med, 2019, 380（14）: 1359. doi: 10.1056/NEJMicm1811820.

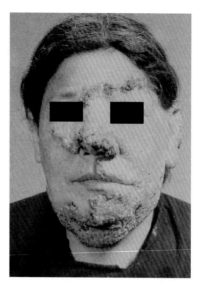

图3-12-1　透明丝孢霉病-顶孢霉属引起

引自吴绍熙，廖万清.临床真菌病学彩色图谱.广州：广东科技出版社，1999.

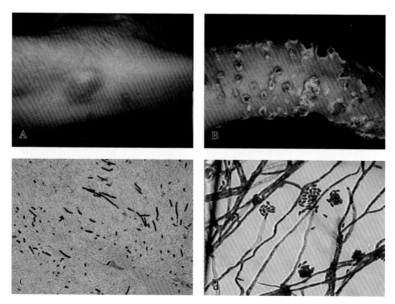

图3-13-1　A.棕丝孢菌囊肿；B.结节状播散型褐色霉病；C.皮肤病理：多个带芽生孢子的分隔菌丝（格罗科特染色，10×）；D.微形态学：棘外瓶霉（棉蓝染色，10×）

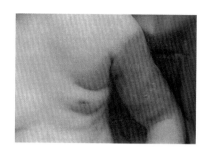

图3-15-3　蛙粪霉病（附超微结构观察）

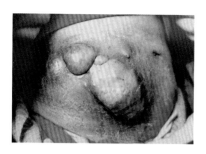

图5-1-1　腹部放线菌病

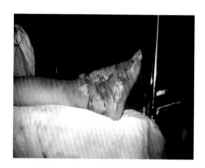

图5-1-2　足菌肿（患者同时合
并有蕈样肉芽肿）

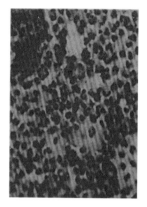

图6-1-1　菌落涂片显示细长的菌丝，
弱抗酸染色可见红色丝状的抗酸阳性菌

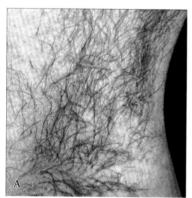

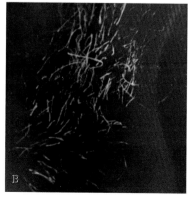

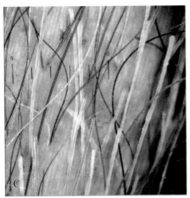

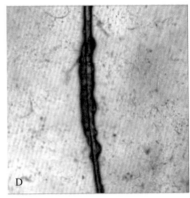

图 6-5-1　腋毛癣

引自 Gupta V，Sharma VK. Four views of trichomycosis axillaris：Clinical，Wood's lamp，dermoscopy and microscopy. Indian J Dermatol Venereol Leprol，2018，84（6）：748-749.

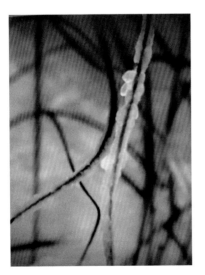

图 6-5-2　腋毛癣

由河北医科大学第四医院皮肤科提供

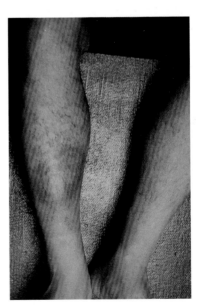

图 7-2-1　下肢癣菌疹（离心性环状红斑型癣菌疹）

引自吴绍熙，廖万清.临床真菌病学彩色图谱.广州：广东科技出版社，1999.

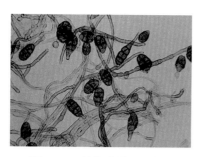

图8-4-1 链格孢霉-小培养

引自吴绍熙，廖万清.临床真菌病学彩色图谱.广州：广东科技出版社，1999

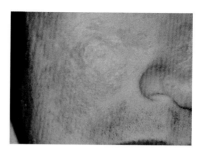

图8-4-2 链格孢病

引自吴绍熙，廖万清.临床真菌病学彩色图谱.广州：广东科技出版社，1999

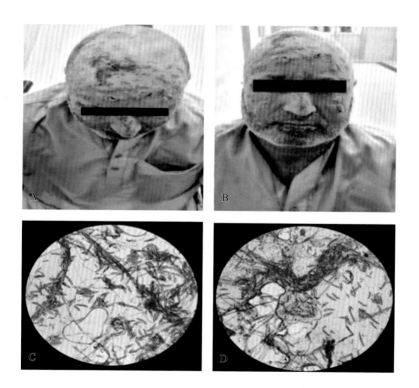

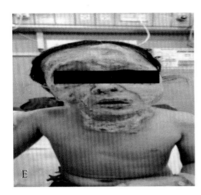
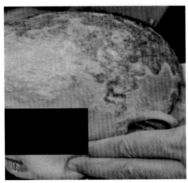

图9-0-1　烧伤侵袭性真菌感染

A、B.病例1:44岁男性感染镰刀菌;C、D.显微镜检查发现新月形大孢子虫;E.病例2:5岁男孩面部和颈部病变;F.病例3:2.5岁男孩头皮烧伤